MINIMALLY INVASIVE SURGERY
FROM BASIC TO CLINICAL APPLICATION

外科微创手术
基础与临床应用进展

主 编 钦伦秀

编 者（以姓氏笔画为序）

丁 锐	复旦大学附属华山医院	陈进宏	复旦大学附属华山医院
丁炜宏	复旦大学附属华山医院	陈晓峰	复旦大学附属华山医院
王邵华	复旦大学附属华山医院	陈善闻	复旦大学附属华山医院
王红鹰	复旦大学附属华山医院	周易明	复旦大学附属华山医院
许天源	复旦大学附属华山医院	宗华杰	复旦大学附属华山医院
华克勤	复旦大学附属妇产科医院	钟 山	复旦大学附属华山医院
李 骥	复旦大学附属华山医院	钟 良	复旦大学附属华山医院
吴 忠	复旦大学附属华山医院	钦伦秀	复旦大学附属华山医院
何 凯	复旦大学附属华山医院	项建斌	复旦大学附属华山医院
沈周俊	复旦大学附属华山医院	姚琪远	复旦大学附属华山医院
张 英	复旦大学附属妇产科医院	徐 可	复旦大学附属华山医院
陆 录	复旦大学附属华山医院	殷保兵	复旦大学附属华山医院
陈 功	复旦大学附属儿科医院	傅德良	复旦大学附属华山医院
陈 坚	复旦大学附属华山医院	蒿汉坤	复旦大学附属华山医院

复旦大学出版社

主编简介

钦伦秀，男，博士，外科教授，主任医师，博士研究生导师。现任复旦大学附属华山医院院长助理兼外科主任，复旦大学肿瘤转移研究所所长。国家杰出青年基金获得者，长江学者特聘教授，教育部"肝癌转移复发机制与防治策略创新团队"带头人，国家重大科学研究计划（973）首席科学家，国家科技重大专项肝癌项目课题负责人兼专题协调人，享受国务院特殊津贴。为国际肝癌学会（ILCA）创始会员、国家自然基金委医学部专家组成员，兼任中国抗癌协会肿瘤精准治疗委员会主任委员、中国研究型医院协会消化外科分会副会长、中国老年医学会肿瘤分会副主任委员、中国抗癌协会肿瘤转移专业委员会前主任委员、上海医学会肿瘤靶分子专科委员会主任委员、武汉大学肿瘤生物学湖北省重点实验室学术委员会主任，以及 *Clin Exp Metastasis, Chin Med J* 等 14 本杂志编委。

主要从事肝胆外科临床工作和肿瘤转移复发研究工作。每年手术治疗肝胆肿瘤病人约 500 例（包括半肝、三叶切除，肝尾状叶肿瘤，肝门胆管癌等各种高难度复杂手术），肝移植近百例。承担国家科技重大专项肝癌项目（课题负责人）、国家重大科学研究计划（973）、863 以及国家自然基金国际合作重大项目等多项课题。发表 SCI 论文 116 篇，包括 *Cancer Cell，Hepatology, Gut, Cancer Res, Oncogene, Clin Cancer Res, New Engl J Med, Science, Nat Med* 等。

主编专著《肿瘤的分子诊断与预测》（上海科技教育出版社，2004），主译专著《肿瘤转移——生物学基础与治疗》（复旦大学出版社，2015），为《现代肿瘤学》（第三版，复旦大学出版社，2011）《肝癌转移复发的基础与临床》（上海科技教育出版社，2003）和《实用外科学》（第四版，人民卫生出版社，2017）等 3 本专著的副主编，参与 7 本专著的编写（包括 *Cancer Metastasis* 等 3 本英文专著）。

曾获得国家自然科学二等奖（2010）、上海市科技精英（2013）、上海市自然科学牡丹奖（2010）、上海市自然科学一等奖（2009）、教育部自然科学一等奖（2007）、国家科技进步一等奖（2006）、上海市科技进步二等奖（2000）、第八届谈家桢生命科学奖、上海市卫生系统银蛇奖等多项奖励。先后 20 余次在国际学术会议、30 余次在国内学术会议作特邀报告。担任 3 届"全国肿瘤转移学术大会"主席、"首届东方肿瘤分子诊断与治疗学术大会"主席，并带领中国抗癌协会肿瘤转移专业委员会与国际肿瘤转移研究学会（MRS）联合举办两届"国际肿瘤转移学术大会"。

序

　　"微创"是临床医学的永恒理念和研究课题。微创外科不能单纯理解为"追求手术切口的缩小或减少",也不是仅仅对一些手术技术的改进,使之达到"手术技术的微创化"。"微创""微创技术"乃至"微创外科学"已构成一个完整的体系,成为当代外科领域的重要概念和理论问题。微创外科学已成为外科学的一个重要分支学科,是研究应用微创手段和技术治疗外科疾病的基本理论及方法的一门临床学科。从理论层面出发,它诠释现代创伤和微创的综合性理念,研究微创外科的应用解剖学、临床生理学和病理生理学,探讨微创外科相关影像学和微创器械学,同时涵盖了腔镜外科、内镜外科和介入治疗学的原理及临床应用等;从技术层面出发,微创外科包含了腔镜技术、内镜技术、介入放射技术、定向引导技术,以及显微外科、达芬奇机器人手术、靶向治疗技术及基因治疗技术等众多微创技术。

　　腹腔镜技术的出现和发展是外科发展史上的里程碑,宣告了微创外科快速发展时代的到来。在短短数十年时间里,微创外科经历了从无到有,从简单手术到高难度手术,从单一手段到腔镜、内镜、介入乃至达芬奇机器人等技术全面开花,并最终发展成为一种外科学新理念,赋予古老的外科学更大的发展活力和动力。现代微创外科学的形成是整个医学模式的进步,是在"整体治疗观"带动下产生的。微创手术更注重患者的心理、社会、生理(疼痛)、精神风貌、生活质量的改善与康复,最大程度地体贴患者,减轻患者的痛苦。

　　迄今为止,微创外科在越来越多的传统手术领域获得了革命性的成功。在一些新兴技术领域如减重外科、器官移植外科、快速康复外科,取得了突破性的创新。可喜的是,临床研究已经证实,微创手术在保证"微创"的同时,患者尤其是肿瘤患者的预后可以与传统手术相媲美。我们有理由相信,一个全新的微创外科学时代已经来临,对于当代的外科医师,熟练掌握微创外科的技术手段已是大势所趋。

　　任何新生事物的发展必然也伴随着一些争议问题,我们在勇于创新的同时还应该多一些冷静的思考。微创手术和传统手术有其各自的适应证,两者相辅相成,不可偏废。如何避免为了"微创"而"微创",让微创外科更加"精准化、个体化",也是将来重要的临床课题。

　　有鉴于此,为了更好地发展微创外科,我们应该避免浮躁,脚踏实地去迎接微创外科时代的机遇和挑战。针对该领域发展的现状以及所面临的热点问题,著名的外科学家钦伦秀教授带领数十位专家在繁忙的临床工作之余合作编纂了《外科微创手术基础与临床应用进展》一书。本书内容丰富,紧跟国际微创外科前沿领域的热点与难点,是近年来国内介绍微创外科研究不可多得的佳作,也是微创外科教学的重要教材。

　　我有幸领命为之作序,感到万分高兴! 相信本书的问世,将有助于开阔思路,提高微创外科的临床治疗水平,并期待其推动我国微创外科的教学和临床研究的长远发展。

蔡　端

复旦大学上海医学院外科学系主任

复旦大学附属华山医院外科资深教授

2017 年 8 月

前 言

"微创化"是外科手术一直追求的目标和境界。现代外科手术追求的目标是以最小的组织器官创伤、最轻的全身炎症反应、最理想的瘢痕愈合,达到最佳的治疗效果,即"以最小的创伤达到最佳的治疗效果"。因此,微创外科的理念越来越多地被人们所认可。

微创外科的概念并非一门专科,也不单是一项技术,它更是一种外科思维和哲学理念。微创外科理念包含了"损伤控制外科""功能保护外科"以及"精准外科"等理念,也是近年来所倡导的"快速康复外科"依托的主要技术手段。

作为微创外科的代表,腔镜外科经历了30年的发展历程,这30年堪称外科发展史上的里程碑。特别是近10年来,微创外科飞速发展,微创手术的适应证不断增加,微创外科已经基本涉及外科每一个专科,使广大病人获益。手术设备、手术技术也不断地创新,从2D到3D腔镜,从普通腔镜到机器人,从多孔到单孔,以及经自然腔道内镜手术。经历了1987至20世纪90年代初的腹腔镜胆囊切除术,20世纪90年代中期的腹腔镜阑尾切除术、腹股沟疝修补术、脾切除术、胃肠道良性肿瘤切除术以及妇科手术,20世纪90年代后期至21世纪的腹腔镜结直肠癌根治术和胃癌根治术等阶段,近年来更是逐渐成熟地用于肝胆胰疾病、肺和食管疾病、泌尿系统疾病、妇科肿瘤,以及腹壁外科、减重外科和活体器官移植供体的获取等。3D腹腔镜和达·芬奇机器人的推广更是进一步丰富了微创外科技术。随着科学技术的不断进步,微创外科更是蓬勃发展。理念先行,指导技术发展,微创外科也将不断地拓新传统手术方式,不断创新,不断前行。微创外科的发展进入了一个崭新的时代。

微创外科不仅仅是腔镜外科,还包括内镜外科和介入外科等。近年来,内镜外科在空腔脏器早期病变的诊疗、介入外科在肿瘤和血管性病变等微创治疗方面发展迅猛,在某种程度上取代了传统外科治疗模式。

微创外科已成为现代外科医生必须掌握的临床技能和理念。为了让广大年轻医师和临床外科研究生更好地系统学习,复旦大学上海医学院外科学系特组织复旦大学附属华山医院、妇产科医院和儿科医院的相关领域专家编纂了本教材。本教材共19章,既包括普通外科(肝胆、胰腺、胃、结直肠、腹壁疝、阑尾、甲状腺、乳腺)、泌尿外科(肾、输尿管和膀胱)、胸部(肺、纵隔淋巴结)、妇产科(妇科肿瘤、子宫内膜异位症)等常见疾病的外科治疗技术,还包括减重与代谢微创外科、机器人外科、内镜外科和小儿微创外科等近年来微创外科发展热点领域的新技术和新进展。本教材还配备经典手术视频(**视频免费下载链接:http:pan. baidu.com/s/1dFKT4Db,密码:gfoa**),以飨读者。

　　在编纂过程中,得到复旦大学上海医学院、外科学系和复旦大学附属华山医院教育处的指导、支持和帮助,得到复旦大学附属华山医院普外科、胰腺外科、泌尿外科、胸外科和消化内科等10多位专家的大力支持,更得到复旦大学附属妇产科医院华克勤教授和儿科医院陈功教授等兄弟单位专家的鼎力相助,在此谨表诚挚的谢意!

　　由于时间仓促,肯定存在不足和错误,敬请各位读者批评指正,以便我们不断更新、完善和提高。谢谢!

钦伦秀

复旦大学附属华山医院外科主任

复旦大学上海医学院外科学系教授

2017 年 8 月

目　录

1

微创外科理念与技术的发展

外科手术一定会伴随不同程度的创伤,尽可能减少这种创伤,即"微创化",是外科手术一直追求的目标和境界。公元前4世纪,古希腊医学之父Hippocrates认为:"医学干预应尽可能无创,否则疗效可能比疾病自然病程更坏。"文艺复兴时期法国军医Ambroise Pare将以往习惯的沸油淋伤口的做法改成"清凉油膏"涂抹伤口,减少了患者的痛苦。这可能是最早对于"微创"的探索。现代外科手术一直追求的目标是最大范围地切除病变,并尽可能多地保留正常组织和器官的基本功能,以延长患者的生存时间,提高患者的生存质量,即"以最小的创伤达到最佳的治疗效果"。因此,微创外科的理念越来越多地被人们所认可。

1.1 微创外科与外科微创理念

微创外科(minimally invasive surgery, MIS)的概念最早由英国的一名泌尿外科医师Wickham于1983年首次提出。微创外科的概念不同于胃肠外科或肝胆外科,它并不是一门专科;也不仅仅是指腔镜手术,因此也不单是一项技术,它更是一种外科思维和哲学理念。微创外科的目标是以最小的组织器官创伤、最轻的全身炎症反应、最理想的瘢痕愈合,达到最佳的治疗效果。外科医师应在治疗过程中时刻灌输微创外科理念,根据患者的病情选择合适的、创伤最小、效果最好的治疗方案,手术中尽可能减少组织损伤,确定合适的切除范围,减少术中出血,尽量缩短手术时间,保持内环境的稳定,从而减少手术创伤应激。微创外科理念包含了"损伤控制外科""功能保护外科"以及"精准外科"等理念,也是近年来所倡导的"快速康复外科"主要依托的技术手段。随着科学技术的不断进步,微创外科更是蓬勃发展。理念先行,指导技术发展,微创外科也将不断地拓新传统术式,不断创新,不断前行。

1.2 微创外科的发展简史

微创外科最早是由腹腔镜外科创建而发展起来的。早期的"微创"仅限于诊断性检查,之后逐渐用于治疗。其发展历程中的里程碑事件包括:1804 年,膀胱镜首次问世;1805 年,德国医师 Bozzini 借助烛光照亮检查患者的尿道及阴道;1897 年,Nitze 等生产了第 1 个带照明设施的膀胱镜;1901 年,Von Ott 用头灯照亮通过金属镜检查患者腹腔;1902 年,Kelling 将腹腔内充入过滤的空气,用膀胱镜检查狗的腹腔;1910 年,Jacobacus 首次将腹腔镜用于临床检查;1924 年,首次用 CO_2 制造气腹;1934 年,Ruddock 首创穿刺手术性腹腔镜,用于异位妊娠病人;1938 年,Veress 发明了带弹簧安全装置的气腹针;1947 年,Ralmer 在腹腔镜下行输卵管通液和使用举宫器;1952 年,Hopkins 发明了纤维光导技术和柱状透镜;1963 年,Ralmer 在妇科腹腔镜下行盆腔脏器粘连分离术和电凝绝育术;1963 年,德国妇科医师 Semm 领导的 Kiel 学院,使用自己设计的自动气腹机、冷光源、内镜热凝设备等开展了大量的妇科手术。新技术革命不仅使医生的诊断精度得到了前所未有的提高,更使腹腔镜手术轰轰烈烈地开展,最终推动了"微创外科手术"技术的问世。

近代,微创外科发展史中的里程碑事件包括:①1980 年,美国 Nezhat 进行电视腹腔镜(video-laparoscopy)手术,开启了现代腹腔镜外科的时代。②1983 年,英国 Wickham 首次提出"微创外科"的概念。③1987 年,法国 Mouret 实施世界上首例腹腔镜胆囊切除术(LC),这标志着现代微创外科时代真正的开始,从此揭开了微创外科崛起的序幕。

在我国,1991 年 1 月 29 日,香港中文大学医学院威尔士亲王医院的钟尚志在广州表演国内首例 LC。随后的 1991 年 2 月 19 日云南曲靖第二人民医院苟祖武独立施行国内首例 LC。紧接着,广州、昆明、上海、北京、成都几家医院同年完成国内第 1 批 LC,其中 1991 年上海医科大学附属华山医院吴树强教授独立施行上海首例 LC。

微创外科经历了 1987 至 20 世纪 90 年代初的 LC,90 年代中期的腹腔镜阑尾切除术、腹股沟疝修补术、脾切除术、胃肠良性肿瘤切除术以及妇科手术,90 年代后期至 21 世纪的腹腔镜结直肠癌根治术和胃癌根治术等阶段。近年来更是逐渐成熟地用于肝胆胰疾病、肺和食管疾病、泌尿系统疾病、妇科肿瘤以及腹壁外科、减重外科和活体器官移植供体获取等。3D 腹腔镜和达·芬奇机器人的推广更是进一步丰富了微创外科的技术。

1.3 微创外科的范畴

微创外科包括以下范畴。

(1)腔镜外科 胃肠、肝胆、胸外、泌尿、妇科的绝大多数手术都可应用腔镜来完成。

(2)内镜外科 用于腔道疾病的早期诊断和治疗(包括止血、放置支架、病灶切除、取石术、穿孔封堵等)。

(3)介入外科 包括心脑血管及大血管的扩张、放置支架、止血术,恶性肿瘤的介入化疗栓塞等。

(4)影像引导下的局部治疗 包括 CT 和超声引导下的脓肿引流、穿刺活检、局部消融治疗等。

1.4　微创外科的基本原则

开展微创外科的首要原则是保证疾病得到足够、有效的治疗,符合外科疾病治疗的基本原则。其他原则还包括:①严格把握适应证及风险处理预案;②充分的知情同意;③技能培训及技术准入制度;④严谨而大胆的创新。

1.5　微创外科手术设备与器械

1.5.1　腔镜外科

开展腹腔/胸腔镜手术需要的设备包括摄像监视系统、CO_2 气腹系统、操作器械系统。其中,摄像监视系统包括腹腔/胸腔镜、摄像系统和冷光源。

（1）常用的腹腔/胸腔镜　采用柱状透镜系统,具有透光性好、分辨力强、成像清晰、视野大、周边视野图像不失真等特点。根据腔镜视角的不同,分为0°镜、30°镜、45°镜等不同角度的镜头。

1）0°镜:使用时正视前方,如欲显露深部的视野,需抬高腹腔镜的尾部;欲观察浅部的视野,需将腹腔镜的尾部向下压。有时因受患者体位或腹腔内脏器的遮挡,抬高或下压腹腔镜会受到一定的限制,以至于显露不满意,会感到十分不便。

2）30°或45°镜:可以通过转动镜身,使镜面向不同方向改变。在摄像头位置保持不变的情况下,腹腔镜镜面向下就可以看到深部脏器;旋转180°,使镜面向上就可清楚看到前腹壁。30°、45°等不同视角腹腔镜的另一个优点是,腹腔镜与手术器械可以不在一个平面,可以减少腹腔镜与手术器械的相互干扰。但需注意,使用不同视角的腹腔镜观察到的解剖位置关系会有相应的变化,术者必须适应这种变化,才能对观察到的解剖位置关系作出正确的判断。

3）腹腔镜的直径及放大倍数:常用的腹腔镜直径为 10 mm,诊断性腹腔镜的常用直径为 5 mm 和 7 mm。腹腔镜镜身长度为 280～330 mm。另外,还有直径 2 mm 或 3 mm、长度 280 mm 的微型腹腔镜,因管径细小,也称为针式腹腔镜。不同直径的内镜和监视器会产生不同倍数的放大作用,放大倍数与内镜同观察物的间距成反比,即相距越近则放大越大。一般最多可放大 4～6 倍。

（2）摄像系统　由摄像头、光电信号转换器和电视监视器组成。摄像头通过光电转换器将光学图像转换成电信号,再由光电信号转换器将电信号转换为彩色视频信号并输出给电视监视器还原为彩色图像,或输出到录像机、视频打印机等。为消除腹腔镜对影像吸收的减弱效应,现在又诞生了电子腹腔镜,即"一体镜"。它将超微摄像头连接在一棒状的传导束上,不必再连接腹腔镜,而是直接放入腹腔内。摄像机头与棒状传导束连接的颈部还可以 360°转动,而观察到来自各个方向的影像,称之为 chip on tip。也有镜头前段可上、下、左、右弯曲的电子腹腔镜。最新的腹腔镜还自带白平衡功能、自动对焦功能和自动增益功能。

（3）光源　腹腔镜手术用光源要求为冷光源。使用中应注意避免灼伤,扶镜手要注意保护光源线不要折断。

（4）操作器械系统　包括穿刺器,腔镜下的分离钳、抓钳、直角钳、持针器、剪刀等。内镜下切割吻合器（Endo GIA）、内镜多功能手术解剖器（PMOD）等器械的发明和不断改进,为腔镜下手术减少了难度。以超声刀（ultrasonic scalpel）为代表的各种新一代能量平台的应用,使得腔镜下手术的解剖、游离与止血技术更加游刃有余。新型的能量器械还包括结扎速血管闭合系统（LigaSure vessel sealing system，LigaSure）、氩气刀（argon beam coagulator）、微波刀（microwave tissue coagulator）、水喷刀（water jetd issector）、Tissue Link 刀（tissue link floating ball,又称无血解剖刀）、全频超声乳化吸引刀（cavitron ultrasonic surgical aspirator,CUSA,简称超吸刀）等。

1.5.2　其他

（1）内镜外科　包括纤维胃镜、肠镜、胆道镜、膀胱镜等,以及相应的切割与止血装置、支架、取石网等。

（2）介入外科　包括导管、支架及数字减影血管造影系统（DSA）等。

（3）局部治疗　包括影像导引系统（包括 CT、超声等）、射频/微波/氩氦等局部消融治疗装置等。

1.6　腹腔/胸腔镜技术的优势与缺点

微创外科发展到今天,其优点显而易见,腹腔/胸腔镜手术对于患者创伤的减小不仅在切口上,更重要的是减少了对各脏器功能的影响和对患者心理上的影响。但是,腹腔/胸腔镜手术也有弊端,如对外科技巧的要求更高,外科医生的学习曲线和培训时间将更长,气腹对于患者仍然有一定的影响。此外,从肿瘤学的角度看,腹腔/胸腔镜手术能否保证足够的切缘、气腹是否会促进肿瘤的播散、能量器械的应用是否对肿瘤和免疫微环境造成影响,这些都需要进一步大样本量的研究去证实。

表 1-1　腹腔/胸腔镜手术的优点与缺点

优　点	缺　点
切口小,美观	设施昂贵
切口并发症减少	对外科技巧要求更高,医师训练时间更长
视频放大,对空间狭小的范围显露更佳	穿刺相关并发症
胃肠功能恢复快	热灼伤

续表

优 点	缺 点
手术对免疫功能的抑制减轻	气腹可引起患者术后腹痛和肩痛
最大限度减少医患间交叉感染的机会	气腹对心、肺的影响
术后疼痛减轻	切除标本的完整取出受到限制
腹腔粘连减少,女性术后不孕减少	对肿瘤预后的影响要进一步探索

目前已经被广泛认可的适合行腔镜的手术包括:腹腔/胸腔镜探查、腹腔/胸腔镜诊断、胆囊切除术、阑尾切除术、胃肠道良性肿瘤切除术、早期胃癌根治术和结直肠癌根治术、胃食管反流手术、肥胖减重手术、疝修补术、脾切除术、胰体尾部肿瘤切除术、符合 Louisville 标准的肝切除术、肾与肾上腺切除术、肺叶切除术、子宫内膜异位症手术和妇科肿瘤手术(表 1-2)。

表 1-2　已开展的腹腔镜手术种类及其被认可度

已普遍认可	将被认可	探索中	可能差于开腹术
腹腔镜诊断、急腹症探查、胆囊切除术、阑尾切除术、胃肠良性肿瘤切除术、早期结直肠癌根治术、早期胃癌根治术、食管反流手术、腔镜疝修补手术、脾切除术、胰体尾部肿瘤切除术、肝脏Ⅱ~Ⅵ段肿瘤切除术、肾上腺切除术、肾切除术、肺叶切除术、肥胖症手术、妇科肿瘤切除术、子宫内膜异位症手术	其他标准肝段切除术、半肝切除术、进展期胃癌手术、胰十二指肠切除术、活体肾移植供肾获取手术	胆管肿瘤、活体肝移植供体获取、腔镜甲状腺手术、腔镜乳腺手术	晚期胃肠肿瘤切除、肠梗阻手术、后腹膜肿瘤手术、反复多次腹腔手术史患者

手术技术在不断地进步,随着一些手术的大量开展,其安全性和疗效也得到了广泛的认可。如中国腹腔镜胃肠外科研究组(CLASS)在肿瘤学国际权威期刊 JCO 报道了腹腔镜对比传统开腹手术治疗局部进展期胃癌的大样本量临床试验,证实由具备丰富经验的团队施行腹腔镜远端胃癌 D_2 根治术治疗局部进展期胃癌安全可行。在腹腔镜肝切除方面,手术适应证也不仅仅局限于符合 Louisville 标准,很多半肝切除、尾状叶肿瘤切除、Ⅶ和Ⅷ段肿瘤切除也在广泛开展,在有经验的单位,其手术的安全性也已得到认可,术后肿瘤的复发率和总体生存率也等同于开腹手术。在一些大型胰腺外科中心,腹腔镜胰十二指肠切除术(LPD)已成为常规术式。多项研究表明 LPD 不仅安全可行,而且具有术中出血少、术后恢复快、术后住院时间短等优势,术后并发症发生率、病死率、肿瘤根治性与开放手术相近,甚至效果更好。此外,超过5 000 例的大样本量回顾性分析显示,腹腔镜下活体供肾获取手术与开放性活体供肾获取手术相比,移植肾 1 年存活率、早期和晚期排斥反应率均无统计学差异。

还有一些手术如胆管癌、活体肝移植供体获取手术等因为手术难度较大,对安全性的要求较高,仍在不断探索中。有经验的单位已经开展此类手术,但推广较难。此外,腔镜甲状腺手术和腔镜乳腺手术本身的创伤与开放手术相比并未减少,是否广泛开展还存在争议。针对一些对美观有需求的患者可酌情开展,其适应证也在进一步探索中。

对于一些肿瘤分期较晚、局部有侵犯以及有多次腹腔手术史的患者,一般不建议行腹腔镜手术。

1.7 微创外科的未来

进入 21 世纪以来,微创外科飞速发展,微创手术的适应证不断增加,微创开始作为一种技术被应用到各个专业。手术设备、手术技术也不断创新,从 2D 到 3D 腔镜,从普通腔镜到机器人,从多孔到单孔,以及经自然腔道内镜手术,微创外科的发展进入一个崭新的时代。微创外科未来的发展方向主要有以下几个方面。

(1)机器人辅助微创手术 机器人辅助微创手术系统使外科手术的微创化、功能化、智能化和数字化程度大大提高,目前已在腹部外科、泌尿外科、心胸外科、妇科等领域逐渐普及。其优势主要有:①3D 手术视野;②操作更稳定、更精确、更灵活;③可远程操作。但也具有高成本、耗时、操作相对复杂、非直接反馈等劣势。机器人辅助手术设备未来的发展趋势为:①设备微型化;②具有可视化触觉反馈系统;③使远程手术成为可能;④手术机器人的智能化。

(2)经自然腔道内镜手术(natural orifice transluminal endoscopic surgery,NOTES) NOTES 是指使用软式内镜经口腔、食管、胃、结/直肠、阴道、膀胱等自然腔道进入体腔,进行内镜下操作。其优点是真正意义上"无瘢痕"。缺点包括:①由于软式内镜的局限性,目前难以完成复杂手术,需要器械改进才能进一步提升手术难度;②患者的安全性问题,如自然腔道损伤与腹壁软组织损伤的代价比,以及自然腔道损伤的近远期修复等问题都有争议;③自然腔道的手术污染导致的感染预防问题也尚待解决。

(3)单孔腔镜手术(laparoendoscopic single site surgery,LESS) LESS 更接近常规腔镜手术,技术可行性更高,相对于 NOTES 的手术入路,避免了自然腔道的损伤以及感染等问题。但是,由于单孔入路的限制,LESS 的发展在很大程度上依赖于手术器械的进步,需要使用专门设计的多通道、可变形穿刺套管,加长的、有角度、可弯曲、直径细的摄像镜头和专用可弯曲器械等,还要克服使用常规腹腔镜器械时手柄在体外拥挤碰撞、长度不够等问题,满足腹腔镜手术操作所需的基本角度和空间,提供手术操作的方便性和安全性。LESS 的适应证:①腹腔内的良性病变;②切除标本较小,可以经腹部切口取出;③尽量选择无需放置引流的手术。

1.8 结束语

微创外科发展经历了 30 年的历程,这 30 年堪称外科发展史上的里程碑,特别是近 10 年来,微创外科已经基本涉及外科每个专科,确实减轻了病人的创伤,使病人获益。随着微创设备、器械和技术的进一步发展,相信不久的将来微创外科会有更大的突破。但是,微创外科可能只是有创手术向无创发展的一个过渡阶段,最终可能被物理、化学以及基因治疗等手段所取代,希望微创外科能留给我们一个美好的回忆。

(钦伦秀 陆 录)

参 考 文 献

[1] Buell JF, Cherqui D, Geller DA, et al. The international position on laparoscopic liver surgery：the Louisville Statement. 2008, Ann Surg, 2009, 250(5):825-830.

[2] Hu Y, Huang C, Sun Y, et al. Morbidity and mortality of laparoscopic versus open D2 distal gastrectomy for advanced gastric cancer：a randomized controlled trial. J Clin Oncol, 2016, 34(12):1350-1357.

[3] Yoon YS, Han HS, Cho JY, et al. Total laparoscopic liver resection for hepatocellular carcinoma located in all segments of the liver. Surg Endosc, 2010, 24(7):1630-1637.

[4] Ishizawa T, Gumbs AA, Kokudo N, et al. Laparoscopic segmentectomy of the liver：from segment Ⅰ to Ⅷ. Ann Surg, 2012, 256(6):959-964.

[5] Cheung TT, Poon RT, Yuen WK, et al. Long-term survival analysis of pure laparoscopic versus open hepatectomy for hepatocellular carcinoma in patients with cirrhosis：a single-center experience. Ann Surg, 2013;257(3):506-511.

[6] Castaing D, Vibert E, Ricca L, et al. Oncologic results of laparoscopic versus open hepatectomy for colorectal liver metastases in two specialized centers. Ann Surg, 2009, 250(5):849-855.

[7] Nguyen KT, Laurent A, Dagher I, et al. Minimally invasive liver resection for metastatic colorectal cancer：a multi-institutional, international report of safety, feasibility, and early outcomes. Ann Surg, 2009, 250(5): 842-848.

[8] Sharpe SM, Talamonti MS, Wang CE, et al. Early national experience with laparoscopic pancreaticoduodenectomy for ductal adenocarcinoma：a comparison of laparoscopic pancreaticoduodenectomy and open pancreaticoduodenectomy from the national cancer data base. J Am Coll Surg, 2015, 221(1): 175-184.

[9] Song KB, Kim SC, Hwang DW, et al. Matched case-control analysis comparing laparoscopic and open pylorus-preserving pancreaticoduodenectomy in patients with periampullary tumors. Ann Surg, 2015, 262(1):146-155.

[11] Croome KP, Farnell MB, Que FG, et al. Total laparoscopic pancreaticoduodenectomy for pancreatic ductal adenocarcinoma：oncologic advantages over open approaches? Ann Surg, 2014, 260(4):633-640.

[12] Troppmann C, Ormond DB, Perez RV. Laparoscopic (vs open) live donor nephrectomy：a UNOS database analysis of early graft function and survival. Am J Transplant, 2003, 3(10):1295-1301.

2

腹腔镜下胆囊、阑尾切除术及消化性溃疡修补术

2.1 腹腔镜胆囊切除手术

2.1.1 腹腔镜胆囊切除术的发展历史和现况

1987年,法国 Mouret 成功施行了世界上首例腹腔镜胆囊切除术(laparoscopic cholecystectomy, LC),迄今腹腔镜胆囊切除术已走过近30年的历程,在我国也有25年的历史。30年来,腹腔镜胆囊切除术逐步演变为胆囊切除术金标准,由此也带动了微创外科手术的迅猛发展。开展腹腔镜胆囊切除术初期,右上腹手术史、肥胖、急性胆囊炎、合并胆总管结石患者均列为相对禁忌证。随着腹腔镜胆囊切除术技术的提高和器械的完善,上述情况均已成为腹腔镜胆囊切除术的适应证,并逐步发展出非气腹腹腔镜胆囊切除、单孔或双孔腹腔镜胆囊切除、经人体自然腔道的胆囊切除术、3D腹腔镜胆囊切除和机器人胆囊切除术。当然,传统腹腔镜胆囊切除术目前居于主导地位。

2.1.2 腹腔镜胆囊切除术的适应证和禁忌证

(1)手术适应证　腹腔镜胆囊切除术适用于无手术禁忌的需要行胆表切除的胆囊疾病,包括:胆囊结石、急性胆囊炎伴或不伴结石、慢性胆囊炎、胆囊息肉样病变或胆囊隆起性病变、胆囊腺瘤、胆囊原位癌,或者局限于胆囊黏膜固有层的胆囊癌。

(2)手术禁忌证　梗阻性黄疸病因未明确前不能盲目切除胆囊;术前高度怀疑胆囊癌患者;严重心、肺、肝、肾功能不全或有凝血功能障碍者,或其他严重内科疾病不能耐受手术和 CO_2 气腹患者。

2.1.3 腹腔镜胆囊切除术的应用解剖

胆囊大体呈倒梨形,长 7~10 cm,容积可达 50 ml,悬挂于肝脏脏面Ⅳ、Ⅴ段之间的胆囊窝内,通过胆囊管与胆总管相连,具有收集、浓缩胆汁并随进食而收缩、排泌胆汁的功能。解剖学

上可分为底部、体部、颈部。胆囊颈部与体部移行处增大,为 Hartmann 袋。由胆囊管、肝总管及肝脏脏面构成的三角称为胆囊三角或肝胆三角,或称为 Calot 三角。胆囊三角范围内有重要的解剖结构通过,如胆囊动脉、肝右动脉、副肝管等。因此,胆囊三角成为辨认胆囊动脉的重要解剖学标志。在腹腔镜胆囊切除术中,通过辨认胆囊动脉与胆囊管的解剖学关系,可避免损伤右肝管及胆总管等重要解剖结构(图 2-1)。

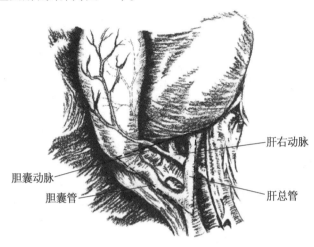

图 2-1　胆囊三角

2.1.4　腹腔镜胆囊切除术的关键步骤(详见视频 2.1,2.2,2.3)

(1) 体位　仰卧位,手术过程中可采取头低足高位,手术床向左侧倾斜 20 ~ 30°。术者、助手站在患者左侧,器械护士站在患者右侧,监视器放在患者右侧。

(2) 套管放置　通常采用四孔法。脐部作 10 mm 切口为观察孔,剑突下 2 cm 偏右作 10 mm 切口为主操作孔,右锁骨中线肋缘下 2 cm、右腋前线肋缘下 2 cm 各作 5 mm 切口为辅助操作孔(图 2-2)。也有采用三孔法者(图 2-3)。冲入 CO_2,使气腹压力达到 12 ~ 15 mmHg。

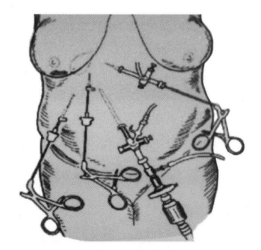

图 2-2　四孔法

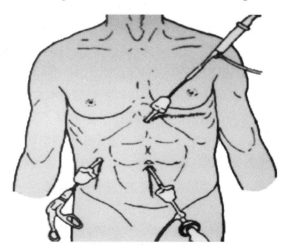

图 2-3　三孔法

（3）手术步骤

1）探查腹腔：以脐部为中心，旋转腔镜镜身360°探查整个腹腔，应注意腹腔粘连情况、胃肠道有无肿瘤、穿刺点有无出血、胆囊与周围器官的解剖关系。

2）分离胆囊三角：助手牵引胆囊底部，钝性和锐性分离胆囊周围的粘连，注意勿损伤结肠或十二指肠。牵引 Hartmann 袋，分离钳分离胆囊三角前后浆膜及疏松结缔组织，以电凝钩离断。仔细解剖胆囊三角，分离出胆囊管和胆囊动脉。在确认胆囊管、肝总管和胆囊动脉三者关系后，夹闭胆囊动脉并电凝切断。距胆总管 0.5 cm 夹闭胆囊管，用剪刀离断胆囊管。

3）剥离胆囊床：由胆囊颈部开始剥离胆囊，亦可从胆囊内侧或者逆行切除。保持适当张力，可以使胆囊与胆囊床间层次清晰、容易剥离。

4）取出标本，检查术区：切除的胆囊可直接取出或置入标本袋，经剑突下切口或者脐部切口拉出体外。如结石较大，可将胆囊颈部取出切口外，吸尽胆汁，然后用取石钳碎石后取出胆囊。再次探查胆囊床、胆囊动脉、胆囊管残端有无出血、胆瘘，有无邻近肠管损伤。根据情况决定是否放置引流管。直视下拔出穿刺器，观察穿刺孔有无出血。缝合 10 mm 操作孔肌层、前鞘及皮下组织。5 mm 操作孔贴敷料并用切口胶黏合。

2.1.5　手术意外的处理

（1）术中出血　①电凝处理，适用于较小的非重要结构的出血及肝胆囊床的渗血。②夹闭处理，适用于出血点位置明确并能以分离钳夹住。③缝扎处理，适用于不宜夹闭的重要结构的表面出血，此项操作需要娴熟的缝合技术和默契的配合。④若为大出血，必要时应转为开腹手术。

（2）胆管损伤　90% 的胆管损伤发生于胆囊切除术，是胆管手术的严重并发症。损伤部位以胆囊管、肝总管、胆总管的汇合部常见。发生原因与胆管变异、胆囊三角处炎症、粘连、瘢痕所形成的解剖结构紊乱，以及术者的过分自信、操作粗暴、经验不足等因素有关。一旦发现胆管损伤，通常应转为开腹手术。如果为小的损伤或术者有丰富的经验、娴熟的腹腔镜技术，也可尝试在腔镜下完成。处理方法：①肝胆囊床迷走胆管损伤予以电凝闭合、夹闭或者缝闭，但必须确定不是变异的右肝管。②胆管壁电灼伤，可用4-0 或 5-0 可吸收线缝合，放置引流管。③胆管损伤小于2/3 胆管直径者，采用间断可吸收线缝合，内置 T 形管支撑引流并自健康胆管处引出。④胆管损伤 >2/3 胆管直径时，如损伤处血供良好且无明显张力，采用间断可吸收线缝合，内置"T"形管支撑引流；如血供不好而且张力大，则行远端胆管缝闭，近端胆管空肠 Roux-en-Y 吻合术。⑤如果术中未发现损伤，术后发现胆漏致胆汁性腹膜炎，应立即再次手术处理。⑥如果术后发现黄疸，怀疑胆管损伤的可能，首先进行必要的检查，如 B 超、MRCP、ERCP 等以明确诊断，再进行相应的处理。

（3）邻近器官的损伤　由于胆囊周围粘连或操作动作粗暴，可导致邻近器官的损伤，如胃、十二指肠、横结肠等。如果是术中发现的，应立即予以缝合修补；如为术后发现，应尽早再次手术修补。对于初学者来说，手术结束时的再次腹腔探查非常重要。

2.1.6 临床经验

1）在未辨认出胆囊管、肝总管和胆总管解剖关系前,不要轻易离断管道。术中应充分解剖胆囊三角,并钝、锐性分离所有管道结构。血管一般较胆囊管短,张力较大且较圆润,方向指向胆囊。有时可见血管搏动,可先行处理。

2）胆囊三角解剖困难时,可从胆囊底部开始逆行将胆囊从胆囊床游离,顺逆行结扎胆囊管。如果胆囊管粗短,可吸收夹无法夹闭,可以用圈套器或丝线结扎,或综合运用上述方法,确保胆囊管结扎可靠。

3）如果胆囊炎症很重,无法完整切除或强求切除有可能引起严重的并发症(如大出血、胆管损伤等),则可以行胆囊部分切除,肝面胆囊壁采用电凝处理破坏胆囊黏膜,或行胆囊造瘘,待炎症消退后行第2次手术。

4）提高对胆管解剖变异的警惕性。术中操作时务必辨认出胆囊管、肝总管和胆总管的解剖关系,耐心解剖,切勿一味贪求手术操作快而发生不必要的胆管损伤。腹腔镜手术中如果发现局部粘连严重、视野不清,应及时转为开腹手术。

(殷保兵)

参 考 文 献

[1] 胡三元.腹腔镜胆囊切除术的变革.腹腔镜外科杂志,2009,14(1):1-2.

[2] 李国伟,方海星,李桂芬,等.悬吊式非气腹与气腹经脐单一部位切口腹腔镜胆囊切除术的临床对比研究.中国微创外科杂志,2015,15(9):793-797.

[3] 徐安书,傅朝春,孙勇,等.3D腹腔镜胆囊切除术36例报告.中国微创外科杂志,2015,15(11):1053-1054.

[4] 王存川.普通外科腹腔镜手术图谱.第2版.北京:科学出版社,2012:235-242.

[5] 苗毅.普通外科手术彩色图解.南京:江苏科学技术出版社,2013.

[6] Townsend CM Jr, Beauchamp RD, Evers BM, et al. Sabiston textbook of surgey: the biological basis of modern surgical practice. 19th ed. Philadelphia:WB Saunders, 2012.

2.2 腹腔镜阑尾切除术

2.2.1 腹腔镜阑尾切除术的发展历史和现况

传统阑尾切除术已有100多年的历史,是治疗急性阑尾炎的经典成熟手术。有人认为其手术切口仅4~5 cm,手术创伤较轻,似无必要进行腹腔镜手术。但在实际操作中,常常会遇到肥胖患者或寻找阑尾困难的患者需要延长切口;术中发现阑尾正常时,由于切口小,暴露的手术野有限而影响进一步的探查。腹腔镜阑尾切除术在很大程度上克服了传统手术的弊端,可进行全面腹腔探查,尽可能地发现腹腔内的病灶,并在此基础上进行相应的治疗,大大提高了诊断率和治愈率。1983 年,德国医师 Semm 施行了首例腹腔镜阑尾切除术,此后腹腔镜阑尾切除术的应用逐渐普及。尤其对于肥胖患者和老年患者,腹腔镜阑尾切除术在减少切口感染、缩短住院时间等方面的优势更为显著。

2.2.2　腹腔镜阑尾切除术的适应证和禁忌证

（1）手术适应证

1）明确诊断的急性阑尾炎。

2）慢性阑尾炎、异位阑尾、早期阑尾类癌。

（2）手术禁忌证

1）伴有麻痹性肠梗阻或消化道梗阻造成的严重腹胀。

2）有严重系统性疾病,无法耐受麻醉和手术。

3）妊娠中后期,子宫底在脐部及脐部以上的阑尾炎。

2.2.3　腹腔镜阑尾切除术的应用解剖

阑尾是附着于盲肠后内侧的一条管形器官,一般长 6~8 cm,直径 0.2~0.8 cm。阑尾腔的远端为盲端,近端与盲肠腔内侧相通,两者交界处有一半月形的黏膜皱襞,称 Cerlach 瓣。该黏膜瓣如缺失或闭合不全,粪便即可进入阑尾腔内。成人的阑尾腔直径一般仅 0.2~0.4 cm,其基底部可能更细小,但在婴幼儿则基底部常较宽大,因此阑尾多略呈漏斗形。

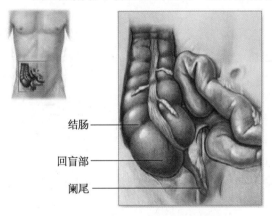

结肠
回盲部
阑尾

图 2-4　阑尾的位置

（1）阑尾的位置　主要取决于盲肠的位置。盲肠一般位于右髂窝内,故阑尾的基底部通常在麦氏点上,即髂前上棘与脐部连线中外 1/3 处。但实际上阑尾基底的位置也可能略有高低或稍偏左右(图 2-4)。

（2）阑尾动脉　为回结肠动脉的分支,为无侧支的终末动脉。当阑尾发生扭转时,阑尾动脉易发生血运障碍而致阑尾坏死(图 2-5)。

（3）阑尾静脉　与阑尾动脉伴行,引流至回盲部静脉后流入肠系膜上静脉和门静脉,故阑尾炎症时可引起门静脉炎和肝脓肿。

2.2.4　腹腔镜阑尾切除术的关键步骤(详见视频 2.4)

（1）体位　仰卧位,手术过程中可采取头低足高、身体左低右高位,尽可能使肠管向上向左移位,以便于暴露阑尾。术者、助手及器械护士站在患者左侧,监视器放在患者右侧。

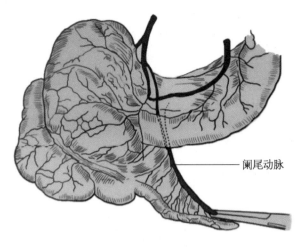

阑尾动脉

图 2-5 阑尾动脉

（2）放置套管 多用三孔法穿刺,主要以方便手术为主。常用的方法有以下两种。

1）脐孔周围 10 mm 套管为主操作孔（B）,脐平线与左锁骨中线交点下方 3 ~ 4 cm 为观察孔（A）,耻骨联合上方偏左 2 cm 处 5 mm 套管为辅助操作孔（C）（图 2-6）。

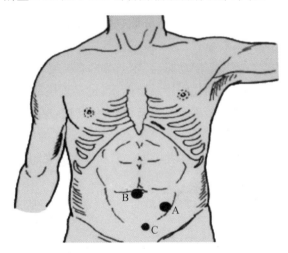

图 2-6 放置套管方法一

2）脐孔周围 10 mm 套管为观察孔（A）,脐平线与右锁骨中线交点 10 mm 套管为主操作孔（B）,耻骨联合上方偏左 2 cm 处 5 mm 套管为辅助操作孔（C）（图 2-7）。如为盲肠后位阑尾可在右下腹增加一根 5 mm 套管以协助暴露。

3）建立气腹,置入操作器械。

（3）手术步骤

1）探查腹腔:腹腔镜下常规探查,先探查有无套管针损伤,然后依次探查肝、胆、胃、十二指肠、结肠、小肠。寻找阑尾的方法与开腹手术类似,即先找到盲肠,沿结肠带即可找到阑尾。

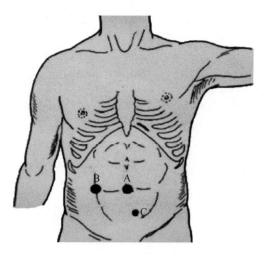

图 2-7　放置套管方法二

2）将腹腔渗液吸出,推开大网膜,分离阑尾周围的粘连。用无创抓钳夹住阑尾尖端的系膜边缘并将阑尾提起,准备处理阑尾系膜。

3）分离阑尾系膜。具体方法如下:①分离阑尾系膜,一次或者分次用钛夹或者可吸收夹夹闭阑尾系膜及动脉,远端用电凝钩切断直至分离到阑尾根部。此法操作简单、易于掌握,适合初学者。②凝闭。电凝凝闭系膜血管 3～5 秒直至系膜变白,有条件者用超声刀夹住阑尾系膜直接凝闭血管。③结扎。分离出阑尾动脉后,用 Hemlock 夹或者可吸收血管夹夹闭,远端用电凝离断。也可用可吸收线或丝线结扎阑尾系膜两次,远端用电凝切断。此法对术者技术要求较高。④线型切割吻合器直接切断阑尾系膜至根部,但费用较高。

4）阑尾根部的处理。具体方法如下:①可吸收套扎圈套扎阑尾根部,是较为安全、简单、常用的方法。②夹闭,根部不超过 0.6 cm 者可用钛夹和吸收夹夹闭。③线型切割吻合器直接切断,国外多使用该方法。

5）阑尾残端的处理。用可吸收线行荷包缝合,将残端埋入并收紧打结。也可以不包埋,对预后与术后并发症并无影响。

6）切除阑尾。阑尾直径不超过 10 mm 者,可以用抓钳将阑尾拉入 10 mm 套管中,连同阑尾和套管一并拖出。如阑尾系膜较厚或者阑尾比套管更粗,可预先装入标本袋中取出。这些方法都可以有效防止切口的污染。吸净右侧髂窝及盆腔的渗液。如腹腔渗液较多,或阑尾根部处理不满意,可放置引流管。

2.2.5　临床经验

1）在插入辅助操作孔时注意避开膀胱。建议初学者术前留置导尿管。

2）在显露阑尾、分离粘连、处理系膜及阑尾根部时,注意勿损伤肠管。如发生肠管损伤,建议置入生理盐水纱布压迫,观察损伤程度,必要时缝合处理,甚至转为开腹手术。

3）阑尾显露困难时,如盲肠后位、腹膜后阑尾,可以在右下腹增加一根 5 mm 套管协助暴露,并可将根部系膜用分离钳打开一个小窗,在阑尾根部夹闭,在其远端剪断阑尾,行逆行阑尾切除,再用前述方法处理系膜。

(宗华杰)

参 考 文 献

[1] 中华医学会外科分会腹腔镜与内镜外科学组.腹腔镜阑尾切除术常规.2006,11(4):359-360.

[2] 李春生,刘铜军,申震,等.腹腔镜阑尾切除术与开腹阑尾切除术的临床对比研究.中华普通外科杂志,2015,30(8):647-649.

[3] 王存川.普通外科腹腔镜手术图谱.第2版.北京:科学出版社,2012:235-242.

[4] 苗毅.普通外科手术彩色图解.南京:江苏科学技术出版社,2013.

[5] Mason RJ, Moazzez A, Katkhouda N. Laparoscopic appendectomy: new concepts. World J Surg, 2011, 35(7): 1515-1518.

[6] Mason RJ, Moazzez A, Moroney JR, et al. Laparoscopic vs openappendectomy in obese patients: outcomes using the American College of Surgeons National Surgical Quality Improvement Program database. Am Coll Surg, 2012, 215(1): 88-99.

[7] Townsend CM Jr, Beauchamp RD, Evers BM, et al. Sabiston textbook of surgery: the biological basis of modern surgical practice. Philadelphia: WB Saunders, 2012.

2.3　腹腔镜下消化性溃疡修补术

2.3.1　腹腔镜下消化性溃疡修补术的发展历史和现况

消化性溃疡穿孔是外科主要急腹症之一。消化性溃疡穿孔的发生率为2%~10%,发生穿孔的死亡率为10%~25%。胃窦前壁、十二指肠球部溃疡穿孔占溃疡穿孔的70%~80%。急诊手术是消化性溃疡穿孔治疗的主要措施。由于消化性溃疡治疗药物的改进,穿孔的治疗越来越倾向于简单的穿孔修补手术或保守治疗。随着腹腔镜技术的飞速发展和日益普及,腹腔镜下溃疡穿孔修补术也由备受争议变为普及。1990年,法国的Mouret和英国的Nathanson均报道了第1例腹腔镜下消化性溃疡穿孔修补术。此后,开展腹腔镜下消化性溃疡穿孔修补术的医院逐渐增多,还有针对开腹溃疡修补和腔镜下的修补进行了RCT研究,穿孔修补的方法也由腔镜下的非缝合修补发展到腔镜下的缝合修补。目前认为腔镜下的修补具有减轻术后疼痛、缩短住院时间、减少术后切口感染和肺部感染、减少腹腔脓肿形成、降低死亡率等优势。

2.3.2　腹腔镜下消化性溃疡穿孔修补术的适应证和禁忌证

(1)手术适应证　胃窦、十二指肠球部穿孔,时间在24小时之内,收缩压在90 mmHg之上,美国麻醉医师协会病情分级(ASA 分级)Ⅲ级或者以下。

(2)手术禁忌证　穿孔伴有出血、梗阻或者癌变者。年龄 > 70 岁,穿孔直径 > 10 mm 是相对禁忌证。

2.3.3　腹腔镜下消化性溃疡穿孔修补术的应用解剖

胃有两个门(上为贲门、下为幽门)、两个壁(胃前壁和胃后壁)、两个弯(上为向右呈现凹而短的胃小弯、下为向左凸而长的胃大弯)。在距幽门 5~6 cm 的胃小弯处有一个凹陷为角切迹。一般将全胃划分为胃窦(幽门与角切迹之间)、胃底(位于贲门口水平面以上的部分)和胃体(为胃窦和胃底之间)三部分。十二指肠是小肠的开端,介于幽门和十二指肠空肠曲之间。成人十二指肠为 25~30 cm。分为十二指肠第 1 部(上部、球部)、第 2 部(降部)、第 3 部(横部、水平部)、第 4 部(升部)(图 2-8)。

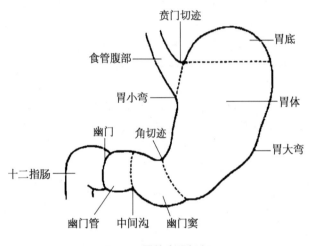

图 2-8　胃的应用解剖

胃十二指肠溃疡穿孔可分为游离穿孔和包裹性穿孔。游离穿孔发生时,胃与十二指肠的内容物进入腹膜腔引起弥漫性腹膜炎;包裹性穿孔同样形成侵蚀胃或十二指肠壁全层的溃疡孔洞,但为邻近脏器或大网膜封闭包盖,阻止了消化道内容物进入腹膜腔。有 90% 的十二指肠溃疡穿孔发生在球部前壁,而胃溃疡穿孔 60% 发生在胃小弯,40% 分布于胃窦及其他部位。

2.3.4　腹腔镜下消化性溃疡穿孔修补术的关键步骤(详见视频 2.5)

(1)体位　仰卧位。术者、助手站在患者左侧,器械护士站在患者右侧,监视器放在患者右侧。

(2)放置套管　脐部作 10 mm 切口为观察孔,建立气腹。探查初步诊断为上消化道穿孔后取正中线剑突下 4 cm 置入 1 cm 套管(Trocar),右侧腋前线平脐水平置入 0.5 cm 套管。根据需要可在左腋中线平脐位置置入 0.5 cm 套管作为辅助孔。

（3）手术步骤

1）探查腹腔:吸净腹腔内渗液,找到穿孔部位,清理穿孔周边渗液及脓苔。

2）穿孔修补:穿孔的修补有 3 种方法,即腔镜下的非缝合修补、腔镜下单纯缝合修补和腔镜下带蒂网膜填塞修补。

▲ 腔镜下的非缝合修补:用明胶海绵填塞或者纤维蛋白胶封堵穿孔。国内有人采用快速医用胶封堵,此法手术时间短,操作简单,20 世纪 90 年代较受推崇。当穿孔直径 >0.5 cm 时,术后发生漏的概率较缝合修补显著升高(图 2-9)。

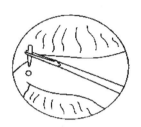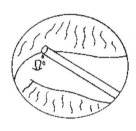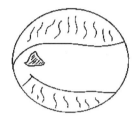

图 2-9　腔镜下的非缝合修补术

▲ 腔镜下单纯缝合修补术:距穿孔边缘 0.3～0.5 cm,从正常组织进针,从穿孔处出针,然后再从穿孔处进针,从另一侧正常组织出针。采用对组织切割力量小的缝线进行间断缝合,所有缝合完成后再行打结。

▲ 腔镜下带蒂网膜填塞修补术(Graham Patch):带蒂网膜填塞修补是传统溃疡修补方法,腔镜下也可行类似操作。游离部分大网膜组织,将其缝合、固定在穿孔处(图 2-10)。在穿孔较大时,组织条件差,可行带蒂网膜填塞修补。该方法较单纯缝合修补方法费时,对腔镜下操作的技术要求较单纯缝合要高。

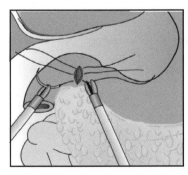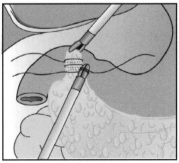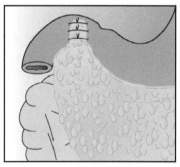

图 2-10　腔镜下带蒂网膜填塞修补术

3）腹腔灌洗:穿孔修补后的腹腔灌洗是影响手术效果的另一重要步骤。可采用专用冲洗装置或吸引器进行冲洗。冲洗时水流要大,必要时可加压冲洗。要对溃疡创面、肝肾隐窝、肝上间隙、肝下间隙、脾窝、大网膜、盆腔进行充分冲洗。冲洗后根据需要放置引流。

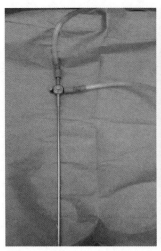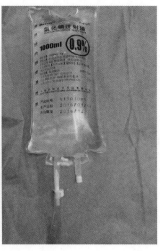

图2-11　吸引器冲洗装置

2.3.5　临床经验

1）腹腔镜手术治疗消化道穿孔尚无较公认的指南性程序,外科医师大多根据自身习惯和经验来进行手术。术者站位,套管的具体数量、位置、尺寸,以及缝合及打结方式等,不同医师有不同的选择。腹腔镜消化性溃疡穿孔修补手术应由具备腔镜下缝合操作水平的医师选择合适的患者谨慎开展。

2）目前,争论较多的是穿孔修补方式的选择。单纯缝合修补穿孔,可明显缩短手术时间。也有研究认为有必要使用带蒂的网膜成形术修补穿孔,可避免缝线损伤脆性较大的穿孔边缘组织,导致穿孔扩大。但这种方式显著延长手术时间。目前较为认同的观点是,在穿孔较小且局部感染不严重的情况下,采取单纯缝合穿孔的方法可获得较好效果。对于水肿较严重的穿孔,不宜将穿孔边缘组织强行对齐缝合,可采取带蒂的网膜成形术修补穿孔。

3）腹腔冲洗必不可少,因为这是减少术后腹腔感染或脓肿发生的关键措施。此外,消化性溃疡穿孔修补冲洗后,必须进行有效引流,应在文氏孔及盆腔放置引流管。必要时放置双套管,以备术后冲洗。

（宗华杰）

参 考 文 献

［1］胡三元.腹腔镜手术诊疗消化道穿孔临床价值.中国实用外科杂志,2015,35(5):490-493.

［2］Lohsiriwat V. Perforated peptic ulcer:clinical presentation, surgical outcomes, and the accuracy of the Boey scoring system in predicting postoperative morbidity and mortality. World J Surg, 2009, 33(1): 80-85.

［3］Mouret P, Francois Y, Vignal J, et al. Laparoscopic treatment of perforated peptic ulcer. Br J Surg, 1990, 77(9): 1006.

［4］Nathanson LK, Easter DW, Cuschieri A. Laparoscopic repair/peritoneal toilet of perforated duodenal ulcer.

Surg Endosc, 1990, 4(4): 232-233.

[5] Navez B. Laparoscopy in the acute abdomen. Best Pract Res Clin Gastroenterol, 2014, 28(1): 3-17.

[6] Soreide K. Strategies to improve the outcome of emergency surgery for perforated peptic ulcer. Br J Surg, 2013, 101(1): e51-e64.

3

腹腔镜肝脏手术

3.1 腹腔镜肝脏手术的发展历史和现况

微创是当今外科学发展潮流。腹腔镜手术具有局部创伤小,患者全身反应轻、术后恢复快等优势。自 1991 年美国 Reich 率先报道腹腔镜下肝脏良性肿瘤切除术以来,腹腔镜技术在肝脏疾病中的应用日渐广泛。2008 年,在美国 Louisville 召开全球范围腹腔镜肝脏外科专家会议并发表共识,对腹腔镜的最佳适应证、技术操作要点以及发展作了规范。2009 年,Nguyen 等统计文献并报道 2 804 例腹腔镜肝切除术,其病种包括肝脏良恶性肿瘤,肝切除的范围亦由局部切除、楔形切除逐步扩大到半肝切除,也有医疗中心报道采用腹腔镜施行供肝的切取。近年来,已有腹腔镜肝中叶切除、尾状叶切除以及囊括所有肝段切除的文献报道,腹腔镜下肝移植物的切取手术发展也很迅猛。根据 2014 年的资料,世界范围内每年超过 200 例腹腔镜肝脏手术的医学中心仅有 10 家,其中中国有 2 家。近年来,这个数量有所增加,复旦大学附属华山医院目前每年腹腔镜肝脏手术的数量也超过 200 例。然而,腹腔镜肝脏手术推广和普及速度远远慢于其他腹腔镜手术,包括腹腔镜胃肠手术、腹腔镜胆囊手术等。以我国为例,虽然一部分大的医学中心开展了腹腔镜肝脏手术,但大多局限于肝脏楔形切除或小的病灶切除,腹腔镜肝脏手术并未常规开展。更多的医学中心尚未开展腹腔镜肝脏手术。究其原因,一是因为肝脏手术本身难度很大,腹腔镜肝脏手术对技术的要求更高;二是因为腹腔镜肝脏手术治疗肝脏恶性肿瘤的有效性还有待高级别的循证医学证据。

已有的病例-对照研究显示,腹腔镜肝切除术相较于开腹手术而言,具有手术时间短、出血少、住院时间短、恢复快等优点。对于有肝硬化背景的恶性肝脏肿瘤患者,腹腔镜肝切除术手术时间与开放手术相近,但出血量少、住院时间短,两者的总体并发症和死亡率无差异。腹腔镜肝脏肿瘤切除术的切缘达到 R0 切除率与开放手术无差异。通过随访发现,两种术式治疗肝细胞癌的总体生存率和无瘤生存率无差异。2013 年,一项包括 1 238 例肝脏恶性肿瘤切除术(485 例腹腔镜手术,753 例开放手术)的 Meta 分析显示,两种术式的肿瘤切缘相似,总体生存率和无瘤生存率无差异。然而到目前为止,腹腔镜与开放肝切除术治疗肝细胞癌的疗效和安全性研究仅限于回顾性研究和病例-对照研究,而没有一项前瞻性随机对照研究。因此,2014 年在日本 Morioka 召开的第 2 次全球范围腹腔镜肝脏外科专家会议上,鼓励各医学中心开展前瞻性随机对照研究。

另一个争论在于技术层面。肝脏为富有血供的实质脏器,开放手术时对肝脏断面出血的控制也是恒久课题,包括出入肝血流的控制、肝内管道的解剖等。腹腔镜手术由于缺少外科医师手的帮助,出血的控制变得更为困难。近年来,随着超声刀、Ligasure、CUSA 等器械的成熟应用,以及切割闭合器等断肝器械的出现,腹腔镜下肝脏断面出血控制的难度较前降低。总体而言,Minor LLR(小范围肝切除,<3 个肝段的肝切除)可以作为常规术式,但仍需要充分评估;Major LLR(大范围肝切除,≥3 个肝段的肝切除)仍处在探索学习阶段,可在有充分腔镜经验的外科医师主导下谨慎开展;腹腔镜下进行解剖性肝切除目前尚难以推广,只有有充分经验的医师可以成功开展,其手术方式尚需进一步标准化以便推广。复旦大学附属华山医院已开展腹腔镜下解剖性肝切除术。

3.2 腹腔镜肝脏手术的适应证与禁忌证

（1）手术适应证

1）良性疾病,包括有症状或最大径 >10 cm 的海绵状血管瘤。

2）有症状的局灶性结节增生、腺瘤。

3）有症状或最大径 >10 cm 的肝囊肿。

4）肝内胆管结石等。

5）肝脏恶性肿瘤包括原发性肝癌、继发性肝癌及其他少见的肝脏恶性肿瘤。

（2）手术禁忌证　除与开腹肝切除禁忌证相同外,还包括以下情况。

1）不能耐受气腹者;腹腔内粘连难以分离暴露病灶者。

2）病变紧贴或直接侵犯大血管者;病变紧贴第 1、第 2 或第 3 肝门,影响暴露和分离者。

3）肝门被侵犯或病变本身需要大范围的肝门淋巴结清扫者。

3.3 腹腔镜肝脏手术的应用解剖

肝脏是人体中最大的腺体,也是最大的实质性脏器。自下腔静脉左缘至胆囊窝中点的正中裂,将肝脏分为左半肝和右半肝。自脐切迹至肝左静脉入下腔静脉处的左叶间裂将左半肝分为左内叶和左外叶,左段间裂将左外叶分为上、下两段。肝右叶间裂将右半肝分为右前叶和右后叶,右段间裂又将右前叶、右后叶分别分成上、下两段。肝脏横沟内有门静脉、肝动脉、肝管、神经及淋巴管出入,称为肝门。门静脉和肝动脉这两条血管与胆管一起,包绕在结缔组织鞘内(Glisson 鞘),经肝门(或称第 1 肝门)进入肝脏,呈树枝分叉样分布于腺泡内。由肝腺泡边缘肝小静脉(即中央静脉)汇合成较大的肝静脉分支,最后分别汇合成肝静脉主干,进入下腔静脉,称为第 2 肝门。肝的后面 4～8 条肝短静脉注入下腔静脉,称为第 3 肝门(图 3-1)。

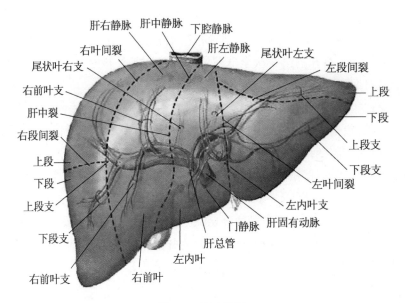

肝右静脉　肝中静脉　下腔静脉
右叶间裂　　　　　肝左静脉　尾状叶左支　左段间裂
尾状叶右支　　　　　　　　　　　　　　　　上段
右前叶支　　　　　　　　　　　　　　　　　下段
肝中裂　　　　　　　　　　　　　　　　　　上段支
右段间裂　　　　　　　　　　　　　　　　　下段支
上段　　　　　　　　　　　　　　　　　左叶间裂
下段　　　　　　　　　　　　　　　　左内叶支
上段支　　　　　　　　　　　　　　肝固有动脉
下段支　　　　　　　　门静脉
　　　　　　　　　　肝总管
右前叶支　　右前叶　左内叶

图 3-1　肝脏解剖

3.4　腹腔镜肝脏手术的类型

（1）全腹腔镜肝脏手术　完全在腹腔镜下完成肝脏手术。

（2）手辅助腹腔镜肝脏手术　将手通过特殊的腹壁切口伸入腹腔,以辅助腹腔镜手术操作,完成肝脏手术。

（3）腹腔镜辅助肝脏手术　在腹腔镜或手辅助腹腔镜下完成肝脏手术的部分操作,而肝脏手术的主要操作通过腹壁小于常规的切口完成。

上述 3 种肝脏手术均可在机器人手术系统辅助下完成。机器人手术系统行肝脏手术有以下优势:①具有 3D 立体图像。②放大倍数高,成像清晰。③包含机械臂和机械腕,可以进行精细操作。由于价格昂贵,性价比不高,采用机器人手术系统行肝脏手术目前难以普及。

3.5　腹腔镜肝脏手术的手术方式

（1）非解剖性肝切除术　包括肝楔形切除、局部切除或病灶剜除。非解剖性肝切除适用于位于肝 Ⅱ、Ⅲ、Ⅳb、Ⅴ、Ⅵ段的病灶,以及部分部位比较表浅且未侵犯主要肝静脉的肝Ⅶ、Ⅷ、Ⅳa 段病灶。

（2）解剖性肝切除术　是指预先处理第 1、2 肝门部血管,再行相应部分肝切除的术式,包括肝左外叶切除、左半肝切除、肝右后叶切除及右半肝切除。对于肝尾状叶切除、肝左 3 叶切除、肝右 3 叶切除、肝中叶切除(肝Ⅳ、Ⅴ、Ⅷ段)以及供肝切取。由于腹腔镜手术操作难度较大,目前尚难以推广应用。

3.6　腹腔镜肝脏手术的术前准备和手术要求

3.6.1　术前准备与麻醉方式

（1）患者的一般状况评估　患者无明显心、肺、肾等重要脏器功能障碍,无手术禁忌证。肝功能 Child B 级以上,吲哚氰绿排泄试验评估肝储备功能在正常范围内。

（2）局部病灶的评估　分析影像学检查(主要是 B 超、CT 和 MRI)资料,了解局部病灶是否适合行腹腔镜肝切除术。对于恶性肿瘤,还需明确有无门静脉癌栓及肝外转移。

（3）麻醉方式　采用气管插管全身麻醉,也可采用复合硬膜外全身麻醉。

3.6.2　手术辅助设备

应用术中超声能发现术前影像学及术中腹腔镜未能发现的病灶,有助于确定肿瘤的可切除性。对于无法行手术切除的患者,术中超声可避免不必要的开腹探查。对于可行手术切除的患者,术中超声能明确病灶的大小、边界及子病灶情况,提高手术根治性切除率。另外,腹腔镜下超声检查还可确定肝内重要管道结构的位置,有效避免损伤,防止术中大出血及气体栓塞等严重并发症。因此,建议常规使用术中超声检查。

3.6.3　术中入肝及出肝血流的处理

肝脏血供丰富,肝切除过程中极易出血。除了切除直径≤3 cm 的病灶或左外叶切除可不阻断入肝及出肝血流外,切除直径>5 cm 的病灶或行解剖性肝切除时,为减少肝切除过程中的出血,可根据主刀医师的习惯选择阻断入肝和(或)出肝血流。

3.6.4　中转开腹手术的指征

行腹腔镜或手辅助腹腔镜肝切除术时,如出血难以控制或患者难以耐受气腹,或因暴露不佳、病灶较大等情况切除困难时,应立即中转开腹手术。

3.7　腹腔镜下常见肝脏手术的关键步骤

3.7.1　体位

患者取头高足低仰卧位。CO_2 气腹压力建议维持在 12 ~ 14 mm Hg(1 mm Hg = 0.133 kPa),儿童患者的气腹压力建议维持在 9 ~ 10 mm Hg。应避免较大幅度的气腹压力变化。关于患者双下肢是否需要分开以及术者站位,可根据主刀医师的经验和习惯决定。监视器放在患者头侧。

3.7.2　放置套管

建议采用四孔法或五孔法,对于肝脏边缘较小病灶也可采取三孔法。观察孔位于脐上或脐下,操作孔位置依据拟切除的肝脏病灶所处位置而定。操作孔位置选取的原则是利于手术操作,不同医师操作孔的布局和医师的站位可有不同。笔者的习惯为:主刀者始终站在患者右侧,主操作孔位于患者右侧平脐,病变在左肝者取右锁骨中线,病变在右肝者向外侧移动;第一助手的操作孔如病变在左肝者取左锁骨中线平脐和左肋缘下腋前线,病变在右肝者取正中线。

3.7.3　腹腔镜肝脏手术技术及肝脏断面的处理

腹腔镜离断肝实质器械的选择可根据医院实际情况和术者的熟练程度灵活选用。目前最为常用的离断肝实质器械为超声刀。首先确定肝脏的预切除线,用电钩沿预切除线切开肝包膜,然后用超声刀等器械逐步由前向后、由浅入深离断肝实质。由于距肝脏表面 1 cm 范围内的肝实质内无大的脉管结构,可一次性离断较多肝实质。而离断至肝脏深部后则需十分小心,一次性离断肝实质不宜过多。对于直径 ≤3 mm 的脉管结构可以直接凝固切断;对于直径 >3 mm 的脉管应用钛夹或生物夹夹闭后予以切断;对于直径 >7 mm 的脉管结构,建议应用丝线结扎或切割闭合器处理。使用切割闭合器时,必须保证切割组织内的大血管完整离断。大的脉管结构和肝蒂的处理建议使用切割闭合器,以确保手术的安全。

肝切除术后肝脏断面处理的目的是止血和防止胆汁漏。可采用双极电凝或氩气刀电凝止血。对于细小血管和胆管可采用电凝封闭。经过反复电凝止血后出血仍未停止,应仔细观察创面,寻找出血点,进行缝扎止血。如脉管直径 >3 mm,需用钛夹妥善夹闭。肝脏断面处理完毕后需用生理盐水冲洗,确认无出血和胆汁漏,或局部再使用止血材料。一般肝脏断面下需放置 1~2 根橡皮引流管。

3.7.4　腹腔镜局部肝切除术(详见视频3.1)

(1) 游离肝脏　先离断肝圆韧带、镰状韧带,然后根据病灶部位游离肝脏。病灶位于肝Ⅱ段、靠近左三角韧带和冠状韧带者,需离断上述韧带;病灶位于肝Ⅵ段者,需离断肝肾韧带、右三角韧带及部分右冠状韧带。

(2) 离断肝实质　距病灶边缘 1~2 cm 标记肝切除线,由前向后、由浅入深采用超声刀等器械离断肝实质。对于直径 >3 mm 的脉管,需用钛夹夹闭远近端后再予超声刀离断,直至完整切除病灶。

(3) 肝脏断面处理　对于肝脏断面渗血,可用氩气刀或双极电凝止血,肝脏断面活动性出血宜采用 3-0 或 4-0 无损伤缝线缝合止血。然后,肝脏断面覆盖止血材料并放置腹腔引流管。

(4) 标本的取出　标本装入一次性取物袋中。体积较小的标本直接扩大脐部切口取出,体积较大的标本可从耻骨上另作横切口取出。

3.7.5 腹腔镜肝左外叶切除术（详见视频3.2）

（1）游离肝脏　用超声刀依次离断肝圆韧带、镰状韧带、左三角韧带和左冠状韧带。对于左三角韧带内较大的血管，需先于近膈肌侧采用钛夹夹闭后再离断。

（2）离断肝实质　采用超声刀于肝圆韧带及镰状韧带左侧1 cm处肝缘由浅入深、由前向后离断肝实质。对于直径 >3 mm 的脉管，采用钛夹夹闭远近端后再予超声刀离断。接近肝Ⅱ、Ⅲ段 Glisson 鞘时，只需将其前方及上下肝组织稍加分离后，直接采用血管切割闭合器夹闭即可。继续向肝实质深部分离。接近肝左静脉时，沿肝脏膈面切开肝实质1~2 cm，采用血管切割闭合器离断肝左静脉及肝实质。至此肝左外叶完全切除。

（3）肝脏断面处理　冲洗肝脏断面，确认无明显出血和胆汁漏后，可喷洒生物蛋白胶和覆盖止血纱布。于肝脏断面下放置橡胶引流管1根，由右侧肋缘下腹直肌旁辅助操作孔引出。

（4）标本取出　将标本装入一次性取物袋后从脐孔拉出。如标本体积太大，可于耻骨上小切口取出标本。只有当肝脏病变为良性时，才可将取物袋中的肝组织捣碎后取出。

3.7.6 腹腔镜左半肝切除术（详见视频3.3）

（1）游离肝脏　首先离断肝圆韧带和镰状韧带，切断肝脏周围韧带，游离肝左叶。

（2）解剖第1肝门　解剖肝动脉、门静脉左侧分支。采用可吸收夹或钛夹夹闭肝左动脉和门静脉左支并剪断，控制入肝血流，可见左半肝呈缺血改变。分离左肝管后夹闭。也可行 Glisson 蒂横断式处理第1肝门，可减少手术时间，但对术者要求较高。

（3）解剖第2肝门　分离肝左静脉的主干后用可吸收夹夹闭或用7号丝线缝扎，控制出肝血流。如果左肝静脉游离困难，也可暂时不予处理，等待肝实质离断至左肝静脉时再处理。肝静脉阻断后由于回流受阻，有时出血反而增多，故并非必须。

（4）离断肝实质　沿左半肝缺血线左侧1 cm标记肝切除线。沿肝脏膈面切开肝实质约1 cm，在预切除线上用电钩、超声刀等多种器械离断肝实质。对于直径 >3 mm 的脉管，切断前需用钛夹夹闭，以防出血和胆汁漏。肝实质离断至第2肝门时采用血管切割闭合器离断肝左静脉。

（5）肝脏断面处理　肝脏断面细小血管、胆管可用电凝封闭。经过反复电凝止血后出血仍未停止，应仔细观察创面，寻找出血点，采用缝合、微波凝固、钛夹夹闭等方式止血。对于直径 >2 mm 的脉管，需用钛夹妥善夹闭后处理。冲洗肝脏断面，再次确认无明显出血和胆汁漏后，可喷洒生物蛋白胶和覆盖止血纱布并放置引流管。

（6）标本的取出　将切除的肝脏组织标本装入一次性取物袋后从延长脐孔切口处取出。对于良性病灶，可在取物袋中将肝组织捣碎后取出；对于体积较大的恶性肿瘤标本，需自耻骨上开小切口取出。

3.7.7 腹腔镜右半肝切除术（详见视频3.4）

（1）游离肝脏　切断肝圆韧带、镰状韧带、右三角韧带、右冠状韧带、右肝肾韧带，使整个右半肝完全游离。为方便旋转,有时还需要切断腔静脉左侧的部分左冠状韧带。离断肝肾韧带时注意勿损伤粘连的结肠、十二指肠以及右肾上腺。

(2)解剖第 1 肝门　先解剖胆囊三角,夹闭、切断胆囊动脉及胆囊管,可将胆囊减压而不做剥离。解剖肝动脉、门静脉右侧分支,采用可吸收夹或钛夹夹闭肝右动脉和门静脉右支并剪断,控制入肝血流,可见右半肝呈缺血改变。分离右肝管后夹闭。同样也可行 Glisson 蒂横断式处理第 1 肝门,可减少手术时间,但对术者要求较高。另外,肝门阻断钳及可拆卸肝门阻断钳可用于肝门阻断。

(3)解剖第 2 肝门　通常采用肝下途径分离下腔静脉和肝右静脉,完全游离右肝至下腔静脉右侧壁,打开下腔静脉韧带并显露肝后下腔静脉、肝右静脉右侧壁,必要时离断部分肝短静脉后显露下腔静脉前壁,在肝后下腔静脉的前方向左上方分离出肝右静脉。肝右静脉的切断可在肝外分离与切断:自腔静脉陷窝向右下方轻柔地分离,于腔静脉前方向左上方分离,两者结合可分离出肝右静脉主干,穿入牵引带后可用直线型切割闭合器切断;也可在肝外分离预阻断,肝内切断。在肝外稍加分离,而不要求分离出肝右静脉主干,然后用钛夹做临时阻断,最后在肝内用直线型切割闭合器切断。第 2 种肝右静脉切断方法相对比较安全。同样,肝静脉阻断后由于回流受阻,有时出血反而增多,故亦非必需。

(4)离断肝实质　沿肝脏中线右侧 1 cm,用多种离断肝实质器械离断肝实质。对于直径>3 mm 的脉管,采用钛夹夹闭远近端后再予超声刀离断。采用血管切割闭合器离断肝静脉主干以及不能完全游离的肝静脉主要分支。可采用低中心静脉压技术减少肝脏断面的出血。

(5)肝脏断面处理　对于肝脏断面渗血可用双极电凝或氩气刀电凝止血,肝脏断面活动性出血和胆汁漏可以采用钳夹或缝合脉管。肝脏断面覆盖止血材料并放置腹腔引流管。

(6)标本的取出　将标本装入一次性取物袋中,常规在下腹部另作横切口取出标本。因切口隐藏在横行的腹纹中,具有较好的美容效果。

(陈进宏)

参 考 文 献

[1] 中华医学会外科学分会肝脏外科学组.腹腔镜肝切除专家共识与手术操作指南(2013 版).中华消化外科杂志,2013,12(3):161-165.

[2] Bryant R, Laurant A, Tayar C, et al. Laparoscopic liver resection — understanding its role in current practice:the Henri Mondor Hospital experience. Ann Surg, 2009, 250(1):103-111.

[3] Buell JF, Cherqui D, Geller DA, et al. The international position on laparoscopic liver surgery:The Louisville Statement, 2008. Ann Surg, 2009, 250(5):825-830.

[4] Cai XJ, Yang J, Yu H, et al. Clinical study of laparoscopic versus open hepatomy for malignant liver tumors. Surg Endosc, 2008, 22(11):2350-2356.

[5] Dagler I, Lanias P, Carloni A, et al. Laparoscopic liver resection for hepatocellular carcinoma. Surg Endosc, 2008, 22(2):372-378.

[6] Lee KF, Chong CN, Wong J, et al. Long-term results of laparoscopic hepatectomy versus open hepatectomy for

hepacellular carcinoma: a case-matched analysis. World J Surg, 2011, 35(10): 2268-2274.

[7] Ischizawa T, Gumbs AA, Kokudo N, et al. Laparoscopic segmentectomy of liver: from Ⅰ to Ⅷ. Ann Surg, 2012, 256(6): 959-964.

[8] Nguyen KT, Gamblin TC, Geller DA. World review of laparoscopic liver resection 2804 patients. Ann Surg, 2009, 250(5): 831-841.

[9] Park JIk, Kim KH, Lee SG. Laparoscopic living donor hepatectomy: a review of current status. J Hepatobiliary Pancreat Sci, 2015, 22(9): 779-788.

[10] Reich H, McGlynnF, De Caprio J, et al. Laparoscopic excision of benign liver lesions. Obstet Gynecol, 1991, 78(5): 956-958.

[11] Slim A, Garancini M, Di Sandro S, et al. Laparoscopic versus open liver surgery: a single center analysis of post-operative in-hospital and post-discharge results. Langenbecks Arch Surg, 2012, 397(8): 1305-1311.

[12] Topal B, Fieuws S, Aerts R, et al. Laparoscopic versus open liver resection of hepatic neoplasm: comparative analysis of short-term results. Surg Endosc, 2008, 22(10): 2208-2213.

[13] Tranchart H, Di Giuro G, Laninas P, et al. Laparoscopic resection for hepatocellular carcinoma: a matched-pair comparative study. Surg Endosc, 2010, 24(5): 1170-1176.

[14] Wakabayashi G, Cherqui D, Geller DA, et al. Recommendations for laparoscopic liver resection: a report from the second international consensus conference held in Morioka. Ann Surg, 2015, 261(4): 619-629.

[15] Yin Z, Fan X, Ye H, et al. Short- and long-term outcomes after laparoscopic and open hepatectomy for hepatecellular carcinoma: a global system review and meta-analysis. Ann Surg Oncol, 2013, 20 (4): 1203-1215.

4

腹腔镜胃癌根治术

4.1　腹腔镜胃癌手术的发展历史和现况

　　全球每年约有90万例胃癌新发病例,居最常见恶性肿瘤的第4位,肿瘤相关死亡原因第2位。虽然胃癌发病率在西方国家持续下降,但是在亚洲、拉丁美洲和东欧依旧保持较高水平。据报道,全球大约42%的胃癌患者在中国。世界卫生组织(WHO)预测,至2020年中国每年新发胃癌患者将超过50万。随着手术技术的改进、综合治疗方法的进步以及早期诊断能力的提高,最近几十年胃癌的总体生存率逐步提升。

　　手术是目前唯一可能治愈胃癌的手段,区域淋巴结清扫是胃癌根治术的重要组成部分,2010年版日本《胃癌治疗指南》建议,对于临床分期T1N0M0的分化型胃癌,肿瘤直径≤1.5 cm同时不满足内镜下黏膜切除(EMR)/内镜下黏膜下切除(ESD)的病例,可以行D1淋巴结清扫术。对于cT1N+M0分期或潜在可治愈T2-T4分期患者,目前国内外胃癌相关手术治疗指南均推荐D2淋巴结清扫术。考虑到术前术中淋巴结是否有转移的判断会有出入,故推荐D2淋巴结清扫作为胃癌手术的标准术式。

　　对于临床分期T2-T4a或有淋巴结转移(cN^+)的胃癌患者,需要行全胃切除或远端胃大部切除术(如果能够获得充分的上切缘)。对于cT1cN0分期的胃癌患者,可以根据肿瘤位置选择行保留幽门的胃切除术(pylorus-preserving gastrectomy, PPG)或近端胃切除术。

　　自从1991年日本Kitano等实施了首例腹腔镜辅助远端胃切除术治疗早期胃癌以来,腹腔镜胃癌手术由于其独特的微创优势,在临床上获得了越来越广泛的应用,胃癌根治术进入传统开放手术和腹腔镜手术并存的时代。腹腔镜胃癌根治术的切除范围从远端胃扩展到全胃,淋巴结清扫范围从胃周淋巴结清扫发展到标准D2根治,手术指征从早期胃癌推广到进展期胃癌。在JCOG0703基础上的JCOG0912多中心Ⅲ期RCT临床试验,比较了D1淋巴结清扫腹腔镜远端胃大部切除(LDG)和开放远端胃大部切除(ODG)的临床结果,LDG组出血更少、疼痛反应轻、肠道功能恢复快,但是手术时间更长,术后严重并发症发生率无显著差异。该结果表明,对于有经验的外科医师来说,LDG 的安全性和 ODG 是相当的。腹腔镜手术以其良好的远期疗效和显著的微创优势已成为ⅠA 期胃癌的标准治疗手段之一。腹腔镜技术能否应用于进展期胃癌仍缺乏循证医学证据支持,有关腹腔镜手术在进展期胃癌中的应用目前存在争议。除了缺乏有效的长期循证医学依据支持外,腹腔镜下 D2 淋巴结清扫的技术要求高,关于肿瘤腹腔播散的担心亦是主要原因。目前正在进行的大样本多中心 RCT 有日本的 JLSSG 0901、韩国的 KLASS02 和中国的 CLASS01。随着腹腔镜技术的发展和手术经验的不断积累,腹腔镜手术治疗局部进展期胃癌已被普遍接受并广泛开展。

胃切除术后的消化道重建约有 130 年的历史,Billroth 在 1881 年已行远端胃切除 B-Ⅰ式吻合,1893 年 Roux 创建 Roux-en-Y 吻合术式。经过 100 多年的发展,胃癌手术的消化道重建术式已达 70 余种,但是一直没有标准的最佳重建方式。理想的重建术式须满足下列条件:一是具有良好的食物贮存、消化吸收功能;二是并发症少,有较好的生存质量;三是操作简单,易于推广。1992 年,来自新加坡的 Goh 成功完成了腔内 B-Ⅱ吻合,开创了腔内吻合之先河。2002 年,来自日本的 Kanaya 报道了腔内 B-Ⅰ三角吻合,极大地促进了腔内吻合的普及和发展。

4.2　腹腔镜胃癌手术的适应证与禁忌证

（1）手术适应证

1）已被认可并应用于临床实践的手术适应证:①胃癌探查及分期;②胃癌肿瘤浸润深度＜T4a 期并可达到 D2 根治性切除术;③胃癌术前分期为Ⅰ、Ⅱ、ⅢA 期;④晚期胃癌短路手术。

2）可作为临床探索的手术适应证:①胃癌术前评估肿瘤浸润深度为 T4a 期并可达到 D2 根治性切除术;②晚期胃癌姑息性胃切除术。

（2）手术禁忌证

1）肿瘤广泛浸润周围组织。

2）胃癌急诊手术(如上消化道大出血)。

3）有严重心、肺、肝、肾疾病,不能耐受手术。

4）凝血功能障碍。

5）妊娠期患者。

6）不能耐受 CO_2 气腹。

4.3　腹腔镜胃癌根治术的应用解剖

4.3.1　胃的分区

临床上将胃分为 5 部分:贲门、胃底、胃体、胃窦和幽门(图 4-1)。

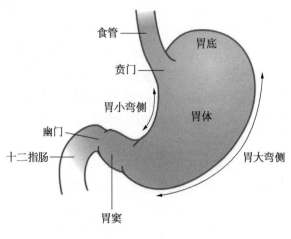

图 4-1　胃的分区

4.3.2　胃的血供

胃的血供极为丰富,其动脉血液主要源于腹腔动脉干。胃的动脉组成了两条动脉弧,分别沿胃小弯和胃大弯走行。胃的主要动脉包括:胃左动脉、胃右动脉、胃网膜左动脉、胃网膜右动脉、胃短动脉、胃后动脉(图 4-2)。

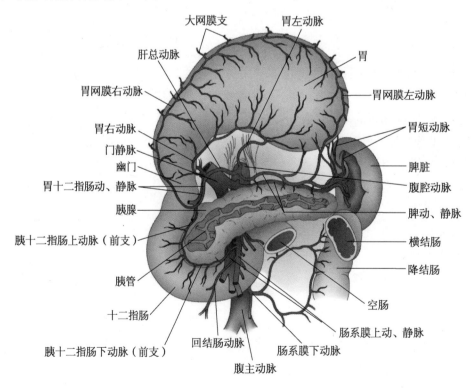

图 4-2　胃的血供

4.3.3 胃周淋巴结分组

淋巴转移是胃癌的主要转移途径,胃周淋巴结分为 23 组(图 4-3):①贲门右区;②贲门左区;③沿胃小弯;④sa 胃短血管旁;④sb 胃网膜左血管旁;④d 胃网膜右血管旁;⑤幽门上区;⑥幽门下区;⑦胃左动脉旁;⑧a 肝总动脉前;⑧p 肝总动脉后;⑨腹腔动脉旁;⑩脾门;⑪p 近端脾动脉旁;⑪d 远端脾动脉旁;⑫a 肝动脉旁;⑫p 门静脉后;⑫b 胆总管旁;⑬胰头后;⑭v 肠系膜上静脉旁;⑭a 肠系膜上动脉旁;⑮结肠中血管旁;⑯腹主动脉旁;⑰胰头前;⑱胰下缘;⑲膈下;⑳食管裂孔;⑩胸下部食管旁;⑪膈上;⑫后纵隔。

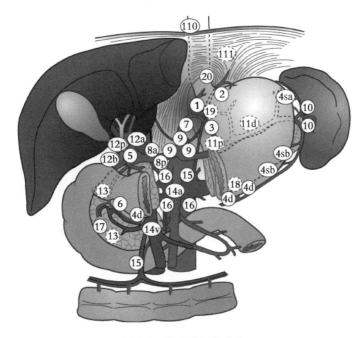

图 4-3　胃周淋巴结分组

4.4　腹腔镜胃癌手术方式与种类

4.4.1　手术方式

(1)全腹腔镜胃癌根治术　胃切除、淋巴结清扫、消化道重建均在腹腔镜下完成,技术要求较高。

(2)腹腔镜辅助胃癌根治术　又称小切口辅助手术。胃游离、淋巴结清扫在腹腔镜下完成,胃切除和消化道重建经腹壁辅助小切口完成,是目前应用最多的手术方式。

(3)手辅助腹腔镜胃癌根治术　在腹腔镜手术操作过程中,经腹壁小切口术者将一只手伸入腹腔,进行辅助操作,完成手术。

4.4.2　手术种类

手术种类主要有:腹腔镜远端胃切除术、腹腔镜全胃切除术、腹腔镜近端胃切除术、腹腔镜胃切除联合邻近脏器切除术、腹腔镜保留幽门胃大部切除术、腹腔镜节段胃大部切除术、腹腔镜胃局部切除术、腹腔镜姑息性胃切除术和腹腔镜非切除手术(包括胃-空肠吻合旁路术、胃造口术、空肠造口营养管放置术等)。

4.5　腹腔镜胃癌手术的基本原则

手术根治切除范围遵循开腹手术的原则。无淋巴结转移的早期胃癌行 D1 淋巴结清扫或 D1 + 淋巴结清扫 + 胃切除术;早期胃癌伴区域淋巴结转移或局部进展期胃癌手术范围应包括切除≥2/3 胃和 D2 淋巴结清扫。

(1)胃切除范围　局限型胃癌胃切缘距肿瘤 >3 cm,浸润型胃癌胃切缘距肿瘤 >5 cm。食管-胃结合部癌食管切缘距肿瘤 >3 cm,切缘可疑时应行术中快速冷冻切片病理学检查。侵犯幽门管的肿瘤,十二指肠切缘距肿瘤 >3 cm。早期胃癌患者具备条件时,可考虑行保留迷走神经或保留幽门等保留功能手术。

(2)胃周淋巴结清扫范围　应按胃癌分期方法的规定,清扫足够范围的淋巴结:①腹腔镜胃癌 D0 淋巴结清扫术;②腹腔镜胃癌 D1 淋巴结清扫术;③腹腔镜胃癌 D1 + 淋巴结清扫术;④腹腔镜胃癌 D2 根治术。

(3)中转开腹手术　腹腔镜手术过程中,出现以下情况应及时中转开腹手术:①术中发现肿瘤浸润周围组织,腹腔镜下切除困难;②术中发现淋巴结融合成团,腹腔镜下清扫困难;③不能明确肿瘤切缘或肿瘤切缘可疑阳性;④术中出血,腹腔镜下不能有效控制。

4.6　腹腔镜胃癌手术的术前准备

1)通过 CT、EUS、钡剂造影等检查,明确肿瘤部位、范围、分期,有无食管及邻近组织侵犯。

2)检查和了解腹腔、肝脏等远处转移情况,以及腹膜后、肠系膜淋巴结肿大情况。

3)准确评估并合理处理可能影响手术的伴发疾病,如高血压病、冠心病、糖尿病、呼吸功能障碍、肝肾疾病等。

4)纠正贫血、低蛋白血症,以及水、电解质、酸碱代谢平衡紊乱,改善患者营养状况。

5)幽门梗阻者需术前洗胃,纠正低蛋白血症,以减轻水肿。

6)术前 1 天进食流质,手术当日禁食,放置胃管,抽空胃内容物。

7)预防性使用抗生素。

4.7 腹腔镜胃癌根治术的关键步骤

4.7.1 腹腔镜远端胃癌根治术(详见视频4.1,4.2)

(1)体位 患者取平卧两腿分开位;肥胖患者可取头高足低位;清扫脾门淋巴结时,可取左高右低位,适当向右侧倾斜,以利于腹上区手术野显露。

(2)放置套管 经脐孔穿刺并建立气腹,也可采用开放式。维持腹内压在 12~15 mmHg(1 mmHg=0.133 kPa)。脐孔 10 mm 戳孔放置镜头(A),左侧腋前线肋缘下取 12 mm 戳孔为主操作孔(B),左锁骨中线平脐上取 5 mm 戳孔为辅助操作孔(C),右侧腋前线肋缘下、右锁骨中线平脐上分别取 5 mm 戳孔(D;全腹腔镜手术时,后者可取 12 mm 戳孔)(图4-4)。

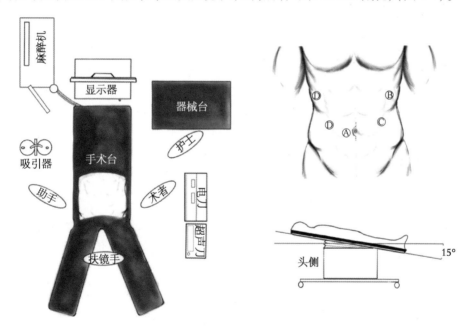

图4-4 腹腔镜远端胃癌根治术患者体位及放置套管示意图

(3)手术步骤

1)腹腔探查:确定肿瘤部位,评估有无肝脏、淋巴结-腹膜、腹腔转移等。必要时可采用腹腔镜超声探查肝脏有无转移。

2)淋巴结清扫:手术入路根据术者经验和习惯而不同,合适的手术入路有助于手术顺利进行。远端胃大部根治性切除 D2 淋巴结清扫的范围包括第 1、3、4sb、4d、5、6、7、8a、9、11p、12a 组淋巴结。笔者团队的清扫顺序如下。

▲ 大网膜切除:助手用无损伤抓钳自患者头腹侧提起大网膜,术者沿横结肠边缘切除大网膜并切开胃结肠韧带。左侧较容易进入小网膜囊。在切开横结肠系膜与胃窦后壁及胰腺融

合间隙时注意保护结肠血管及系膜。

▲ 胃网膜左血管根部清扫:助手提起胃体大弯侧沿胰体尾前方暴露脾下极,切开部分胃脾韧带,在脾下极血管分叉远端暴露并夹闭和离断胃网膜左血管,完成 4sb 淋巴结清扫,同时裸化胃体大弯侧。该区域操作时要注意保护脾下极血供;助手在提拉胃体时动作要轻柔,避免脾包膜的撕裂出血。

▲ 幽门下区域清扫:于右结肠静脉和胰十二指肠前上静脉汇入处远心端夹闭和离断胃网膜左静脉,于胃十二指肠动脉分出胰十二指肠前上动脉远心端夹闭和离断胃网膜右动脉,完成 6 组淋巴结清扫。此处注意保护胰腺组织和胰头表面的血管免受损伤。

▲ 胰腺上缘区域清扫:助手提起胃体经胃后暴露胰腺上缘及胃小弯侧,术者左手器械下压胰腺,切开胰腺上缘表面腹膜,暴露肝总动脉和脾动脉根部。首先沿脾动脉根部表面进行 11p 组淋巴结清扫,直至胃后动脉分叉处或相当位置。然后,沿腹腔干左侧进行 9 组淋巴结清扫至胃左动脉根部,清扫 7 组淋巴结后夹闭和离断胃左动脉。助手分别牵引胃体大小弯侧暴露小弯侧淋巴脂肪组织,术者进行胃小弯侧 1、3 组淋巴结清扫。第 8 组淋巴结的清扫是腹腔镜胃癌根治术的难点,术者团队采用后前入路相结合的肝总动脉淋巴结清扫,既能完整彻底地清扫 8 组淋巴结及腹腔干右侧淋巴结,又有助于门静脉的保护。由于胃左静脉汇入门静脉的变异较大,在进行胰腺上区域淋巴结清扫时要注意胃左静脉的寻找及处理。

▲ 幽门上及肝十二指肠韧带区域的清扫:沿肝固有动脉走向清扫幽门上区域淋巴结,根部夹闭离断胃右动脉,并向肝门方向清扫 12a 组淋巴结。幽门上区域清扫时注意处理十二指肠球部上缘的血供,避免出血;在离断胃右动脉时注意确认没有损伤肝固有动脉。于肝下缘切断肝胃韧带至贲门右区域,该步操作需注意部分患者存在来自胃左动脉的副肝左动脉,需要夹闭,同时注意保护迷走神经肝支。

3)消化道重建:远端胃切除术后吻合法主要有 B-Ⅰ式、B-Ⅱ式和 Roux-en-Y。重建方式分为辅助切口重建和腔内重建。对于行远端胃大部切除术的消化道重建,基于目前的几项大型Ⅲ期临床研究结果和 Meta 分析结果,可以达成共识为:①远端胃癌根治术后行 Roux-en-Y 吻合的远期效果优于传统 B-Ⅰ式和 B-Ⅱ式吻合。对于胃良性肿瘤或者早期胃癌患者,远端胃大部切除术后建议行 Roux-en-Y 吻合;而对于进展期胃癌患者,远端胃大部切除术后建议行 B-Ⅱ式吻合;对于肿瘤较小的胃窦癌患者,可考虑行 B-Ⅰ式吻合,否则建议行 B-Ⅱ式加 Braun 吻合或者 Roux-en-Y 吻合。②对于合并糖尿病的胃癌患者,行远端胃大部切除后,建议行 B-Ⅱ式或Roux-en-Y 吻合,有利于糖尿病的控制。③推荐使用吻合器进行消化道重建,其优点是可降低手术并发症发生率,节省手术时间,利于患者恢复。

▲ B-Ⅰ式吻合术:即在胃大部切除后,将残胃与十二指肠直接吻合。B-Ⅰ式吻合术操作较简单,吻合后的胃肠道接近于正常解剖生理状态,术后食物经过十二指肠,能有效地刺激胆囊收缩素细胞分泌胆囊收缩素,降低了手术后胆囊炎、胆囊结石的发病率。该术式术后由胃肠道功能紊乱引起的并发症较少。但其缺点是肿瘤较大的患者不适合行 B-Ⅰ式吻合术,因为必须保证十二指肠残端有足够的长度与残胃吻合,吻合口没有张力。如果吻合口张力过大,容易引起吻合口漏;如切除不足,则术后肿瘤易复发。

▲ B-Ⅱ式吻合术:即胃大部切除后将残胃与距十二指肠 Trcitz 韧带 15 ~ 20 cm 处空肠吻合,关闭十二指肠残端。该术式的优点是能切除足够大小的胃而不必担心吻合口张力过大的问题。缺点是手术操作比较复杂,胃-空肠吻合改变了正常解剖生理关系,术后各种并发症较多,胆汁、胰液必经胃-空肠吻合口,导致碱性反流性胃炎。胃肠功能紊乱的可能性较 B-Ⅰ式为多。考虑到 B-Ⅱ式吻合术的这些缺点,有些医院在胃-空肠吻合基础上,加行空肠间的侧侧吻合(Braun 吻合)。

▲ 胃空肠 Roux-en-Y 吻合术:其原则是在距 Treitz 韧带 20 cm 处切断空肠,将远端空肠经结肠前或后与残胃吻合,距此吻合口下 40 cm 左右行近、远端空肠端侧或侧侧吻合。其优点是能较好地预防胆汁、胰液反流。两个吻合口之间的距离应在 40 cm 左右,过短则抗反流作用不佳。其缺点是手术操作较繁琐,而且如不同时切断迷走神经,易引发吻合口溃疡。但是,传统 Roux-en-Y 又有其独特的缺陷即 R-Y 滞留综合征,表现为没有机械性消化道梗阻的情况下出现上腹饱胀、腹痛及恶心呕吐,进食后症状加重,严重者可以出现营养不良和体重下降。据文献报道,R-Y 滞留综合征发生率高达 30%。随着胃癌治疗手段的进步、预后的改善,术后患者的生活质量也越来越受到重视。研究发现,R-Y 滞留综合征的发生可能与小肠切断后 Roux 襻与肠道节律起搏点分离有关。换句话说,就是近端小肠的蠕动无法通过神经传导至远端小肠,因为神经和小肠一样被切断了。于是,就有人想到不切断小肠但又能达到 Roux-en-Y 吻合效果的方法,即不切断 Roux-en-Y 吻合(uncut Roux-en-Y)。理论上 uncut Roux-en-Y 可以降低 R-Y 滞留综合征的发生,而且作为一个改良的 B-Ⅱ式吻合,手术较传统 R-Y 简单许多。复旦大学附属华山医院是上海首家在全腹腔镜下完成 uncut Roux-en-Y 吻合的医院。根据笔者经验,该术式较传统 R-Y 吻合确实有独到的优势,缩短了手术时间(利于患者恢复),在避免胆汁反流的同时减少了 R-Y 滞留综合征的发生。因此,目前笔者团队全腹腔镜远端胃癌根治术(TLDG)吻合方式主要采用此方法及 B-Ⅰ式改良三角吻合(图4-5)。

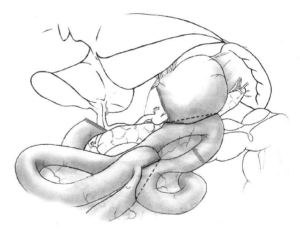

图4-5　TLDG

4) 标本取出及腹腔引流:完成淋巴结清扫、消化道重建后标本置入标本袋。用温生理盐水冲洗腹腔术野,常规放置引流管,标本经过扩大的脐部切口或自然腔道取出。

4.7.2　腹腔镜全胃切除术(详见视频4.3)

(1)体位与套管位置　腹腔镜全胃切除的麻醉与体位、气腹建立及 Trocar 布局、腹腔探查等步骤与腹腔镜远端胃切除相同。

(2)手术步骤

1）淋巴结清扫

全胃根治性切除 D2 淋巴结清扫的范围包括：第 1、2、3、4、5、6、7、8a、9、10、11、12a 组淋巴结。腹腔镜全胃切除的淋巴结清扫顺序为：①大网膜切除；②胃网膜左血管根部清扫；③幽门下区域清扫；④胰腺上缘区域清扫；⑤幽门上及肝十二指肠韧带区域的清扫；⑥脾门淋巴结清扫。全胃切除术不需要胃体大小弯侧的裸化和胃血供的保留，脾门淋巴结清扫是腹腔镜全胃切除的难点和主要技术瓶颈，在完成①～⑤淋巴结清扫步骤后离断十二指肠，助手提起胃体暴露脾门及脾动脉，首先离断全部胃短血管，完成 4sa 淋巴结清扫和脾门的充分显露，沿脾动脉远侧主干进行 11d 及 10 组淋巴结的有效清扫。整个脾门淋巴结的清扫过程需要手术团队耐心细致的操作和良好配合。

2）全胃切除术后的消化道重建：目前，全胃切除后的重建方式有 Roux-en-Y 法、间置空肠法、双通道法等，Roux-en-Y 吻合是临床上广为应用的吻合方式。Roux-en-Y 术式的最大优点是操作简单，尤其是应用自动吻合器后，食管-空肠吻合口漏的发生率明显降低。此外，该术式尚能降低反流性食管炎的发生率。因此，Roux-en-Y 吻合术已在临床被普遍采纳。由于食管的解剖位置较深，全胃切除术后如果行辅助切口吻合需要较长的腹壁切口方能有效暴露，故大大影响了腹腔镜手术的微创效果。如果在较小的辅助切口下勉强行食管-空肠吻合，既困难又不安全。食管-空肠腔内重建将是未来的主要发展方向。笔者团队首创全腹腔镜自牵引后切断全胃切除重建（SPLT）等创新技术，大大简化了食管-空肠腔内吻合操作。目前已经累计近 100 例患者，该方法的完全性和有效性得到了充分验证，有望成为食管-空肠重建的主要方法之一（图 4-6）。

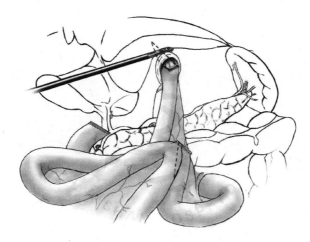

图 4-6 全腹腔镜自牵引后切断全胃切除重建

附件一：腹腔镜远端胃大部切除（改良三角吻合）

附件二：腹腔镜远端胃大部切除（uncut R-Y 吻合）

附件三：腹腔镜全胃切除（脾门清扫、腔内重建）

（蒿汉坤）

参 考 文 献

［1］中华医学会外科学分会.胃切除术后消化道重建技术专家共识.中国实用外科杂志,2014,34(3):205.

［2］中华医学会外科学分会胃肠外科学组,中国抗癌协会胃癌专业委员会.胃癌手术消化道重建机械吻合专家共识.中国实用外科杂志,2015,35(6):584.

［3］中华医学会外科学分会腹腔镜与内镜外科学组,中国研究型医院学会机器人与腹腔镜外科专业委员会.腹腔镜胃癌手术操作指南(2016版).中华消化外科杂志,2016,15(9):851.

［4］Hong J, Wang YP, Wang J, et al. A novel method of self-pulling and lattertransected reconstruction in totally laparoscopic total gastrectomy:feasibility and short-term safety. Surg Endosc, 2016, 10(8):1007.

［5］Japanese Gastric Cancer Association. Japanese gastric cancer treatment guidelines 2010 (ver.3). Gastric Cancer, 2011, 14:113.

5

腹腔镜结直肠手术

5.1 腹腔镜结直肠手术的发展历史和现况

1990 年,Jacobs 实施了世界首例腹腔镜结肠切除术,Dennis Fowler 于 1990 年 10 月在腹腔镜下应用切割吻合器完成了第一例乙状结肠切除术,美国 Patrick Leahy 于 1990 年 11 月用切割吻合器完成了第一例腹腔镜超低位 Dixon 术,Joseph Uddo 于 1991 年 7 月完成了第一例完全性腹腔镜右半结肠切除术,随后腹腔镜结直肠手术逐渐在临床广泛应用,但其推广和普及速度远远慢于腹腔镜胆囊切除术。腹腔镜结直肠手术推广乏力的主要原因之一是担心腹腔镜结直肠恶性肿瘤的手术和开放手术相比,会降低生存率和增加复发率。

对于结直肠恶性肿瘤是否采用腹腔镜手术,曾经存在严重的争议。以《NCCN 指南》为例,2005 年 V1 版不建议常规进行腹腔镜手术,2006 年 V2 版指南开始推荐在一定的条件下可进行腹腔镜手术。直到 COST 研究(Clinical outcomes of surgical therapy study group. NEJM, 2004, 350:2050-2059)、COLOR 研究(Colon cancer laparoscopic or open Res study group. Lancet Oncol, 2005,6:477-484)、CLASICC 研究(Conv. vs. Lap-Ass. surgery in colorectal cancer. J Clin Oncol, 2007, 25:3061-3068)结果的公开和发表,证明腹腔镜结肠癌手术完全可以达到与开腹手术同样的肿瘤学疗效,验证了腹腔镜结肠癌手术的安全性和有效性,奠定了腹腔镜技术在结肠癌手术中的地位。于是,2014 年 V2 版《NCCN 指南》对腹腔镜结肠癌手术进一步推荐。但腹腔镜在直肠癌手术中的价值还有待前瞻性随机研究的证实。

从手术技术层面看,恶性结直肠肿瘤为腹腔镜结直肠切除术比胆囊疾病、肥胖和胃食管反流等疾病的腹腔镜手术学习曲线要长。腹腔镜结直肠手术要求术者不仅有娴熟的腹腔镜操作技术,还需相当丰富的结直肠癌开腹手术经验。腹腔镜结直肠手术学习曲线的长短与外科医师的操作技术、解剖入路以及临床经验密切相关。

腹腔镜结直肠癌手术遵循与开腹手术同样的肿瘤根治原则,必须掌握肿瘤及周围组织的整块切除、肿瘤操作的非接触原则、足够的切缘和彻底的淋巴结清扫。由于腹腔镜结直肠手术操作的复杂性,目前全国开展的比例约为30%。兼具成熟腹腔镜操作技术和丰富结直肠开腹手术经验的专业医师,有利于缩短学习曲线,提高手术效果。

美国结直肠医师协会(ASCRS)推荐:施行腹腔镜结直肠恶性肿瘤手术前,须至少有20例腹腔镜结直肠良性疾病手术经验。对于良性结直肠疾病,腹腔镜手术面临的障碍有所不同。由于结肠憩室病或者炎性肠病过程中的炎症反应增加了手术解剖的难度,从手术技术上来说,结肠良性疾病实施腹腔镜手术更具有挑战性。但未来腹腔镜手术在治疗结直肠良性疾病中将逐渐占据更大比例。肠憩室病的腹腔镜切除术已有多项研究报道。腹腔镜和开放手术治疗肠憩室病对照研究的Meta分析显示,腹腔镜组并发症减少,住院时间缩短,但其中转开腹手术的比例较高。

5.2 腹腔镜结直肠手术的适应证与禁忌证

(1)手术适应证 结直肠恶性肿瘤腹腔镜手术的适应证分为根治性和姑息性两种。对于姑息性手术而言,可以不必考虑肿瘤淋巴结清扫是否完全及术后复发,患者受益于创伤小、恢复快等优点,现已普遍用于原发性结直肠癌有远处转移的姑息性手术治疗,如肠段切除术、肠造口术等。早期结直肠癌是腹腔镜结直肠癌根治术的手术适应证,但对进展期的结直肠癌切除能否达到根治,一方面取决于病变的恶性程度、病理分期、手术切除的彻底性、手术前后综合治疗等;另一方面,术中无瘤操作技术、术者手术操作熟练程度和经验是防止或降低肿瘤复发及腹壁种植转移的重要因素。

腹腔镜技术已成为结直肠良性病变治疗的"金标准"。结肠镜切除不安全或较困难的结直肠隆起型腺瘤样病变或无蒂腺瘤、家族性腺瘤性息肉病、炎性息肉,以及EMR、ESD术发现切除不彻底或疑有癌变者等均为其手术适应证。

(2)手术禁忌证 ①绝对禁忌证:和其他腹腔镜手术相同,包括出血性疾病、膈疝、不能耐受全身麻醉者等。②相对禁忌证:肿瘤病灶T4b、远处或腹腔内广泛转移、伴急性肠梗阻或穿孔引起腹膜炎等需要急诊手术治疗的结直肠癌。对于过度肥胖、曾有过结直肠手术史、腹腔广泛粘连者应谨慎选择。

5.3 腹腔镜结直肠手术的应用解剖

对于腹腔镜结直肠癌根治术而言,正确的手术层次和术中关键的解剖标志是保证手术成功的必要条件。一般要求合理的入路并维持正确的外科平面(筋膜间隙等),认识并利用解剖标志,仔细根部解剖走行在肠系膜中的血管并清扫淋巴,保护神经、输尿管等重要毗邻器官组织。我国腹腔镜手术著名专家李国新教授、池畔教授团队在结直肠外科应用解剖方面作出了卓越的贡献。

5.3.1 腹腔镜右半结肠切除术的应用解剖

腹腔镜右半结肠癌切除术习用的手术入路为中间-外侧入路,与传统开放手术不同。解剖和暴露肠系膜上静脉(SMV)是正确进入外科游离平面、彻底清除肠系膜上血管根部淋巴结及顺利完成右半结肠癌根治术的关键。

(1) Toldt 间隙　是位于结肠系膜和肾前筋膜之间充满疏松结缔组织的融合筋膜间隙。右侧 Toldt 间隙是右半结肠癌手术的外科平面,后方有肾前筋膜覆盖右侧输尿管和生殖血管,其向左与左侧 Toldt 间隙相通,向上在结肠肝曲附近水平分与胰前间隙相通,向下与直肠固有筋膜与骶前筋膜之间的直肠后间隙相延续。其内侧界为 SMV 主干;外侧界为右结肠旁沟腹膜反折;头侧界为十二指肠降段和水平段下缘,并与胰周间隙交通(注意手术时需"爬坡"进入胰头前间隙);尾侧界为小肠系膜根尾端、回盲部。

(2) SMV 外科干　是指回结肠静脉汇入点到胃结肠静脉干之间的 SMV。外科干的长度为 1.5～8.0 cm,平均 3.88 cm,其右侧有回结肠静脉、右结肠静脉、胃结肠静脉干等汇入。外科干是右半结肠癌 D3 根治术的解剖重点,是外科平面中线侧入路和右半结肠血管解剖的重要解剖学标志。SMV 是小肠和升结肠系膜的界线。术中于 SMV 和回结肠血管蒂相交处紧贴回结肠血管蒂下缘切开结肠系膜,即进入右侧结肠后间隙。

(3) 肠系膜上动脉(SMA)　是右半结肠、回肠末段、回盲部、升结肠、结肠肝区和部分右半横结肠的主要血供血管。SMA 的分支——回结肠动脉可绕行 SMV 前方或后方,临床上要注意解剖变异。中结肠动脉是 SMA 的第一个分支,但约 25% 的患者无中结肠动脉,由结肠右动脉分支供应;少数有 2 根中结肠动脉。右结肠动脉在中结肠动脉起点远端 1～2 cm 处起始于 SMA。

(4) 右侧 Toldt 线　是结肠系膜与腹壁间的一条"黄白交界线",切开右侧 Toldt 线即进入右侧 Toldt 间隙,是外侧入路手术的解剖标志。

(5) 横结肠后间隙　胰颈下缘、胰头和十二指肠降段前面是横结肠系膜根部右份附着的部位。于十二指肠水平段下缘前方切开结肠系膜,进入横结肠后间隙,向右可游离结肠肝曲。

(6) 网膜囊　于胰腺前下缘靠中央直接切开横结肠系膜,可从下向上跨过胰腺进入网膜囊;或沿胃大弯切断结扎胃网膜血管直至根部,可从头侧进入网膜囊。网膜囊可以作为切断游离横结肠系膜和胃结肠韧带的解剖标志。

腹腔镜右半结肠切除术中的关键平面和血管分别是右侧 Toldt 间隙和 SMV,胰腺是重要指引。维持在右侧 Toldt 间隙内解剖,始终保持肾前筋膜的完整性,是减少出血、避免损伤腹膜后器官的关键而有效的措施。

5.3.2 腹腔镜左半结肠切除术的应用解剖

腹腔镜左半结肠切除术在多数情况下采用从内及外、自下而上的解剖策略。左半结肠手术的外科平面是位于降结肠、结肠脾曲及其系膜与腹后壁之间的左侧 Toldt 间隙。左半结肠手术的外科平面包括横结肠后间隙、网膜囊以及左侧 Toldt 间隙。此外,应熟悉肠系膜下血管的解剖和走行,肠系膜下静脉与肠系膜下动脉不伴行,位于结肠系膜内肠系膜下动脉的左侧。

(1)左侧 Toldt 间隙 是游离降结肠、结肠脾曲及其系膜的"信封样"外科平面。前界为降结肠、结肠脾曲系膜,后界为左侧肾前筋膜,内侧界为降结肠系膜根部,外侧界为左侧 Toldt 线,头侧界为胰体尾下缘,经此与横结肠后间隙、胰后间隙交通,尾侧界为骶岬,并经此与直肠后间隙交通。

(2)骶岬 是腹盆腔最突出的骨性标志,是切开乙状结肠系膜根的最佳部位。于骶岬处切开乙状结肠系膜根部进入左侧 Toldt 间隙,分别向头、尾侧和左侧扩展。左侧肾前筋膜覆盖左侧输尿管和性腺血管,与对侧的肾前筋膜相延续,向尾侧越过骶岬与骶前筋膜相延续。

(3)十二指肠空肠襞 是空肠起始部和肠系膜下静脉定位的标志,也是中线侧入路法切开降结肠系膜的终点。

(4)左侧 Toldt 线 是外侧游离降结肠的解剖学标志,为自乙状结肠第一曲外侧与左侧腹壁之间的粘连带至膈结肠韧带的"黄白交界线"。切断膈结肠韧带,可从侧腹壁上松解游离结肠脾曲。

(5)横结肠后间隙 胰尾前下缘是横结肠系膜根左份的愈着部位。于此处切开结肠系膜,即进入横结肠后间隙左半部。横结肠系膜左份与胰腺融合范围小,注意避免损伤胰腺。采用钝性分离将横结肠系膜从胰尾上游离下来,向左直至结肠脾曲与侧腹壁的融合边界。

(6)网膜囊 此部位网膜囊为横结肠和胃之间的游离平面。切开胃结肠韧带,进入网膜囊后分离横结肠系膜,直至脾下极处,继续切断脾结肠韧带,将结肠脾曲完全游离。

腹腔镜左半结肠切除术中的关键平面和血管分别是左侧 Toldt 间隙、IMA 和 IMV。维持在左侧 Toldt 间隙内解剖、始终保持肾前筋膜的完整性是减少出血、避免输尿管和性腺血管损伤的关键。

5.3.3 腹腔镜直肠癌切除术的应用解剖学

全直肠系膜切除术(TME)已成为直肠癌治疗的标准术式,包括完全切除直肠周围系膜,尽可能保护盆腔自主神经。熟练开展 TME 腹腔镜手术,必须了解和熟悉直肠周围的筋膜间隙及相关解剖结构。

(1)直肠周围的筋膜间隙

1)直肠后方筋膜间隙:直肠后方自前向后包括 3 层筋膜:包绕直肠系膜的直肠筋膜、骶前筋膜以及与骶骨骨膜相愈着的梨状肌筋膜。直肠筋膜和梨状肌筋膜之间的间隙被骶前筋膜分隔为前面的直肠后间隙和后面的骶前间隙。于骶岬处可见肾前筋膜与骶前筋膜相延续。两侧腹下神经延续自上腹下丛,呈倒"V"形在输尿管内侧平行下降。骶前筋膜向前内侧游离,可见其后外侧的骶前间隙,其中有骶静脉丛。

2)直肠侧面结构(直肠侧韧带):将直肠向头侧和外侧牵引,可见直肠侧韧带将直肠系膜固定在骨盆侧壁。直肠侧韧带又称"直肠蒂",主要包含进出直肠侧壁的直肠中动脉、淋巴管和来自下腹下丛(盆丛)的神经纤维。盆内脏神经主要起自第 2～4 骶神经,其中来源于第 3 骶神经的分支最粗大。盆内脏神经穿过骶前间隙,呈现帐篷状外观(帐篷的底为盆丛,尖为盆内脏神经起始部）。盆内脏神经自骶神经发出后，在骶前筋膜后方向前外侧走行，然后转向中线侧，与同侧腹下神经汇合形成盆丛。

3）直肠前方筋膜间隙：Denonvilliers 筋膜位于直肠膀胱陷凹的腹膜反折尾侧、直肠和内生殖器之间。Denonvilliers 筋膜分为前后两叶：Denonvilliers 筋膜后叶覆盖直肠前面的脂肪并向后外侧与直肠筋膜相延续，直肠系膜后外侧部与直肠前脂肪相延续；后叶将直肠系膜前部与膀胱和前列腺分隔开来。Denonvilliers 前叶向后外侧与骶前筋膜相延续，向尾侧与前列腺尖部的直肠尿道肌相愈着。Denonvilliers 筋膜两叶之间的直肠前间隙与后外侧的直肠后间隙相交通，Denonvilliers 筋膜前叶前面的精囊后隙与骶前间隙相交通。

（2）直肠周围的神经分布和易损伤部位 盆内脏神经保留是 TME 的重要内容之一。在保证肿瘤学安全的前提下，应最大限度地减少直肠癌患者术后的排尿和性功能障碍，提高患者术后的生活质量。

1）腹下神经：呈倒"V"形由中线向两侧下行，约在 S3 水平由直肠系膜后面转向侧面，汇入盆丛。

2）盆内脏神经发自 S2～S4 骶神经前根，向前内侧走行，穿过骶前筋膜后形成盆丛。

3）盆丛：分为 4 个分支，直肠支为直肠侧韧带的主要构成部分；输尿管支为腹下神经的分支，与输尿管伴行；膀胱、前列腺分支均在直肠后间隙的后外侧分布；勃起神经为盆丛的最远侧分支，参与形成走行于 Denonvilliers 筋膜前叶内的神经血管束。

4）TME 术中 5 个易损伤位置：①肠系膜下动脉根部，腹主动脉丛与肠系膜下丛围绕肠系膜下动脉根部向下行走；②骶骨岬下方 1～2 cm 处，上腹下丛在此分为左、右腹下神经；③S3 椎体水平的直肠系膜后方，此处有肠系膜下丛至腹下神经的行程；④直肠旁沟皱褶，有左、右腹下神经通过；⑤精囊腺尾部，S2～S4 前支与腹下神经在此构成盆丛。

TME 手术中理想的外科平面后方是直肠后间隙，侧方是直肠侧韧带，前方是 Denonvilliers 筋膜两叶之间。在这一间隙内操作，既可满足肿瘤学根治要求，又能最大限度地避免损伤输尿管、盆内脏神经和骶前静脉等。

5.4　腹腔镜常见结直肠手术的关键步骤

5.4.1　腹腔镜右半结肠癌根治术（CME，D3）（详见视频 5.1）

（1）体位　患者取仰卧位，呈人字形，头高足低 15°～30°，手术台右高左低 30°。术者位于患者两腿之间，持镜手位于患者左侧尾端，助手位于患者左侧头端，器械护士位于患者右侧紧邻术者。

（2）放置套管　采用五孔法。脐下 1 cm 放置直径 10～12 mm 套管，充气后置入 30°腹腔镜作为观察孔，气腹压维持在 12～15 mmHg（1 mmHg = 0.133kPa）；其左下方锁骨中线处置入 12 mm 套管为术者主操作孔，左锁骨中线脐上 5 cm 以及左侧髂前上棘与脐连线中外 1/3 处分别置入 5 mm 套管为助手操作孔;右侧髂前上棘内侧水平锁骨中线处置入 5 mm 套管为副操作孔。根据肿瘤大小取上腹部正中切口作为标本取出口。

（3）手术步骤

1）探查腹腔:由远及近,必须探查记录肝、胃、小肠、肿瘤远端结肠、子宫及附件、盆底腹膜以及右半结肠的主要血管、淋巴结,最后是肿瘤病灶,了解其与邻近脏器的情况。若发现肿瘤可能无法在腹腔镜下切除,应果断转为开腹手术。

2）右半结肠内侧游离

▲切开回结肠血管蒂下缘系膜进入层面:先将小肠移至左上腹部,大网膜翻向上腹部肝胃之间,充分暴露术野。助手右手抓钳向右尾侧并腹侧牵拉回结肠血管蒂,使其被覆的结肠系膜张紧,主刀右手持超声刀切开回结肠血管蒂下缘的结肠系膜,进入右侧 Toldt 间隙。在此间隙间向头侧扩展至十二指肠水平段,向右扩展通过生殖血管至右侧 Toldt 线,向左扩展至肠系膜上静脉。注意保持右半结肠系膜及肾前筋膜光滑完整,避免损伤十二指肠、下腔静脉、右侧输尿管及生殖血管。

▲处理回结肠血管并清扫淋巴结:继续张紧回结肠血管蒂,紧贴肠系膜上静脉右侧用超声刀剪开前方系膜,解剖暴露回结肠动、静脉,于汇入肠系膜上静脉 0.5 ~ 1.0 cm 处夹闭及切断。脉络化回结肠动脉,清扫其根部淋巴结,于根部夹闭、切断。

▲爬坡进入胰头前间隙:回结肠血管蒂起源处通常位于十二指肠水平段前方,回结肠血管结扎完成后,继续向头侧在 Toldt 间隙中游离,尽量展开层面,向上可逐渐暴露十二指肠降段、胰腺钩突和胰头。李国新教授认为右结肠血管在结肠系膜后方更易发现,故可以按照后方指引前方的顺序,沿系膜后暴露的右结肠静脉向中线侧追寻定位胃结肠静脉干。胃结肠静脉干位于胰头前方,汇入肠系膜上静脉,其属支构成复杂,最常见的形式是"右结肠静脉 + 胃网膜右静脉 + 胰十二指肠上前静脉",沿胃结肠静脉行向右上 1 ~ 2 cm 可发现其属支汇合处,于此处离断右结肠静脉,注意保护胰十二指肠上前静脉。另外,以胰腺和肠系膜上静脉为解剖标志也可定位右结肠血管和胃结肠静脉干。

▲清扫 SMV 外科干淋巴结:以肠系膜上静脉为解剖标志,沿肠系膜上静脉向头侧追踪可帮助定位,于根部离断右结肠动脉。前方由尾侧向头侧继续清扫肠系膜上静脉右侧及表面,直至胰腺颈部下缘淋巴结。

▲处理结肠中动脉并清扫淋巴结:以胰颈及肠系膜上静脉为标志,于根部解剖结肠中动脉。标准右半结肠切除时,沿中结肠血管根部向肠侧游离至发出左、右分支,从根部离断结肠中动脉右支并清扫周围淋巴结。若行根治性扩大右半结肠切除时,应在根部离断结肠中动脉,并清扫周围淋巴结。处理结肠中血管后沿胰腺表面向两侧切开横结肠系膜,进入小网膜囊,暴露胃后壁。

▲处理胃网膜右动静脉:结肠肝区癌需清扫幽门下淋巴结。胃网膜右静脉多与右结肠静脉及胰十二指肠上前静脉汇成胃结肠静脉干,分离结肠系膜与胃系膜之间的融合间隙后,暴露并根部离断胃网膜右静脉。由胰头下缘过渡到胰头表面,向右前方小心解剖胃网膜右动脉并向近心端游离,于幽门下方胃十二指肠动脉起源处离断,同时清扫周围淋巴结。

3）右半结肠外侧游离：以回盲部为标志，寻找小肠系膜根部在右髂窝内附着处。向左上腹牵拉阑尾和盲肠，切开右 Toldt 线直至结肠肝区，与右 Toldt 间隙贯通，注意勿过深损伤输尿管和生殖血管。

4）结肠肝曲游离：若行标准右半结肠根治性切除术，则于胃大弯侧中点血管弓外无血管区剪开胃结肠韧带，进入小网膜囊。向右侧继续切断胃结肠韧带，于横结肠中段处剪开横结肠系膜。此时向下翻转横结肠，可见横结肠后间隙和前面解剖的右结肠后间隙在胰腺前方处贯通。继续向右侧直至离断肝结肠韧带，与外侧入路会师。若行扩大右半结肠根治性切除术，则在胃大弯中点血管弓内处理胃网膜血管分支，紧贴胃大弯的无血管区剪开胃结肠韧带，进入小网膜囊。

5）标本取出及肠切除吻合：取上腹部正中长约 5 cm 切口。用保护套保护腹壁切口全层，取出已游离拟切除的标本。预定切除线位于横结肠中段或横结肠距肿瘤 10 cm 以上肠段和回肠末端 10 cm 处。切断肠管后，根据术者习惯行肠管端侧或侧侧吻合。检查无活动性出血，肠管血运良好，将吻合部位肠管回纳腹腔。

6）检查术野，放置引流：关闭辅助切口后再次建立气腹，理顺肠管，防止扭曲、内疝等，将吻合部位置于腹后壁创面上。冲洗腹腔，检查术野有无活动性出血，于肝肾隐窝放置引流管。

5.4.2　腹腔镜低位直肠癌根治术（LAR，TME）（详见视频 5.2）

（1）体位　留置导尿，全身麻醉下取头低脚高向右倾斜的改良截石位，小肠可自然从盆腔回复腹腔。女性患者悬吊子宫，显露直肠前壁。

（2）放置套管　采用五孔法。在脐上缘放置一根直径 12 mm 套管，充气后置入腹腔镜作为观察孔，气腹压维持在 12～15 mmHg。腹腔镜直视下右下腹（平右髂前上棘内 2 横指）放置一根直径 12 mm 套管作为主操作孔。在右锁骨中线平脐点放置一根直径 5 mm 套管作为辅助操作孔，距观察孔 6～8 cm；在左髂前上棘与脐连线中点和左锁骨中线平脐点各放置入一根直径 5 mm 套管作为辅助操作孔。

（3）手术步骤

1）探查腹腔：由远及近，必须探查记录肝、胃、小肠、肿瘤近端结肠、子宫及附件、盆底腹膜、网膜，最后是肿瘤病灶，了解其与邻近脏器的情况。若发现肿瘤可能无法在腹腔镜下切除，应转为开腹手术。

2）左 Toldt 间隙的分离与肠系膜下动脉根部（IMA）的切断：骶岬前切开后腹膜，进入 Toldt 间隙。仔细分离该间隙，避免损伤肠系膜下神经丛、左输尿管与左生殖血管，从中央向外侧分离达左结肠旁沟，从下向上达 IMA，距肠系膜下神经丛 0.5 cm 处切断 IMA（或者清扫 IMA 根部后保留左结肠动脉，于根部切断直肠上动脉）

3）继续分离左 Toldt 间隙：为了降低系膜张力和便于乙状结肠系膜剪裁，继续向脾区方向分离左 Toldt 间隙，内达十二指肠空肠曲，显露肠系膜下静脉（IMV），上近胰腺下缘，外达左结肠旁沟。

4）IMV 切断和淋巴清扫：主刀的左手钳抓紧已切断的 IMA 根部，助手的两把钳子抓住左结肠系膜,使其形成三角提拉。沿 IMV 外侧切开系膜,在胰腺下缘汇入脾静脉处离断 IMV,内侧切开后腹膜,清扫 IMV 周围淋巴结。

5)骶前隧道式分离:在骶岬下方找到直肠后间隙,以中线为中心,沿直肠系膜表面类似"削苹果"向两侧直肠旁沟方向锐性分离。在接近两侧直肠旁沟皱褶时应先找到腹下神经,将两侧直肠旁沟皱褶分离似帐篷样薄膜结构,再逐步切开至腹膜反折汇合处。如在未找到腹下神经之前即盲目切开直肠旁沟腹膜,则偏内易进入直肠系膜内,偏外易损伤神经。

6)切开直肠骶骨韧带:当分离达腹膜反折下对应的直肠后间隙时,疏松间隙突然消失,用超声刀推动有阻力,界线不清,即是直肠骶骨韧带。

7)直肠侧方间隙分离:当直肠侧方的 Holy 界面不易掌握,不要盲目切割分离,偏内易进入直肠系膜内,偏外损伤盆丛。建议先游离直肠前间隙,待直肠前、后间隙会师时再切断直肠侧韧带。有经验的术者可让助手用抓钳抓紧腹膜反折上约 5 cm 处的直肠拉向头侧,主刀与助手再各持一抓钳分别在直肠侧壁与盆壁之间向相反方向推挡形成对抗牵引,可清晰显示透亮灰白色的 Holy 界面。当两侧精囊腺尾部及腹下神经均已显露,并始终以两侧腹下神经对准精囊腺尾部为虚拟切开界面,由下向上切割。分离达精囊腺尾部时应及时弧形向内转,避免在其尾部外侧损伤血管和神经束。

8)直肠前间隙分离:在腹膜反折线前上 1.0 cm 处弧形切开腹膜,进入疏松间隙,继续分离,可见灰白光滑的 Denovilliers 筋膜。沿 Denovilliers 筋膜表面从中央向两侧分离,显露两侧精囊腺(女性患者为阴道后壁),继续向远端分离。

9)直肠末端系膜分离:当直肠前间隙分离达前列腺上缘时(即两侧精囊腺完全显露后的下水平线)应横断 Denovilliers 筋膜,否则继续向下分离易导致出血。在该筋膜下间隙向远端分离,可使直肠末端延长 1~2 cm,达到肛提肌裂孔上缘,这对超低位直肠前切除尤其重要。直肠后方及两侧一定要分离到肛提肌裂孔边缘,其标志为可见唇状包绕直肠的耻骨直肠肌。

10)直肠切断与吻合:裸化直肠后腔内切割闭合。闭合前常规阻断冲洗远端直肠,下腹做切口取出标本。关闭辅助切口后再次建立气腹,腹腔镜下行直肠吻合重建。击发吻合器之前要检查近端肠管是否扭转。吻合之后做充气实验检查有无漏气。如吻合不满意或者有缺陷,应行肠造口。

11)检查术野、放置引流

理顺肠管,防止扭曲、内疝等。冲洗腹腔,检查术野有无活动性出血,于吻合口附近放置引流管。

(项建斌　周易明)

参 考 文 献

[1] 李国新,丁自海,张策,等.腹腔镜下左半结肠切除术相关筋膜平面的解剖观察.中国临床解剖学杂志,2006,24(3):298-301.

[2] 池畔,李国新,杜晓辉.腹腔镜结直肠肿瘤手术学.北京:人民卫生出版社,2013.

［3］ Açar Hİ, Cömert A, Avşar A, et al. Dynamic article: surgical anatomical planes for complete mesocolic excision and applied vascular anatomy of the right colon. Dis Colon Rectum, 2014, 57(10): 1169-1175.

［4］ Bonnet S, Abid B, Wind P, et al. Anatomical basis of laparoscopic medial-to-lateral mobilization of the descending colon. Clin Anat, 2013, 26(3): 377-85.

［5］ Niculescu MC, Niculescu V. Correlations between the colic branches of the mesenteric arteries and the vascular territories of the colon. Rom J Mor Emb, 2005, 46(3): 193-197.

［6］ Shatari T, Fujita M. Vascular anatomy for right colon lymphadenectomy. Surg Radiol Anat, 2003, 25(2): 86-88.

［7］ Zhang C, Ding ZH, Li GX, et al. Perirectal fascia and spaces: annular distribution pattern around the mesorectum. Dis Colon Rectum, 2010, 53(9): 1315-1322.

6

腔镜下乳腺与甲状腺手术

6.1 腔镜乳腺手术

6.1.1 腔镜乳腺手术的发展历史和现况

乳腺是女性重要的第二性征器官,不仅具有哺乳功能,而且是女性形体美的重要象征之一。乳腺疾病常须手术治疗,常规乳腺手术是在乳腺表面做切口。特别是对于乳腺癌患者,常规施行的乳腺癌改良根治术会造成患侧乳房的缺失,并在胸壁留有较长的手术瘢痕,严重影响患者的女性形体美观,且造成严重的心理伤害。随着腔镜微创技术在外科领域的迅速发展,腔镜技术在乳腺外科也逐步得到了应用。腔镜乳腺手术改善了传统手术的不足,在治疗乳腺疾病的同时,兼顾了微创和美容的效果,减少了手术对患者造成的生理和心理伤害。

腔镜手术最早应用于腹腔内脏器的手术,腹腔为自然腔隙,便于腔镜的手术操作,而乳腺为实质性器官,腔镜乳腺手术相对起步较晚。腔镜乳腺手术最早应用于乳房整形美容手术。1992 年,Kompatscher 首先报道用腔镜技术将隆乳术后乳房内挛缩假体取出。1993 年,Suzanme 等首次报道采用腔镜技术结合吸脂术为乳腺癌患者成功施行了腋窝淋巴结清扫术,随后多个医疗中心的临床研究发现,采用吸脂术加腔镜技术进行腋窝淋巴结清扫术是安全可行的,且并发症少。1995 年,Friedlander 等报道了将腔镜技术用于乳腺手术的实验研究,采用腔镜在猪及尸体上进行实验性手术,包括乳腺腺体切除、腋窝淋巴结切除以及采用腹直肌进行乳房重建等,提出腔镜技术应用于乳腺外科手术是可行的。以后相继有了对乳腺癌患者经乳晕入路行腔镜下乳房部分切除术、经腋窝入路行腔镜乳腺良性肿瘤的切除术、乳腺癌患者经腋窝入路行腔镜乳腺部分切除术和腔镜辅助乳腺癌根治性切除术等报道。2000 年,Ogawa 等首次报道了乳腺癌的腔镜内乳淋巴结清扫术,为评价乳腺癌内乳淋巴结转移与否提供了微创、有效的方法。2005 年,Langer 首次报道了乳腺癌腔镜腋窝淋巴结清扫的长期随访结果,和常规开放手术相比较,腔镜腋窝淋巴结清扫术并没有增加腋窝的局部复发率。随后的进一步研究证实,腔镜腋窝淋巴结清扫术的术后症状、引流量及切除的淋巴结数量与质量等指标与开放性手术相比较无统计学差异,也未增加局部复发及远处转移的风险,而术后患侧上肢水肿、功能障碍等并发症则明显减少。腔镜乳腺手术最早始于乳房整形手术,逐渐应用于包括乳腺肿瘤整形手术在内的各种乳房整形手术中。日本学者陆续报道了腔镜辅助乳腺癌保乳手术加一期乳房重建术、乳腺癌腔镜皮下腺体全切加假体植入乳房再造等手术。短期随访结果显示,术后并发症、局部复发率及远处转移发生率等与开放性手术相比较无明显差异,而患者对手术的满意度明显优于开放性手术。

国内 1997 年郑民华首先报道了腔镜乳腺癌腋窝淋巴结清扫术,2003 年骆成玉等先后报道了用腔镜行乳腺良性肿瘤切除术、腔镜辅助乳腺癌保乳手术和腔镜腋窝淋巴结清扫术等。姜军等自 2003 年开始进行腔镜乳腺手术的动物实验,2004 年起进行临床探索,针对乳腺腔镜手术的技术特点、安全性评价和探索新的手术方式等方面开展了一系列的研究,取得了明显的成果。为规范腔镜乳腺手术的相关技术操作,促进该技术的发展,中华医学会外科学分会内分泌外科学组于 2008 年制定了 2008 年版《治疗乳腺疾病腔镜手术技术操作指南》。随着腔镜技术的不断发展,腔镜乳腺手术不断完善和改进,逐渐趋向成熟。2016 年对 2008 年版进行了修订,发布了 2016 年版《乳腺疾病腔镜手术技术操作指南》。腔镜技术已经逐步应用于乳腺外科几乎所有手术,包括腔镜腋窝淋巴结清扫术、腔镜乳房皮下腺体切除术、腔镜下前哨淋巴结活检术、胸腔镜内乳淋巴链切除术、腔镜辅助小切口乳腺癌改良根治术、腔镜下保留乳房的乳腺癌局部扩大切除术和腔镜辅助自体组织乳房重建术等。作为一种新的外科手术技术,虽然在国内已有一些大中型医院开展了此类手术,但尚不够广泛普及。

6.1.2　腔镜乳腺手术的适应证

腔镜技术能应用于乳腺外科的大部分手术,每种手术方式具有各自的适应证。在中华医学会外科学分会内分泌外科学组制定的 2016 年版《乳腺疾病腔镜手术技术操作指南》中,对常用的腔镜乳腺手术式的适应证作了如下规定。

(1) 腔镜辅助小切口乳腺癌改良根治术的适应证　乳房松弛下垂不明显,同时符合以下条件之一者:①有保留乳房(简称"保乳")指征的乳腺癌患者不能接受保乳手术者;②临床Ⅱa期乳腺癌,无明显皮肤和深部浸润;③保留乳头和乳晕复合体要求肿瘤边缘至乳晕边缘距离≥2 cm,且术前超声或X线证实乳头、乳晕部无癌浸润征象;④腋窝淋巴结无明显肿大、融合及与腋静脉无明显粘连。

(2) 腔镜乳房皮下腺体切除术的适应证　①较早期乳腺癌,肿瘤未侵及乳头、乳晕及皮下组织,但患者不接受保乳手术者或因多中心病灶不宜接受保乳手术者;②较大范围的导管原位癌须行全乳切除术者;③因乳腺癌易感基因阳性或高危乳腺癌家族史者有乳腺癌前期病变需行预防性乳房切除者;④导管内乳头状瘤病有非典型增生者;⑤乳腺增生病有较大范围小钙化且活检证实有非典型增生者;⑥重度男性乳房发育症。

(3) 腔镜腋窝淋巴结清扫术的适应证　乳腺癌患者具备常规手术腋窝淋巴结清扫术指征,且同时具备下列条件者适合行腔镜腋窝淋巴结清扫术:①无腋窝手术史;②临床检查、超声和X线检查腋窝淋巴结分期≤N2;③肿大的淋巴结与腋窝血管、神经无明显粘连者。

（4）胸腔镜内乳淋巴链切除术的适应证　①内乳区淋巴结转移可能性较大或已有证据表明内乳淋巴结肿大的可手术乳腺癌患者;②术前核素显像或前哨淋巴结探测显示内乳区有核素浓集。

不能耐受单肺通气者或有胸膜粘连者为胸腔镜内乳淋巴链切除术的手术禁忌证。

6.1.3　腔镜乳腺手术的应用解剖基础

常用的腔镜乳腺手术主要涉及乳腺、腋窝和内乳区的解剖,特别是腋窝空间小,血管、神经及脂肪淋巴组织多,解剖层次复杂,且乳腺和腋窝均为实质性器官或组织,不存在自然的腔隙供腔镜操作。故实施腔镜手术需人为创建操作空间,熟悉这些部位的应用解剖,是开展腔镜乳腺手术的基础。

（1）乳腺的应用解剖　女性乳房位于胸前壁,上起第 2 ~ 3 肋,下至第 6 ~ 7 肋,内达胸骨旁,外至腋中线。有 95% 的女性乳房外上方有一狭长的乳腺组织向腋窝方向延伸,称为乳房尾部。乳腺位于浅筋膜深层和浅层之间。浅筋膜浅层为富含脂肪的结缔组织,位于皮肤真皮层的深面。浅筋膜深层以疏松结缔组织附着于胸大肌筋膜浅面,称为乳房后间隙。浅筋膜深入乳腺组织内,一端连接于胸大肌筋膜,另一端附着于皮肤,称为乳房悬韧带(Cooper 韧带)。腔镜乳腺皮下腺体切除术,就是在乳房的皮下浅筋膜浅层与乳房后间隙进行分离,在乳房皮下与乳房后间隙注入溶脂液并充分吸脂后,腺体浅面可见 Cooper 韧带与腺体和皮肤相连,乳房后间隙有 Cooper 韧带与腺体和胸大肌筋膜相连(图 6-1)。

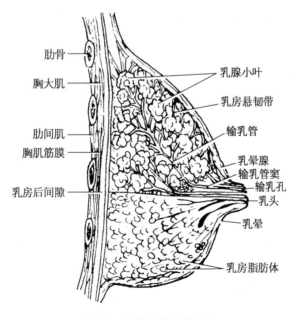

图 6-1　女性乳房矢状断面

乳房有丰富的动脉血供,主要包括胸廓内动脉分支、肋间后动脉穿支和腋动脉分支。胸廓内动脉的肋间穿支伴随肋间神经前皮支从相应肋间穿出,其中第 2 ~ 4 支较粗大,并发出乳房支,分布于乳房内侧。乳房上部及外侧的动脉血供主要来自腋动脉分支,其中包括胸肩峰动脉、胸外侧动脉及胸背动脉的乳房支。腔镜乳腺切除术中,如遇较大的血管,特别是在离断乳房内侧腺体边缘时,尤其是第2肋间常有较粗大的胸廓内动脉的肋间穿支,手术时应采用超声刀多点凝闭止血。

(2)腋窝的应用解剖 腔镜腋窝淋巴结清扫术的范围与常规开放手术相同。腋窝的外侧界为胸大肌与三角肌交界处和背阔肌与肱三头肌交界处两点间的连线。此连线处常有一皮肤皱襞,称为腋窝外侧皱襞,是腋窝与上臂的交界。行腋窝淋巴结清扫术时应以腋窝外侧皱襞为界,如超过此界线分离至上臂内侧,将可能影响上肢淋巴回流,引起上肢水肿。

乳腺癌外科手术时腋窝上界为腋静脉,应以此为标志清扫腋静脉以下的淋巴脂肪组织。上肢回流的主要淋巴管是围绕腋静脉走行,打开并剥离腋静脉鞘可能损伤这些重要的淋巴管。腋窝淋巴结清扫术时应在腋静脉鞘以外操作为宜,以免引起术后上肢淋巴水肿等并发症。

淋巴结清扫术时腋窝的后壁为背阔肌,腋窝的底部标志是背阔肌与前锯肌交汇处,腋窝淋巴结清扫术时需要切除腋窝底部以上的淋巴脂肪组织。

有重要的血管及神经在腋窝内走行,腋窝淋巴结清扫术时应加以保护。胸外侧动脉发自腋动脉,沿胸小肌外缘向下走行至前侧胸壁,并发出分支至乳房及胸肌。胸长神经沿腋中线后方侧胸壁表面的疏松结缔组织下行进入并支配前锯肌。在腋静脉中段后方有发自腋动脉的肩胛下动脉,其分支为转向外后的旋肩胛动脉和沿背阔肌表面下行的胸背动脉,后者与胸背神经伴行进入背阔肌。肋间臂神经起源于第2肋间神经外侧皮支,从胸小肌外侧缘后方第2肋间穿出肋间肌和前锯肌,有时还有第1或第3肋间神经外侧皮支加入,向外侧行走,在胸背血管、神经浅面横向穿过腋窝,于背阔肌上部前缘、腋静脉下方进入上臂内侧,分布至上臂尺侧及背侧皮肤。

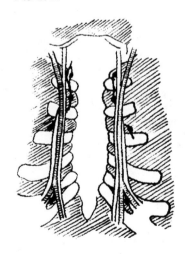

图 6-2 胸骨旁淋巴结(后面观)

胸前外侧神经从臂丛外侧束发出,在胸小肌上缘穿喙锁胸筋膜之后,与发自腋动脉的胸肩峰动脉的胸肌支伴行,进入并支配胸大肌锁骨部。胸前内侧神经从内侧束发出,在胸前外侧神经的下方从胸小肌穿出进入胸大肌,支配胸小肌及胸大肌。在清扫胸肌间淋巴结时应注意保护上述神经和血管,以免造成损伤而引起胸肌萎缩。

(3)内乳区的应用解剖 内乳淋巴结位于胸骨两旁,又称胸骨旁淋巴结。内乳淋巴结分布于胸骨侧缘外侧约 3 cm、第 1~6 肋间隙范围内,左、右两侧内乳淋巴结的输出淋巴管各汇集成一条纵行的胸骨旁淋巴管,伴胸廓内血管上行,左侧者注入胸导管,右侧者注入右淋巴导管。胸腔内面胸廓内动、静脉表面仅覆盖壁层胸膜,在腔镜下可被清晰辨认(图 6-2)。

6.1.4 腔镜乳腺手术的关键步骤

(1)吸脂技术 乳腺及腋窝无自然腔隙,腔镜乳腺手术需人为创建操作空间。人工建腔需要专用的吸脂设备及溶脂剂,并掌握吸脂技术。

1)吸脂设备 包括负压吸引装置,可用中心负压或电动负压吸引器,负压设在 1.5 ~ 6 mmHg 为宜,以及带侧孔的吸脂器(可用相同型号的刮宫器代替)。

2)溶脂剂的配制:灭菌蒸馏水 250 ml + 注射用生理盐水 250 ml + 2% 利多卡因 20 ml + 0.1% 肾上腺素 0.5 ml,配成溶脂剂。

3)吸脂技术:先要将溶脂剂均匀注射在手术部位皮下脂肪层内或乳房后间隙。注射剂量根据手术野的大小决定。一般腋窝需溶脂剂 200 ~ 400 ml,单侧乳房需 300 ~ 600 ml。注射溶脂剂后间隔 10 ~ 20 分钟开始吸脂操作,溶脂时间不足或过长均不利于充分抽吸脂肪。吸脂的负压控制在 1.5 ~ 6 mmHg,皮下吸脂时要注意避免吸引头侧孔直接朝向皮肤用力吸刮,乳房后间隙吸脂时吸引头侧孔朝向侧方,腋窝吸脂时要避免在腋静脉附近操作。吸脂完成后,在腔镜下检查手术野,如发现吸脂不够充分可重复吸脂操作,直至达到形成满意的操作空间。

目前在乳腺外科已经开展比较成熟的腔镜乳腺手术有:腔镜腋窝淋巴结清扫术、腔镜乳房皮下腺体切除术、腔镜辅助小切口乳腺癌改良根治术和胸腔镜内乳淋巴结切除术。下面分别介绍这些手术的关键步骤。

(2)腔镜腋窝淋巴结清扫术

1)麻醉和体位:采用气管插管全身麻醉。患者取仰卧位,患侧上肢外展约 90°,肘部屈曲约 90°,将前臂悬吊固定于头架上。调整手术床,使手术侧抬高 15°。术者站在患者患侧,第 1 助手站在术者旁,第 2 助手站在对侧。

2)建立腋窝手术操作空间:将溶脂剂 200 ~ 400 ml 多点、分层次注射到腋窝脂肪组织内,注射到腋顶部时应注意避免将溶脂剂注入血管内。溶脂 10 ~ 20 分钟后,在腋窝下方腋中线乳头水平上方做一小切口,将顶端圆钝、带侧孔的金属吸引管插入腋窝脂肪层中抽吸脂肪。

3)放置套管:从吸脂切口插入直径 10 mm 穿刺套管,置入腔镜,充入 CO_2 气体,气腔压力控制在 8 mmHg 左右。观察吸脂效果,对不满意的区域再补充吸脂。在腋窝上部胸大肌外侧缘和背阔肌前缘各做 5 mm 的切口,分别置入直径 5 mm 穿刺套管作为操作孔。在腔镜下,吸脂后的腋腔内主要为纤维结缔组织、淋巴管、淋巴结、神经、血管和少量脂肪组织。

4)手术步骤:从腋窝腔隙中央向腋顶部分离。起源于第 2 肋间的肋间臂神经横向走行于腋腔内,应注意保护与保留。离断腋窝内的纤维结缔组织,暴露腋静脉,沿腋静脉下方用超声刀离断腋静脉的细小属支和淋巴管分支,清除腋静脉下方的淋巴结及脂肪组织。然后向两侧、向下分离,暴露胸背神经、血管和胸长神经,清扫其周围的淋巴结及脂肪组织。随后向内侧清除胸小肌后方腋静脉下方的淋巴结。再转向内上,进入胸大肌、胸小肌间隙,清扫胸肌间淋巴结。此时应注意保留胸前内侧神经和胸前外侧神经。

5)取出标本:将切除的标本直接经 10 mm 穿刺套管切口取出,并送病理学检查。

6)冲洗和引流:用温热灭菌蒸馏水冲洗手术创面,仔细检查术野有无活动性出血。在腋窝放置硅胶引流管 1 根,经背阔肌前缘的切口引出并固定,接负压引流。

(3)腔镜乳房皮下腺体切除术

1)麻醉和体位:采用气管插管全身麻醉。患者取仰卧位,患侧上肢外展约 90°,肘部屈曲约 90°,将前臂悬吊固定于头架上。调整手术床,使手术侧抬高 15°。

2）建立腋窝手术操作空间:先用记号笔标记乳房的边界。在腋窝、乳房外侧边缘平乳头水平及乳房外下方分别取 0.5 cm 的切口,切口距乳房边缘约 2 cm。用粗长穿刺针在乳房皮下及乳房后间隙均匀注入溶脂剂 300 ~ 600 ml。良性疾病者可适当按摩乳房,使溶脂剂均匀分布。溶脂 10 ~ 20 分钟后,经乳房边缘外侧切口,插入带侧孔的金属吸引管,在乳房皮下及乳房后间隙充分吸脂。皮下吸脂时应避免吸引头侧孔直接朝向皮肤,乳房后间隙吸脂时吸引头侧孔应朝向侧方或腺体方向。吸脂后插入腔镜观察吸脂效果,如不满意可重复吸脂。

3）手术步骤:从上述切口分别插入穿刺套管、置入腔镜及操作器械,充入 CO_2,充气压力控制在 8 ~ 10 mmHg。先将腔镜置入皮下间隙,在腔镜监视下用电凝钩或超声刀分别离断皮肤与腺体相连的 Cooper 韧带以及乳头后方与腺体相连的乳管和腺体。然后将腔镜插入乳房后间隙,离断腺体后方与胸大肌筋膜间的 Cooper 韧带,再依次离断腺体边缘与周围筋膜的附着组织,完整切除腺体。术中如遇较大的血管时,特别是第 2 肋间常有较粗大的胸廓内动脉的肋间穿支,应采用超声刀妥善止血。

4）取出标本:适当延长腋窝或乳房边缘外侧切口,将切除的乳腺组织完整取出。对于良性疾病患者,为尽量缩短延长切口的长度,可将切除的腺体剪成条状取出。对于乳腺癌患者,应在病变表面及乳头后方切取组织送冷冻病理学检查。如提示有肿瘤残留,则应改行常规开放式乳腺癌根治性手术。

5）冲洗和引流:用生理盐水(对于乳腺癌患者,用温热灭菌蒸馏水)反复冲洗手术创面,术野彻底止血。在乳房残腔内放置硅胶引流管 1 根,经乳房外下方的切口引出并固定,接负压引流。

（4）腔镜辅助小切口乳腺癌改良根治术

1）麻醉和体位:采用气管插管全身麻醉。患者取仰卧位,患侧肩背部垫高,上肢外展约 90°,调整手术床稍向对侧倾斜,便于腔镜操作。

2）切口选择:取以肿瘤为中心的横向梭形皮肤切口。如术前超声或 X 线检查证实肿瘤位于乳腺组织内无皮下浸润时,切口距肿瘤边缘 1 cm,切口不需向两侧扩大。如肿瘤位于乳房中央区或距离乳晕 < 2 cm,则切除乳头乳晕复合体。肿瘤位于内侧,则附加腋窝下皱襞皮纹切口或行腔镜腋窝淋巴结清扫术。

3）手术步骤:切开皮肤,先用电刀分离皮瓣,如果难以直视下手术则用腔镜辅助操作,采用拉钩外牵引法建立操作空间。用电刀或超声刀等继续分离,皮瓣游离范围与常规乳腺癌改良根治术相同,至乳房边缘时稍增厚。从近切口处乳房边缘切开,将乳腺连同胸肌筋膜翻起,逐步离断乳房边缘及后间隙,直至完全游离乳腺组织。由于小切口的限制,可先将乳腺组织和胸肌筋膜整块切除移出术野,为腋窝淋巴结清扫提供充分的空间。

然后进行腋窝淋巴结清扫,乳腺取出后腔镜和手术器械可直接进入腋窝操作。如果乳房切口距离腋窝较远时,可在腋窝下方附加小切口,协助腋窝解剖分离,完成腋窝Ⅰ、Ⅱ组淋巴结清扫。另一种方法是将吸脂法腔镜腋窝淋巴结清扫术与腔镜辅助小切口乳腺切除术相结合,即先完成腔镜腋窝淋巴结清扫术,再行乳房切除,同样能达到乳腺癌改良根治术的目的。

4）标本术中检查：术中取距离肿瘤最近两侧梭形皮肤切缘和乳头后方乳腺组织送冷冻病理学检查，确保无肿瘤残留，并在切除标本乳头下方的腺体处缝线标记，术后行病理学检查。

5）冲洗和引流：用温热灭菌蒸馏水反复冲洗手术创面，仔细检查术野，确认无活动性出血。在腋窝放置引流管，接负压引流。缝合皮肤切口，加压包扎。

（5）胸腔镜内乳淋巴链切除术

1）麻醉和体位：采用双腔气管插管全身麻醉。呼吸模式调整为单肺通气模式，使患侧肺萎陷。患者取仰卧位，患侧上肢外展约 90°，肘部屈曲，将前臂悬吊固定于头架上。调整手术床，使手术侧抬高 15°。

2）手术入路：在完成乳腺癌改良根治术并用温热灭菌蒸馏水冲洗手术创面后，经原手术切口内，在腋中线近腋前线第 2、4、6 肋间置入穿刺套管。保乳手术者可经皮肤小切口置入穿刺套管。

3）手术步骤：经穿刺套管插入腔镜及操作器械，先探查胸腔，观察有无胸腔积液、胸膜腔粘连或肿瘤种植转移等。然后向胸骨方向找到胸廓内血管，在靠近其起始部侧下方剪开胸膜，分离胸廓内血管，在其根部缝扎或上血管夹后离断。用同法在第 4~5 肋间水平离断胸廓内血管的远端，沿胸廓内血管两侧各 1.0~1.5 cm 处纵行剪开壁层胸膜，自胸壁游离胸廓内血管两侧的淋巴结和脂肪组织，并将其与胸廓内血管一起完整切除，胸廓内血管肋间分支应可靠止血。

4）取出标本：将切除的标本置入标本袋经穿刺套管切口取出，并送病理学检查。

5）冲洗和引流：用灭菌蒸馏水冲洗胸腔，仔细检查术野有无活动性出血。经下方的穿刺套管切口放置胸腔闭式引流管。恢复术侧肺通气，肺膨胀后缝合各穿刺孔切口。

6.1.5　腔镜乳腺手术的并发症

腔镜乳腺手术既有腔镜技术特有的并发症，如皮下气肿和高碳酸血症等，也会发生与开放手术相同的并发症，如出血，皮瓣和乳头、乳晕坏死，神经损伤以及上肢水肿等。

（1）皮下气肿　当采用 CO_2 充气方式建立操作空间进行腔镜乳腺手术时，气腔需维持一定的压力。如果气腔压力过大，可能造成手术区以外的皮下气肿，严重时皮下气肿可发展到颈部甚至发生纵隔气肿。手术时间越长，皮下组织较疏松者越容易发生皮下气肿。一般 CO_2 充气压力控制在 8~10 mmHg 是安全的；术中应随时注意充气压力，以免气腔压力过高。

（2）高碳酸血症　腔镜乳腺手术中在开放的组织长时间保持一定压力的 CO_2 充气，可导致经创面吸收的 CO_2 增多，有可能发生高碳酸血症和酸中毒。气腔压力越高、手术创面越大或手术时间越长，发生高碳酸血症和酸中毒的可能性就越大。腔镜乳腺手术应选择无严重心肺疾病、心肺功能正常者。良好的正压通气可保证体内过多的 CO_2 排出；同时术中应常规监测，保持动脉血氧分压（PaO_2）及二氧化碳分压（$PaCO_2$）等血气指标在正常范围，可避免发生高碳酸血症。

（3）出血　腔镜乳腺手术是在较狭小空间中操作，稍有不慎即可误伤血管，导致大出血；解剖层次不清，剥离较深，如剥离胸肌筋膜过深、损伤肌肉以及术中止血不彻底等均可引起术中出血。术后出血也多由于术中止血不彻底，或术中止血不完善，较大的血管电凝止血暂时封闭，术后止血的焦痂脱落引起出血。术中应认真规范仔细操作、解剖层次清晰、避免粗暴撕扯等是防止术中出血的关键；离断较大的血管应采用超声刀多点凝闭止血；术毕仔细检查整个手术野，认真止血。术中如损伤腋静脉等大血管导致严重出血时应立即中转开放性手术止血。术后保持负压引流通畅，注意观察引流量。如日出血量超过400 ml，应果断手术止血。可从原切口插入腔镜，反复冲洗积血，找到出血点并妥善止血。

（4）皮瓣和乳头、乳晕坏死　用悬吊法建立操作空间时拉钩过度牵拉皮瓣、皮瓣分离过薄或电凝、超声刀热损伤等均可导致皮瓣和乳头、乳晕坏死。术中要注意保护真皮下毛细血管网，避免过度牵拉皮瓣，游离皮瓣时不宜过薄，避免在同一部位电凝操作时间过长；离断乳头下乳管时应避免用超声刀长时间操作，以免导致局部细小血管的热损伤。

（5）神经损伤　腋窝空间狭小，结构层次较复杂，有胸背神经、胸长神经、胸前神经及肋间臂神经等走行于腋窝。若对其解剖不熟悉，腔镜手术时就有可能造成这些神经损伤。

（6）上肢水肿　腋窝淋巴结清扫术后，上肢的淋巴及静脉回流障碍可导致上肢水肿。腋窝清扫范围要适当，外侧应以腋窝外侧皱襞为界，上方以腋静脉为界，在腋静脉鞘以外操作，在其前下方离断腋静脉的小属支，以免引起腋静脉周围的淋巴管及头静脉损伤而导致术后上肢水肿。

（王红鹰）

参 考 文 献

［1］中华医学会外科学分会内分泌外科学组.治疗乳腺疾病腔镜手术技术操作指南（2008版）.中国实用外科杂志,2009,29(3):191-195.

［2］中华医学会外科学分会内分泌外科学组.乳腺疾病腔镜手术技术操作指南（2016版）.中华乳腺病杂志（电子版）,2016,10(4):193-199.

［3］姜军.乳腺癌腔镜手术安全性研究评价.中华外科杂志,2007,45(7):439-411.

［4］骆成玉,张键,林华,等.电视乳腔镜乳腺癌腋窝淋巴结清扫86例临床分析.中华医学杂志,2003,83(22):1946-1948.

［5］Friedlander LD, Sundin J, Bakshandeh N. Endoscopic mastectomy and breast reconstruction：endoscopic breast surgery. Aesth Plast Surg, 1995, 19(1)：27-29.

［6］Kompatscher P. Endoscopic capsulotomy of capsular contracture after breast augmentation：a very challenging therapeutic approach. Plast Reconstr Surg, 1992, 90(6)：1125-1126.

［7］Langer I, Kocher T, Guller U, et al. Long-term outcomes of breast cancer patients after endoscopic axillary lymph node dissection：a prospective analysis of 52 patients. Breast Cancer Res Treat, 2005, 90(1)：85-91.

［8］Luo CY, Guo W, Yang J, et al. Comparison of mastoscopic and conventional axillary lymph node dissection in breast cancer：long-term results from a randomized, multicenter trial. Mayo Clin Proc, 2012, 87(12)：1153-1161.

［9］Saimura M, Mitsuyama S, Anan K, et al. Endoscopy-assisted breast-conserving surgery for early breast cancer. Asian J Endosc Surg, 2013, 6(3)：203-208.

6.2 腔镜甲状腺手术

6.2.1 腔镜甲状腺手术的发展历史和现况

传统的甲状腺手术在颈部会留有较长的手术瘢痕,特别是甲状腺结节需手术治疗的患者多见于年轻女性。颈部是外露部位,明显的手术瘢痕会影响美观,给患者造成一定的生理和心理创伤。腔镜甲状腺手术(endoscopic thyroidectomy, ET)就是通过腔镜微创技术缩短颈部的手术切口或将手术切口置于隐蔽部位,使颈部手术瘢痕缩短或颈部无瘢痕情况下完成甲状腺手术,达到微创和美容的效果。

自从 1987 年法国外科医师 Mouret 实施了世界首例腔镜胆囊切除术以来,腔镜微创技术在外科领域得到了迅速的发展,并不断拓展到外科各亚学科。由于颈部没有自然的腔隙,实施颈部腔镜手术时首先需要在颈部组织间隙中建立手术操作空间。颈部腔镜手术起步相对较晚,1996 年美国 Gagner 首次尝试应用腔镜技术成功施行了腔镜甲状旁腺手术;1997 年 Hüscher 等成功完成了首例腔镜甲状腺叶切除术;同年,意大利医师 Miccoli 首次报道一种全新的手术方式,经颈部胸骨上方小切口手术入路,借助腔镜行甲状旁腺肿瘤切除术;1999 年 Miccoli 首先对甲状腺良性结节开展了颈部小切口腔镜辅助甲状腺手术,该术式被称为"Miccoli 术式";2000 年 Miccoli 等探索性地将腔镜微创技术开始应用于甲状腺乳头状癌的治疗,腔镜甲状腺癌根治术逐渐开展并取得了一定的发展,同时也伴随着一些争议。2005 年机器人手术系统被首次应用于腔镜甲状腺手术。我国自 2001 年起也开展了腔镜甲状腺手术。随着外科技术的不断进步和腔镜手术器械的改良创新,腔镜甲状腺手术在国内外得到了逐步的推广和发展。

腔镜甲状腺手术可以分为两类:腔镜辅助甲状腺手术(video-assisted thyroidectomy, VAT)和完全腔镜甲状腺手术(total endoscopic thyroidectomy, TET)。腔镜辅助甲状腺手术,一般是做较小的皮肤切口,置入腔镜及器械,不需充气,在利用拉钩或悬吊器等形成的手术空间内,在腔镜辅助下分离和操作,完成甲状腺手术。该类手术最具代表性的是"Miccoli 术式"。其切口选择在颈部胸骨切迹上 1~2 cm 处,沿皮纹方向,长 2~3 cm。该术式的优势在于手术切口小,皮瓣分离范围小,创伤轻微,手术操作与常规开放手术接近,易被术者掌握,若术中出现大出血等情况时中转开放手术方便,手术比较安全,术后并发症较少,患者选择范围大,容易推广,是目前较常应用的手术方式。已有学者通过适当延长手术切口,开展了腔镜辅助甲状腺癌择区性颈侧区淋巴结清扫,但术后颈部仍留有小的瘢痕,美容效果稍差。另一类是完全腔镜甲状腺手术。一般是选择在颈部常规手术切口以外的较隐蔽部位做小切口,插入套管针,置入腔镜及操作器械,充入气体,建立操作空间后完全利用腔镜技术完成甲状腺手术。该类手术一般选择颈部以外途径的手术入路,术后颈部无瘢痕,具有很好的美容效果。颈外途径完全腔镜甲状腺手术又称为颈部无瘢痕腔镜甲状腺手术(scarless endoscopic thyroidectomy, SET),其代表性手术是胸乳入路完全腔镜甲状腺手术,也是目前较为主流的腔镜甲状腺手术方式。

随着腔镜微创技术的进步与发展,以及患者对美容要求的日益提高,多种入路的腔镜甲状腺手术不断涌现,更具微创、美容的效果。按照手术入路的不同,腔镜甲状腺手术可分为颈部入路、锁骨下入路、胸乳入路、完全乳晕入路、腋窝入路、腋窝乳晕入路、颏下入路、耳后入路及口腔入路等多种术式。腔镜辅助甲状腺手术常采用的是颈部入路和锁骨下入路,而完全腔镜甲状腺手术则常选择胸乳入路等。

6.2.2　腔镜甲状腺手术的适应证与禁忌证

(1) 手术适应证　目前,腔镜甲状腺手术的适应证和禁忌证尚无统一的标准。腔镜甲状腺手术开展初期的适应证主要限于直径 <3 cm 的甲状腺单发良性结节。随着腔镜技术的成熟、进步和器械的改良创新,适应证不断扩大。2001 年,Miccoli 等报道了 67 例腔镜甲状腺手术经验,他认为的适应证是:①甲状腺单发结节,最大径 < 3 cm;②估计甲状腺容积 < 20 ml;③良性或低级滤泡性病变;④低度恶性的乳头状癌。

2005 年中华医学会制定的《腔镜甲状腺手术常规》中,腔镜甲状腺手术的适应证是:①甲状腺腺瘤;②甲状腺囊肿;③结节性甲状腺肿(单个或多个,最好直径 < 5 cm);④孤立性的毒性甲状腺结节;⑤低度恶性的甲状腺癌。

2011 年,王存川等总结的腔镜甲状腺手术的适应证是:①甲状腺的良性肿块(甲状腺腺瘤、结节性甲状腺肿等)及甲状旁腺疾病,实质性单结节最大径≤6 cm,囊性结节直径可超过 6 cm;②肿瘤活动度可,边界清,与邻近组织无明显粘连;③Ⅰ度、Ⅱ度肿大以内的原发或继发性甲状腺功能亢进;④无淋巴结转移、无局部侵犯的低度恶性甲状腺癌。

针对甲状腺良性病变,随着腔镜技术的不断成熟,其适应证不断放宽,而对于腔镜甲状腺癌手术尚存在争议。对于早期甲状腺癌,国内诊治指南建议常规行中央区淋巴结清扫;有颈侧区淋巴结转移的患者,国内外指南均认为应进行治疗性颈侧区淋巴结清扫。颈部入路腔镜辅助甲状腺癌手术,能很好完成中央区淋巴结清扫,其淋巴结清扫数量与开放手术相似。部分学者尝试进行了腔镜辅助颈部Ⅱ～Ⅳ区淋巴结清扫,取得了较好的近期效果,其远期疗效有待于进一步的随访考证。对于目前较主流的术式——胸乳入路完全腔镜甲状腺手术,由于30°腔镜及操作器械受到胸骨柄及锁骨的遮挡而存在盲区,尚无法做到彻底的中央区淋巴结清扫。也有部分学者尝试进行了完全腔镜颈侧区淋巴结清扫术,其治疗效果则有待于进一步的探讨。从目前资料来看,早期甲状腺癌腔镜手术是安全有效的,多数专家学者赞同对于美容要求较高的早期甲状腺癌患者,可选择进行腔镜甲状腺手术。

(2) 手术禁忌证　2005 年中华医学会制定的《腔镜甲状腺手术常规》中,腔镜甲状腺手术的绝对禁忌证是:①以往颈部有手术史;②巨大的甲状腺肿块(直径 >5 cm);③恶性肿瘤发展快、有广泛淋巴结转移。相对禁忌证包括:①以往有颈部放疗史;②甲状腺炎;③甲状腺功能亢进。

2011 年王存川等总结的腔镜甲状腺手术的禁忌证是:①有颈部手术史;②严重的主要脏器功能不全,全身情况差不能耐受全身麻醉;③难以纠正的严重凝血功能障碍;④有颈部放疗史、甲状腺炎、甲状腺术后复发的较大且固定的实质性肿块,甲状腺实质性单结节最大径>6 cm 或大的甲状腺肿(Ⅱ度肿大以上),以及甲状腺恶性肿瘤需要扩大切除及淋巴结清扫;⑤Ⅲ度以上的甲状腺功能亢进;⑥胸骨后巨大甲状腺肿。其中颈部放疗史、甲状腺功能亢进和甲状腺炎为相对禁忌证。

腔镜甲状腺手术作为近年来开展的新技术,其适应证及禁忌证仍在不断完善中,随着该技术的不断成熟与发展,腔镜甲状腺手术的适应证在不断地放宽,禁忌证在不断地被克服。

6.2.3 腔镜甲状腺手术的应用解剖基础

无论是开放还是腔镜甲状腺手术,熟悉甲状腺及其邻近器官的解剖,是保证手术安全、避免并发症的基础。

(1)甲状腺的解剖

1)甲状腺的被膜:甲状腺由两层被膜包裹,内层被膜称为甲状腺固有被膜,是甲状腺真被膜,很薄,紧贴腺体,包被整个腺体并形成纤维束伸入到腺实质内;外层被膜又称为甲状腺外科被膜,是甲状腺假被膜;在两层被膜间有疏松结缔组织,易于分离,内有甲状旁腺、甲状腺血管、淋巴结及喉返神经等。甲状腺手术时,应在此两层被膜之间进行分离,并紧贴真被膜离断血管,可减少出血,也可避免损伤喉返神经及甲状旁腺。

2)甲状腺的韧带:甲状腺的韧带包括甲状腺悬韧带、外侧韧带(Berry 韧带)和峡部固定带等。甲状腺悬韧带由附着在甲状软骨与甲状腺峡部和侧叶之间的假被膜在甲状软骨下缘、环状软骨外侧至甲状腺峡部上缘及两叶上极的前内侧处增厚而形成。甲状腺侧叶中部内侧面与其相对应的环状软骨侧面下缘及第1、2气管环侧面之间的假被膜增厚,形成甲状腺外侧韧带。喉返神经大多数走行于甲状腺外侧韧带后方,少数穿过此韧带。甲状腺峡部固定带位于峡部与气管上端之间,将峡部与气管相连。甲状腺借助于上述韧带而固定于气管和环状软骨上,甲状腺腺叶切除术时,需分别离断这些韧带。

3)甲状腺的血管:甲状腺的动脉包括甲状腺上动脉、甲状腺下动脉及甲状腺最下动脉。甲状腺上动脉大多发自颈外动脉起始处,伴随喉上神经外支并位于其浅面下行,到达甲状腺上极时分成前、后、内侧3支,前、后支分别进入腺体侧叶的前面和后面,内侧支沿腺体侧叶内缘和峡部上缘分布,与对侧同名动脉分支吻合。甲状腺下动脉大多起自锁骨下动脉的甲状颈干,向上呈弓形横过颈总动脉的后方,再向内下至甲状腺侧叶下极的深面并分支进入甲状腺。甲状腺下动脉也有缺如者,多见于左侧。甲状腺最下动脉大多起自头臂干或主动脉弓,沿气管前上行,进入甲状腺峡部。

甲状腺的静脉起自腺体表面的静脉网,分别汇集成上、中、下静脉。甲状腺上静脉与甲状腺上动脉伴行,注入颈内静脉;甲状腺中静脉位于腺体侧面的中、下 1/3 交界处,跨过颈总动脉前面注入颈内静脉,无伴行动脉;甲状腺下静脉起于侧叶下极,注入无名静脉,两侧甲状腺下静脉之间在气管前面有丰富的吻合支,形成甲状腺奇静脉丛(图 6-3、图 6-4)。

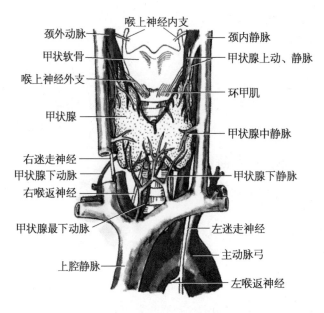

图 6-3　甲状腺解剖（正面）

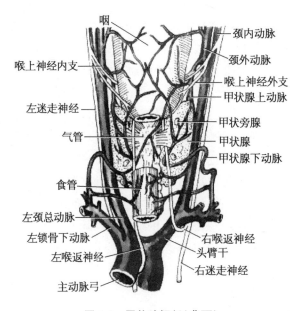

图 6-4　甲状腺解剖（背面）

（2）喉返神经　喉返神经发自迷走神经。左侧喉返神经自迷走神经的胸段发出,由前向后环绕主动脉弓上行,位置较深,多在气管食管沟内走行;右侧喉返神经自迷走神经的颈段发出,由前向后环绕右锁骨下动脉后斜向上行,位置较浅,与气管食管沟的关系不如左侧密切,大多在气管食管沟外侧上行。至甲状腺背面、峡部平面以上,两侧喉返神经多行于气管食管沟内,最后上行至咽下缩肌下缘、环甲关节后方、甲状软骨下角前下方入喉。多数有甲状腺下动脉小分支伴随喉返神经喉支入喉,手术分离该处喉返神经时应仔细处理该血管。一旦出血,盲目钳夹,容易误伤喉返神经。

根据喉返神经与甲状腺下动脉的位置关系,可分为安全型和危险型两类。安全型包括Ⅰ型(喉返神经在甲状腺下动脉前方)、Ⅱ型(喉返神经在甲状腺下动脉后方)及Ⅲ型(喉返神经与甲状腺下动脉不交叉);危险型包括Ⅳ型(喉返神经穿过甲状腺下动脉分支)、Ⅴ型(喉返神经分支夹持甲状腺下动脉)及Ⅵ型(喉返神经高位入喉,或称为非喉返下神经)。危险型中的Ⅳ型或Ⅴ型,当甲状腺被牵引向前时,喉返神经也会被牵拉向前移位,极易造成喉返神经损伤。危险型中的Ⅵ型,喉返神经自迷走神经发出后不下行环绕右锁骨下动脉或主动脉弓,仅走行于颈部而直接入喉,有别于喉返神经的常规走行路径,如不注意,极易被损伤。

喉返神经血供都从神经内侧缘进入神经外膜,从其外侧缘分离较安全。但不要过分游离神经,以免引起神经缺血。

(3) 喉上神经　喉上神经起自迷走神经,向内下降至颈内动脉内侧,在舌骨大角处分为内、外两支。内支与喉上动脉伴行,穿甲状舌骨膜入喉;内支为感觉支,支配声门上方咽部黏膜的感觉。若损伤该神经,可表现为饮水时呛咳。外支在咽下缩肌侧面与甲状腺上动脉相伴下行,至甲状腺上极处转向内侧,经甲状腺悬韧带进入环甲肌;外支为运动支,支配环甲肌,使声带紧张。若损伤该神经,可表现为发音低沉、说话易感疲劳。

喉上神经外支大多伴随在甲状腺上动脉的内后方下行,在到达甲状腺上极时转向内侧与动脉分离。有学者根据喉上神经外支与甲状腺上极的解剖关系,分为3型:①1型,指喉上神经外支在离甲状腺上极1 cm以外与上极血管分离;②2a型,指喉上神经外支在离甲状腺上极1 cm以内与上极血管分离;③2b型,指喉上神经外支在甲状腺上极1 cm部位与上极血管分离。喉上神经外支为2型者,手术时更容易被损伤。但无论喉上神经外支与甲状腺上极关系如何,它都在甲状腺固有包膜外走行。所以,在离断甲状腺上极血管时,应紧贴上极腺体真被膜,以免损伤喉上神经外支。

甲状腺上极一般位于甲状软骨中部,如遇甲状腺上极位置过高,或甲状腺过度肿大致甲状腺上极上移,甲状腺上极常与喉上神经内支靠近。在处理甲状腺上极血管时,应紧贴上极腺体真被膜,以防止喉上神经内支的损伤。

(4) 甲状旁腺　甲状旁腺多数为扁椭圆形小体,呈棕黄色,质地柔软,大小0.5 cm×0.3 cm×0.3 cm,单个重30~50 mg。一般甲状旁腺上、下各1对,共4枚。多数甲状旁腺位于甲状腺左、右两叶的背面、甲状腺固有被膜与外科被膜间的疏松结缔组织中。上位甲状旁腺的位置相对比较恒定,多数位于甲状腺侧叶后缘上、中1/3交界处,相当于环状软骨下缘水平。下位甲状旁腺的位置变异较大,半数以上位于甲状腺侧叶后缘中、下1/3交界处以下至下极的后方,还可以异位于甲状腺实质内、胸腺内、纵隔内或甲状腺下极下方的疏松结缔组织内。

每个甲状旁腺通常由单一的甲状旁腺动脉供血。约有80%的甲状旁腺,甲状腺下动脉是其唯一的供血血管;少部分甲状旁腺的血供来源于甲状腺上动脉或甲状腺上、下动脉的吻合支。下甲状旁腺动脉绝大多数来自甲状腺下动脉,但当甲状腺下动脉缺如时,其血供来自甲状腺上动脉。上甲状旁腺动脉多来自甲状腺下动脉,也可来自甲状腺上动脉或甲状腺上、下动脉的吻合支。为有效保留甲状旁腺的血供,应紧贴甲状腺固有被膜处理甲状腺血管,而不应该结扎甲状腺上、下动脉的主干。

6.2.4 腔镜甲状腺手术的关键步骤

腔镜甲状腺手术包括腔镜辅助甲状腺手术和完全腔镜甲状腺手术。如果将这两种手术方式再与不同的手术入路进行组合区分,则腔镜甲状腺手术方式有10余种之多,其中以颈部入路腔镜辅助甲状腺手术和胸乳入路完全腔镜甲状腺手术最具代表性,也是目前主流的腔镜甲状腺手术方式。无颈淋巴结转移的早期甲状腺癌根治术的手术方式为患侧甲状腺腺叶及峡部切除加中央区淋巴结清扫术。试以胸乳入路完全腔镜甲状腺癌根治术为例,介绍腔镜甲状腺手术的关键步骤。

(1)麻醉与体位 采用气管插管的全身麻醉。患者取仰卧位,双上肢内收于身体两侧,两腿分开,肩下垫枕使颈部轻度过伸。手术者站在患者两腿之间,第1助手站在患者右侧扶镜,第2助手及器械护士站在患者左侧。有的手术者习惯于站在患者左侧,第一助手站在患者两腿之间扶镜。

(2)放置套管 胸乳入路采用的切口有3个,两侧切口分别位于左、右乳晕边缘,左侧位于时钟10~11点位置,右侧位于1~2点位置,长度各约0.5 cm,用于插入直径5 mm的穿刺套管。中间切口位于右侧乳腺内侧缘,为长约1 cm的弧形切口,用于插入10 mm的穿刺套管(图6-5、图6-6)。

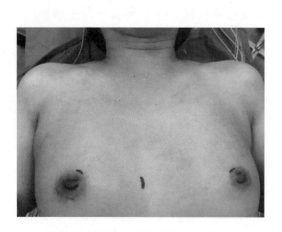

图6-5 胸乳入路腔镜甲状腺手术切口

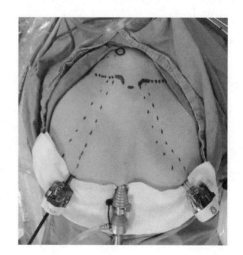

图6-6 胸乳入路腔镜甲状腺手术穿刺套管位置

(3)手术步骤

1)建立手术操作空间:首先在3个切口处皮下组织内注入少许"膨胀液"(由500 ml生理盐水中加入1 mg肾上腺素配制而成),在从中间切口至胸骨切迹的胸壁分离区域的皮下组织内用长针头注入"膨胀液"。理想的注射深度为肌筋膜表面,此间隙较疏松且血管网少,不易出血。

切开中间切口,分离皮下组织至肌筋膜浅面,用钝圆头分离棒经此切口插入皮下组织与肌筋膜之间的间隙,向上呈扇形钝性分离前胸壁皮下组织。建立皮下隧道后,挤出皮下隧道内多余的液体。从中间切口置入直径 10 mm 穿刺套管和直径 10 mm 的 30°镜头,注入 CO_2 气体,维持压力在 6 mmHg。分别切开两侧乳晕边缘的切口,各置入 5 mm 穿刺套管至前胸壁皮下隧道内,经穿刺套管分别插入超声刀和无损伤抓钳。用超声刀分离皮下隧道的纤维结缔组织直至胸骨切迹,建立前胸壁皮下操作空间。操作熟练者可仅在胸部建立皮下隧道,直至颈部,隧道之间的组织不做分离,以尽量减少胸部的创伤。

沿胸壁皮下间隙向上分离至颈部,操作熟练者可经胸部皮下隧道插入操作器械后,直接从颈部开始分离。颈阔肌与胸锁乳突肌之间为颈前疏松间隙。所以先暴露两侧胸锁乳突肌,沿该肌膜表面向两侧分离,向当中汇合。分离颈前中央区域带状肌浅面的疏松间隙,向上分离至甲状软骨上缘,外侧达接近胸锁乳突肌外侧缘,从而创建颈部颈阔肌下操作空间。

2) 显露甲状腺:用超声刀纵向切开颈白线(颈正中线)达甲状腺包膜,上至甲状软骨上缘,下至胸骨切迹。分离带状肌与甲状腺之间的间隙,暴露甲状腺腺体,可以用带圈缝线悬吊带状肌,将该缝线穿出颈外侧皮肤,向外侧牵拉,能更好地显露甲状腺。缝线悬吊带状肌的部位可以根据需要作相应的调节。也可以使用甲状腺专用拉钩,从颈外侧皮肤刺入,向外侧牵拉带状肌,也能很好地显露甲状腺。拉钩的部位和方向也能根据需要作相应的调节(图 6-7)。

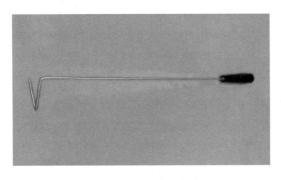

图 6-7　甲状腺专用拉钩

3) 甲状腺腺叶切除:先用超声刀离断甲状腺峡部下方甲状腺最下血管,显露其深面的气管;分离峡部与气管的间隙;自下而上用超声刀逐步离断健侧甲状腺腺叶与峡部间的甲状腺组织,将峡部向患侧翻起;游离峡部及患侧甲状腺腺叶至 Berry 韧带,离断甲状腺悬韧带。将甲状腺腺体下部向内上方牵引,紧贴腺体离断下极血管;将腺体向内上翻起,暴露甲状腺中静脉,紧贴腺体将其离断。注意辨认下位甲状旁腺并加以保护,且保留其血供。在气管食管沟附近寻找并显露喉返神经(可以使用术中神经监测,便于快速精确定位喉返神经),逐步向上分离显露喉返神经至入喉处。在分离过程中,应避免超声刀工作刀头对着喉返神经,且确保超声刀距离喉返神经在 3 mm 以上。在喉返神经表面放置纱条,可以起保护作用,避免热损伤。上位甲状旁腺常位于喉返神经外上方,应仔细辨认保护,并保留其血供。向上方牵拉甲状腺,离断

Berry 韧带,游离甲状腺;最后紧贴甲状腺上极腺体离断甲状腺上动脉,完整切除甲状腺腺叶及峡部。

4)中央区淋巴结清扫:用无损伤钳提起胸骨切迹上方淋巴和脂肪组织,向上牵拉,用超声刀离断胸腺上缘气管前淋巴和脂肪组织,并将其向患侧翻起。用超声刀切开颈动脉鞘,从喉返神经入喉处向下仔细分离神经,将喉返神经区域淋巴和脂肪组织逐步向下分离至锁骨上缘,连同气管前淋巴和脂肪组织整块切除。清扫过程中要注意识别和保留下位甲状旁腺,并保留其血供。

5)取出标本:将切除的标本置入标本袋,经中间切口取出,并送术中冷冻切片病理学检查。

6)缝合,放置引流管:用无菌蒸馏水反复冲洗手术创面,仔细检查术野有无活动性出血。用 3-0 可吸收缝线间断缝合颈白线。在甲状腺术野放置硅胶引流管 1 根,经乳晕切口引出,接负压引流。间断缝合皮肤切口。

6.2.5 腔镜甲状腺手术的并发症

腔镜甲状腺手术既存在与开放手术相同的并发症,如出血,喉返神经、喉上神经、甲状旁腺、气管及食管等周围脏器损伤,也有腔镜手术特有的并发症,如皮肤损伤、皮肤瘀斑、高碳酸血症、皮下气肿、纵隔气肿、甲状腺组织及肿瘤种植等。

(1)出血　术中出血的原因包括分离操作过程中处理不当,导致血供丰富的肿瘤瘤体破裂,意外损伤甲状腺上、下动脉及周围的大血管或血供丰富的甲状腺腺体切除的创面渗血等。术后出血的原因包括血管残端线结或钛夹脱落、凝闭的血管再开放或残余甲状腺创面渗血等。术后出血多发生在术后 24 小时内,以术后 6~8 小时较多见,也有报道发生于术后 3~7 天。规范化的操作能有效预防出血,措施包括精确、细致的手术操作,可避免意外损伤血管;用超声刀离断血管时,凝闭过程中不能过度牵拉血管,离断甲状腺上、下极等血管时使用多点凝闭;切断较粗的血管,要结扎或缝扎;残余甲状腺创面应缝扎止血。若出现术中出血可用纱布压迫止血,或先用纱布压迫,用吸引器吸净积血后,仔细寻找出血点,待出血部位明确后止血。如果出血量较大,确实难以控制,则应果断中转开放手术止血。

(2)喉返神经损伤　腔镜甲状腺手术中,由于腔镜的放大作用,更容易辨认喉返神经,理论上损伤的概率较低。喉返神经损伤的原因包括切断、钳夹、牵拉或热损伤等,其中以超声刀热损伤所致的暂时性喉返神经损伤多见。术中要注重精细化操作,遇到出血时切忌盲目钳夹,以免误伤喉返神经。不要过度牵拉甲状腺组织,以免喉返神经被过度牵拉。手术范围不涉及甲状腺背面时,可以不显露喉返神经;而甲状腺腺叶切除时,显露喉返神经与不显露相比,其损伤率更低。多数学者主张要显露喉返神经。使用术中神经监测,能快速精确定位喉返神经,减少其损伤;若发生损伤,还能确认损伤点。在喉返神经区域进行手术操作时,应尽量选择钝性分离。超声刀紧贴喉返神经分离时可能发生热损伤,应特别注意避免超声刀对喉返神经的热损伤。超声刀工作刀头与喉返神经之间应注意保持 3 mm 以上的安全距离,并调低输出功率,缩短切割时间。

（3）喉上神经损伤　喉上神经与甲状腺上动脉伴行，离断甲状腺上极血管时有可能损伤喉上神经。所以，处理甲状腺上极血管要紧贴甲状腺上极腺体，以免损伤喉上神经。

（4）甲状旁腺损伤　永久性甲状旁腺功能低下是甲状腺手术的严重并发症之一，严重影响患者的生活质量，因此行甲状腺腺叶切除术及中央组淋巴结清扫术时要特别注意保护甲状旁腺。尽可能原位保留甲状旁腺及其血供，特别是上位甲状旁腺的位置比较恒定，较容易原位保留。对于不能原位保留或被误切的甲状旁腺，应行自体移植。超声刀切割时应与甲状旁腺保持 3 mm 以上的距离，以免其被热损伤。术中应用淋巴结示踪剂（纳米碳），可使淋巴结被黑染，而甲状旁腺不会被黑染，有助于甲状旁腺的识别和保护。

（5）气管损伤、食管损伤　较少见而严重的并发症，多发生于初学者。从峡部开始分离甲状腺时，如果超声刀插入太深，有可能损伤气管。在甲状腺腺叶切除术及中央区淋巴结清扫过程中，提拉甲状腺腺体及周围组织时，若食管被一起提起，则有可能被误伤。气管、食管损伤时，若无法在内镜下缝合，应立即中转开放手术。

（6）皮肤损伤、皮肤瘀斑　分离皮瓣的层次应在深、浅筋膜之间，胸部应在胸大肌浅面，颈部应在颈阔肌深面。如果皮瓣分离太浅，有可能损伤皮肤、皮下血管，出现皮肤瘀斑，甚至皮肤坏死等。

（7）高碳酸血症、皮下气肿、纵隔气肿　完全腔镜甲状腺手术需注入 CO_2 维持手术空间。若 CO_2 的灌注压过高，有可能引起高碳酸血症，甚至呼吸性酸中毒；出现皮下气肿，甚至纵隔气肿。CO_2 灌注压控制在 6 mmHg 左右，一般不会产生上述并发症。

（8）甲状腺组织及肿瘤种植　有文献报道腔镜甲状腺手术后发生甲状腺组织或肿瘤在前胸壁及颈部的种植。切除甲状腺组织时有可能产生甲状腺组织碎块，应及时取出，以免遗漏而造成种植。要严格实行无瘤技术，若肿瘤被撕破，有可能造成肿瘤种植。手术结束前应仔细检查创面并反复冲洗手术野。应使用高质量的标本袋，以免取标本时标本袋破裂而造成甲状腺组织及肿瘤的种植。

（王红鹰）

参 考 文 献

［1］王存川，吴东波，陈鋆，等. 150 例经乳晕入路的腔镜甲状腺切除术临床研究. 中国内镜杂志，2003，9（11）：50-52.

［2］仇明，丁尔迅，江道振，等. 颈部无瘢痕内镜甲状腺腺瘤切除术一例. 中华普通外科杂志，2002，17（2）：127.

［3］Hüscher CS, ChiodiniS, Napolitano C, et al. Endoscopic right thyroid lobectomy. Surg Endosc, 1997, 11(8)：877.

［4］Gagner M. Endoscopic subtotal parathyroidectomy in patients with primary hyperparathyroidism. Br J Surg, 1996, 83(6)：875.

［5］Kang SW, Lee SC, Lee SH, et al. Robotic thyroid surgery using a gasless, transaxillary approach and the da Vinci S system：the operative outcomes of 338 consecutive patients. Surgery, 2009, 146(6)：1048-1055.

[6] Li Z,Wang P,Wang Y, et al. Endoscopic lateral neck dissection via breast approach for papillary thyroid carcinoma：a preliminary report. Surg Endosc, 2011, 25(3)：890-896.

[7] Miccoli P,Berti P,Conte M,et al. Minimally invasive surgery for thyroid small nodules：preliminary report. J Endocrinol Invest, 1999, 22 (11)：849-851.

[8] Miccoli P, Berti P, Raffaelli M, et al. Minimally invasive video-assisted thyroidectomy. Am J Surg, 2001, 181 (6)：567-570.

[9] Wilhelm T,Metzig A. Endoscopic minimally invasive thyroidectomy：first clinical experience. Surg Endosc, 2010, 24(7)：1757-1758.

7

腹腔镜腹壁疝修补手术

7.1 腹腔镜腹壁疝修补手术的发展历史和现况

7.1.1 腹腔镜腹股沟疝修补术

男性人群中腹股沟疝发病率较高,为 6% ~27% ,手术修补是其治愈的唯一方式。据 2003 年一项数据统计,在美国每年有超过 100 万例腹壁疝修补手术,包括约 77 万例的腹股沟疝修补术。

腹腔镜技术用于腹股沟疝的治疗始于 20 世纪 90 年代初期,并取得了较好的手术疗效,手术例数逐年递增。目前,临床常用的术式有 3 类,分别是 Toy 于 1992 年报道的腹腔镜腹腔内补片修补术(intraperitoneal onlay mesh, IPOM), Arregui1992 年报道的腹腔镜经腹腔腹膜前补片修补术(transabdominal preperitoneal approach, TAPP)以及 Dulucq 于 1991 年报道的腹腔镜全腹膜外补片修补术(Totally extraperitoneal approach, TEP)。目前,在腹股沟疝的腹腔镜治疗中,IPOM 需要植入防粘连修补材料,费用昂贵,不主张首选。但对于多次复发特别是腹膜前间隙已植入过补片的患者,IPOM 术式仍是一个比较好的选择。TAPP 和 TEP,据文献统计,两者在手术时间、住院时间、恢复时间、复发率、并发症率以及经济费用等方面均无显著性差异,是目前腹腔镜治疗腹股沟疝最主要的 2 种手术方式。其中,TAPP 更是培养年轻医生腹腔镜技术较为理想的手术,不仅可训练腹腔镜手术的基本操作技能,而且可以训练腹腔镜下分离和缝合技术。

7.1.2 腹腔镜切口疝修补术

1993 年, Karl LeBlanc 和 Booth 首次报道将 IPOM 术式应用于切口疝的治疗。在腹腔镜下分离腹壁粘连,然后将防粘连补片覆盖腹壁缺损并与腹壁固定,手术取得了很好的疗效。相比开放术式,有损伤小、恢复快、并发症发生率低和复发率低等优势,并迅速成为切口疝修补的较为理想的术式。目前在补片桥接修补的基础上,进一步要求先关闭疝环(全腔镜悬吊技术或杂交技术),再运用补片进行加强修补,能起到外观恢复更理想、浆液肿等并发症发生率更低的效果。

7.1.3 腹腔镜造口旁疝修补术

造口旁疝是一种特殊类型的腹壁切口疝,发生率较高,甚至有外科医师认为造口旁疝不可避免。其主要原因是造口区域腹壁缺损,叠加造口肠管持续间断地"集团蠕动"产生冲力所致。由于开放修补手术并发症发生率及复发率较高,手术疗效有限,外科医师多主张保守治疗,但仍有 15%左右的患者需要急诊手术治疗。1998 年,法国 Porcheron 首先报道腹腔镜造口旁疝修补术,并取得了较好的手术疗效。目前,全腹腔镜造口旁疝修补术主要有 2 种方法:Keyhole 法和 Sugarbaker 法。但是,全腔镜术式仅是参照腹腔镜腹壁疝 IPOM 补片修补术式的理念,并未针对造口旁疝这一动力型疝作针对性处理,所以术后修补效果不如切口疝,复发率较高,一般 Keyhole 法接近 50%,Sugarbaker 法也超过 10%。笔者自 2009 年起,在全腹腔镜造口旁疝修补术基础上,结合造口旁疝本身的特点,分别针对扩大的腹壁疝环、冗长的造口肠管,皮下疝囊空间作相应手术处理,并于原位重建造口。不仅取得了较好的手术修补效果,使复发率降低到 10%以下,而且患者术后外观也有更好的恢复。

7.1.4 腹腔镜食管裂孔疝修补术

食管裂孔疝是膈疝中常见的类型,达 90%以上。但多数患者无症状或症状轻微,且不典型,故难以得出其确切的发病率,在一般人群普查中发病率为 0.52%。本病可发生于任何年龄,女性多于男性,为(1.5~3):1。患者往往伴有胃食管反流性疾病(GERD)。

食管裂孔疝的分型对于诊断及治疗至关重要。根据 2013 年美国胃肠内镜外科协会的指南,将食管裂孔疝分为 4 种类型(图 7-1):Ⅰ型,滑动型裂孔疝。临床上此型最为多见,占所有食管裂孔疝95%。此型疝的胃-食管连接部上移入胸腔,一般裂孔较小,疝可上下滑动,仰卧时疝出现,站立时消失。因为覆盖裂孔及食管下段的膈食管韧带无缺损,故多无真性疝囊。由于膈食管韧带松弛,使膈下食管段、贲门部经食管裂孔滑行出入胸腔,使正常的食管-胃交接锐角(His 角)变为钝角,导致食管下段正常的抗反流机制被破坏,故此型多并发不同程度的胃食管反流。Ⅱ型,食管旁裂孔疝。此型少见,胃-食管连接部仍位于膈下,而部分胃底或胃体经扩大的食管裂孔薄弱处进入胸腔。由于存在膈食管韧带的缺损,多具有完整的疝囊。膈下食管段和食管-胃交接角仍保持正常的解剖位置和正常生理性括约肌作用,抗反流机制未被破坏,故此型极少发生胃食管反流。约 1/3 的巨大食管旁裂孔疝易发生嵌顿。Ⅲ型,混合型裂孔疝。系前两型并存,且前两型疝的后期都可能发展成混合型疝。此型疝胃-食管连接部以及胃底大弯侧移位于膈上,胃的疝入部分较大,可达胃的 1/3~1/2,并常有嵌顿、绞窄及穿孔等急腹症症状。Ⅳ型,巨大疝。不仅有胃疝入胸腔,还有其他腹腔脏器包括网膜、结肠、小肠等在疝囊内。

食管裂孔疝的手术步骤包括两个部分:食管裂孔的整形复位和胃底折叠术。前者是通过对双侧膈肌脚进行缝合或补片修补以调整食管裂孔大小,后者则是预防术后疝的复发及抗反流的关键手术步骤。

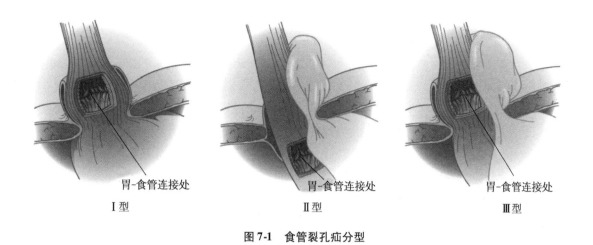

胃-食管连接处

Ⅰ型

胃-食管连接处

Ⅱ型

胃-食管连接处

Ⅲ型

图7-1 食管裂孔疝分型

传统的食管裂孔疝修补手术方式有经胸、经腹两种类型,但是开放手术切口大、心肺干扰重、麻醉要求高,再加上手术操作空间小,难度大,围手术期并发症多,有一定的复发率,所以手术效果一直不甚理想。1991 年 Dallemagne 报道了第一例腹腔镜胃底折叠术(laparoscopic Nissen fundoplication),该术式损伤小,患者恢复快,疗效好,得到迅速推广,目前已成为治疗胃食管反流性疾病以及食管裂孔疝的金标准术式。Kuster 随后于 1993 年报道了应用补片修补较大的食管裂孔疝,也取得了较好的疗效。目前这 2 种术式在临床上应用较多。

7.2 腹腔镜腹壁疝修补手术的适应证与禁忌证

7.2.1 手术适应证

1)腹股沟疝:腹股沟疝由于疝内容物嵌顿、绞窄的风险较高,所以一经确诊,建议患者采用外科手术治疗,除非患者本人拒绝或有手术绝对禁忌证。可以根据患者的个人体质以及所患腹股沟疝的疾病特点,针对性地采用局麻下开放式修补手术或全麻下腹腔镜修补术式。

2)腹壁疝:腹壁疝包括脐疝、白线疝、半月线疝、切口疝、造口旁疝等。类似于腹股沟疝,一经诊断即具有手术指征。如不及时尽早手术修补,缺损会随着年龄以及病程延长而逐渐变大,导致后期再手术风险更高,复发率增加,手术修补材料面积增加后会导致医疗费用显著上升。

3)食管裂孔疝:①Ⅱ、Ⅲ、Ⅳ 型疝伴有不适症状的患者;②Ⅰ 型疝症状严重影响生活,经内科治疗无效或药物不良反应无法耐受的患者;③Ⅰ 型疝内科治疗有效,但停药后症状反复,且患者不愿长期服药治疗;④Ⅰ 型疝已出现严重胃食管反流并发症,如 B 级以上的食管炎(洛杉矶分级),严重食管狭窄、出血等,严重消化道外病变(如吸入性肺炎、哮喘等)。

7.2.2 手术禁忌证

绝对禁忌证和其他腹腔镜手术相同,包括出凝血功能障碍、心肺功能或其他系统性疾病不能耐受全麻的患者等。

1) 腹股沟疝:有下腹部手术史,特别是既往有膀胱、前列腺手术史的患者。

2) 腹壁疝:巨大腹壁疝,腹腔第二容积(皮下疝囊空间 + 疝内容物)大于腹腔正常容积一半以上,全腔镜修补手术疝内容物回纳以后,会导致腹腔压力骤增,甚至引起心肺功能障碍。这类患者需要择期绑腹带加压包扎,减轻体重后再择期手术。

3) 食管裂孔疝:①Ⅱ、Ⅲ、Ⅳ型疝无任何不适症状的患者;②Ⅰ型疝无症状或症状轻微,服用制酸药物能控制的患者;③有上腹部手术史,上腹部粘连严重的患者。

7.3 腹腔镜腹壁疝手术的应用解剖基础

7.3.1 腹腔镜腹股沟疝补片修补术的关键解剖

腹腔镜腹股沟疝补片修补术入路和传统开放式腹股沟疝补片修补术完全不同,主要解剖标志及结构都位于腹股沟管后壁及腹膜前空间(图 7-2)。

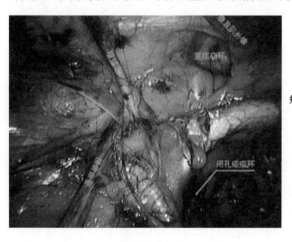

腹腔镜视角

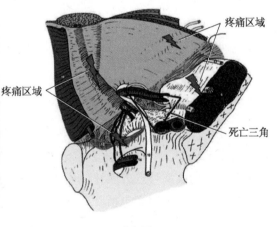

示意图

图 7-2 腹股沟管后壁的局部解剖

(1) 腹膜皱襞 腹膜皱襞分为脐正中韧带、左右各两条脐内侧韧带和脐外侧韧带。脐正中韧带是由胚胎时脐尿管的遗迹所形成,从膀胱到脐。脐内侧韧带是由腹膜覆盖脐动脉末梢形成的皱襞。脐外侧韧带为腹膜皱襞包绕腹壁下血管和数量不定的脂肪组织形成。这 3 条腹膜皱襞间又形成 3 个浅窝:腹股沟外侧窝位于脐外侧韧带外侧,是斜疝经过腹股沟管内环的部位;腹股沟内侧窝为脐外侧和脐内侧韧带之间的区域,与腹股沟直疝形成相关;膀胱上窝则位于脐内侧韧带和脐正中韧带之间。随着腹腔镜疝修补术的发展,这一区域被逐渐重视,考虑可能与脐疝和腹股沟疝的发生有关。

(2)腹膜前间隙 Ritzius 间隙又名耻骨后间隙,为耻骨联合与膀胱之间的腹膜前间隙。腹腔镜腹股沟疝修补时往往需要先分离此间隙,找到耻骨结节这一解剖标志,以确定手术所需放置补片的大小。

Bogros 间隙又名腹膜前间隙,与 Ritzius 间隙相通,为腹股沟管后壁腹横筋膜和壁层腹膜之间的空间,也有人认为是腹股沟管后壁两层腹横筋膜之间的间隙,包含了腹股沟区重要的解剖结构如精索、输精管,腹股沟发生的疝囊和疝内容物,以及支配该区域的神经和血管都走行于此空间。腹腔镜腹股沟疝修补时需要游离该间隙,内侧至耻骨结节,外侧至腰大肌表面,上方至弓状线,下方至髂耻束下方 2 cm,补片覆盖的面积也相当于此。

(3)耻骨肌孔 法国的 Fruchaud 提出了耻骨肌孔(myopectineal orifice)的解剖概念,后来法国的 Stoppa 和 Rives 以及美国的 Wantz 同样强调耻骨肌孔这一解剖结构的重要性。耻骨肌孔是位于下腹前壁并与骨盆相连的卵圆形裂孔,被位于前面的腹股沟韧带和其后的髂耻束分为上、下两区,上区有精索、内环及海氏三角,下区有股血管、神经及卵圆窝,其上有陷凹韧带防护,此区后方仅有一层菲薄的腹横筋膜。一旦腹内压增加或同时存在此区缺损,即可导致腹股沟疝的发生。

(4)髂耻束 髂耻束为腹横筋膜增厚形成,是位于髂腰筋膜与耻骨结节之间的结缔组织带,与腹股沟韧带平行。髂耻束呈凹缘向上的弓形,宽约 1.0 cm,其厚薄有个体差异,但较恒定。Lange 认为,腹股沟管后壁增厚的腹横筋膜及髂耻束有加强后壁防止腹腔内容物疝出的作用。所以,在疝修补术中,髂耻束在加强腹股沟管后壁方面起着相当重要的作用。

(5)腹壁下动脉 对于腹壁下动脉构成海氏三角的外侧界,在手术中可作为鉴别腹股沟斜疝和直疝的标志。此动脉在腹股沟韧带中、内 1/3 交界处,起于髂外动脉,其起始段与腹股沟韧带内侧 1/3 之间的夹角为 80°(0°~90°),部分腹壁下动脉行程弯曲(占 10.0%),有些为高位弯曲(呈 S 形),有些为低位弯曲(呈 L 形)。另有报道发现有发自腹壁下动脉的异常闭孔动脉。

(6)死亡三角 最早由 Spaw 提出,又称 Spaw 三角,是指内侧为输精管、外侧为精索血管的三角形区域。其重要性在于髂外血管位于其底部,通常由腹膜和腹横筋膜将其覆盖,术中应避免在此处固定,从而避免大血管的损伤。

(7)疼痛区域 一般是指手术中采用补片固定钉时会导致术中损伤或术后卡压腹股沟区的神经,从而引起术后顽固性疼痛和某些性功能障碍的某些特定区域。一般以髂耻束为界,髂耻束末端的下方以及股血管外侧的区域通常有生殖股神经、股神经以及股外侧皮神经穿过,所以术中建议补片固定钉应固定在髂耻束以上和输精管内侧。

7.3.2 腹腔镜腹壁疝补片修补术的关键解剖

究其原因,腹壁疝还是由于先天薄弱或者后天损伤导致腹壁肌层的连续性受到了破坏。

构成腹壁的四大肌群均起止于骨性腱膜结构,如腹直肌起自耻骨联合和耻骨嵴,肌纤维向上止于胸骨剑突和第5~7肋软骨前面;腹外斜肌则起自第5~12肋骨外侧面,由外上斜行向前下,止于髂嵴、耻骨结节及腹白线;腹内斜肌位于腹内斜肌深面,两者的走行正好交错相反,起自髂嵴,止于腹白线;腹横肌则位于腹壁肌群最深面,起于腰椎横突和肋弓内侧面,肌纤维自上而下,止于腹白线。这四大肌群构成了完整连续的腹壁屏障,日常生活的每时每刻都会牵涉腹壁肌肉的运动,都会向骨性结构的起止点收缩。一旦其连续性受到损伤或者破坏,又没有引起足够的重视,就会导致局部形成缺损,而且会越变越大,形成腹壁疝。

7.3.3 腹腔镜食管裂孔疝修补术的关键解剖

食管在相当于第10胸椎的水平由后纵隔通过膈肌后部的裂孔进入腹腔,此裂孔称为食管裂孔。当食管裂孔因为先天或后天因素扩大,腹腔内脏器由此裂孔疝入胸腔,称为食管裂孔疝。疝内容物大多是胃,也可是网膜或小肠等其他腹腔内组织。食管裂孔疝是膈疝中最常见的类型,达90%以上。

在正常状态下,由膈食管韧带及膈肌脚的肌纤维对食管下端及贲门起着相对固定作用。膈食管韧带是由食管下端的纤维结缔组织和腹膜反折形成,而膈肌脚的肌纤维则在食管裂孔周围环绕并于后方相交叉(图7-3)。上述正常解剖结构的存在是保证胃-食管连接部和食管裂孔相对固定结合的基本条件。

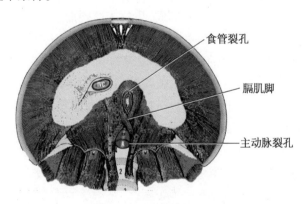

图7-3 膈肌解剖示意图

导致食管裂孔疝发生的病因主要有两个。①食管裂孔松弛增宽。与其他疝形成的病因一样,食管裂孔疝的出现首先也需要有一个相对薄弱的区域。主要因素:先天发育不良;随着年龄增长,韧带松弛,肌肉萎缩;外伤、手术等,均会导致食管裂孔扩大,形成薄弱区域。②腹腔压力增高。单有薄弱区域还不足以形成疝,腹腔压力增加,胸腹腔压力梯度不断增大,导致薄弱区域破裂,腹腔内脏器进入胸腔才会形成食管裂孔疝。引起腹腔内压力增高的因素包括肥胖、便秘、前列腺增生、慢性咳嗽以及大量腹腔积液等。由于腹段食管及贲门与食管裂孔之间正常解剖关系的改变,导致抗反流机制被破坏,很多患者同时伴有胃食管反流,引起反流性食管炎。有时疝入胸腔的脏器会引起梗阻相关症状,如吞咽困难、反复呕吐等;少数情况下还会发生嵌顿,引起出血甚至坏死、穿孔。另有部分严重的胃食管反流患者,由于食管的炎症及瘢痕挛缩导致腹段食管和贲门上移到胸腔,出现继发性短食管的表现。

7.4 腹腔镜腹壁疝手术的关键步骤

7.4.1 腹腔镜腹股沟疝补片修补术的关键手术步骤(详见视频7.1,7.2)

(1)体位 患者仰卧位,头低脚高15°。

(2)放置套管

1)TEP术式腹腔镜套管位置:于脐下做1 cm切口,逐层切开皮肤、皮下组织、腹直肌前鞘,拉开腹直肌显露后鞘,置入10 mm Trocar及腹腔镜(图7-4中1);第一操作孔位于脐下5 cm(图7-4中2),第二操作孔位于脐下10 cm(图7-4中3),分别为5 mm Trocar。

2)TAPP术式腹腔镜套管位置:于脐部做1 cm切口,置入10 mm Trocar及腹腔镜(图7-5中1);另外两个5 mm操作孔分别位于平脐水平腹直肌外侧缘(图7-5中2、3)。

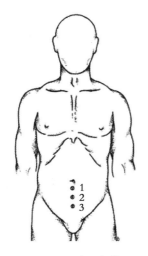

图7-4 TEP放置套管位置

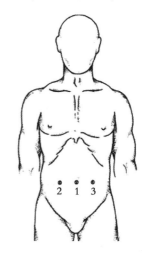

图7-5 TAPP放置套管位置

(3)手术步骤

1)腹腔镜TEP术:整个手术过程均在腹膜外进行,先后需要分离出Ritzius间隙和Bogros间隙,建立腹膜前空间。首先在脐下做1 cm切口,切开腹直肌前鞘,向外拉开腹直肌,暴露后鞘,置入10 mm Trocar及腹腔镜后建立气腹。另外置入两个5 mm操作孔,沿后鞘表面进行直接分离,进入Retzius间隙显露耻骨结节和耻骨梳韧带。在此处可见直疝三角,如为直疝。向外侧继续分离,于显露的腹壁下血管下方向外侧游离Borgros间隙至髂前上棘水平腰大肌表面,显露髂耻束、内环口及精索,找到疝囊,并注意保护精索血管和输精管。将疝囊与精索输精管分离,并完全回纳。如腹膜有破损,可采用缝合、圈套器、血管夹等方式进行修补。腹膜反折线尽量向头侧分离。完整游离腹膜前空间后,置入 15 cm × 10 cm 以上尺寸的补片进行修补。补片展平后覆盖耻骨肌孔,内侧过中线,外侧到髂前上棘水平腰大肌表面,下方进入 Retzius 间隙过耻骨梳韧带和耻骨结节。

2)腹腔镜 TAPP 术:与 TEP 术式的入路不同,首先需要进入腹腔,建立气腹。然后在腹腔内沿髂前上棘至疝环上方脐内侧皱襞连线,切腹膜并作分离,回纳,或于疝囊颈部离断疝囊,显露整个耻骨肌孔的腹膜前间隙。游离腹膜前空间及放置补片位置与 TEP 术式相似,最后需要将切开的腹膜进行缝合关闭。

7.4.2　腹腔镜腹壁疝补片修补术的关键手术步骤(以切口疝为例;详见视频7.3)

(1)体位　患者仰卧位。如为下腹部切口疝,可头低脚高 15°;如为上腹部切口疝,可头高脚低 15°。

(2)放置套管　根据切口疝所在的腹壁象限,在其对侧象限置入 10 mm 套管,可以采用开放入路或选择可视穿刺套管,置入腹腔镜。在腹腔镜监视下,再根据操作方便,分别放置直径 5 mm 套管 2~4 处,放入手术操作器械,便于最后固定补片。术者及持镜手立于同侧,必要时助手立于对侧。

(3)手术步骤

1)探查腹腔,分离粘连:探查腹腔,了解肝、网膜、盆底、原手术区域有无肿瘤复发,以及腹腔粘连情况,是否合并有隐匿切口疝。如为网膜粘连,采用超声刀分离粘连,以避免渗血影响术野;如为肠管粘连,建议采用腔镜剪锐性分离粘连,以避免肠管隐匿性热损伤。

2)腹腔镜下回纳疝内容物,测量疝环大小:用腔镜无损伤钳回纳疝内容物后,完整暴露切口疝,并测量疝环缺损的大小。

3)闭合疝环:采用不可吸收缝线(疝修补线)和缝针间断闭合疝环,或采用杂交技术(腔镜结合开放),于原切口处做小切口,去除皮下疝囊组织,并缝合疝环。同时,可以检查分离粘连的肠管是否有隐匿性损伤。通过闭合疝环,使腹壁肌层的连续性达到解剖复位,保持其完整性,便于之后进行补片加强修补。

4)选择置入补片:选择防粘连的疝修补材料,其尺寸需在疝环缺损大小的基础上再加上 3~5 cm,以达到完整覆盖,避免术后补片本身皱缩引起复发。防粘连材料置入腹腔后,须注意防粘连面朝向腹腔,调整补片位置,待下一步固定。

5)腹腔镜下固定补片:采用缝针悬吊固定结合螺旋钉固定。螺旋钉固定要求固定于疝环周围一圈及补片周围一圈,每个螺旋钉间隔 1~1.5 cm,可避免肠管转入补片与腹壁夹层之间。

6)留置负压引流:根据手术创面决定是否留置负压引流。引流管放置位置为盆底,转由 5 mm 穿刺孔引出,并缝合固定。

7)术后绑腹带:建议绑 3~6 个月。

7.4.3　腹腔镜结肠造口旁疝 Lap-re-Do 修补术的关键手术步骤(详见视频7.4)

(1)体位　患者仰卧位,头低脚高 15°,向左倾斜 15°。

（2）放置套管　因结肠造口一般位于左下腹,所以于右侧腋前线的右侧肋缘下水平 5 cm 处置入 10 mm 套管,可以采用开放入路或选择可视穿刺套管,放入腹腔镜。在腹腔镜监视下,分别于左侧腋前线平脐水平以下区域以及腹白线肝圆韧带下平脐水平以上区域,分别放置直径 5 mm 套管,放入手术操作器械。术者及持镜手立于患者右侧,助手立于患者左侧。

（3）手术步骤

1）探查腹腔,分离粘连:同腹腔镜切口疝补片修补术类似。

2）腹腔镜下回纳疝内容物,游离造口肠管,测量疝环大小:用腔镜无损伤钳回纳疝内容物后,采用超声刀分离造口旁疝内粘连,并尽可能游离造口肠管直至皮下,注意勿损伤造口肠管及其肠系膜血管。完整暴露造口旁疝,并测量疝环缺损的大小。

3）开放入路封闭造口肠管,切除皮下疝囊:取造口原位环形切口,注意切开前先在造口区域再次消毒。切开后拖出造口肠管并使用无菌手套对其进行封闭,即丝线结扎处理。暴露皮下疝囊空间,尽可能切除皮下疝囊组织。注意创面止血。

4）选择置入补片,调整补片与造口肠管位置:如采用 Lap-re-Do Keyhole 方式修补,置入 Dynamesh-IPST 补片,注意 PVDF 防粘连面须朝向腹腔。确定切除造口肠管长度后,调整补片袖套与造口肠管位置,并采用不可吸收缝线进行缝合固定,之后再将补片完整置入腹腔。如采用 Sugarbaker 方式修补,则由 10 mm 穿刺孔置入尺寸合适的防粘连修补材料。采用不可吸收的疝修补线,在疝环坚韧腹壁组织处每间隔 1 cm 处缝合 1 针,缩小原造口旁缺损疝环至仅能容造口肠管通过。

5）腹腔镜下固定补片:根据剩余造口肠管及肠系膜长度决定采用哪种方式修补。系膜较短者采用 Lap-re-Do Keyhole 方式固定补片,系膜较长者采用 Lap-re-Do Sugarbaker 方式固定补片(图 7-6)。

6）留置负压引流:根据手术创面决定是否留置负压引流,引流管放置位置为造口旁疝修补区域,经过盆底,转由下腹部 5 mm 穿刺孔引出,并缝合固定。

7）开放下重建造口区域:采用可吸收缝线缝合缩小原皮下疝囊空间,视原疝囊大小及缝合满意程度决定是否放置皮下负压引流管。切除冗长造口肠管,并原位重建结肠造口。最后贴上造口袋,并围上造口专用腹带。

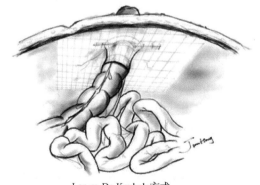
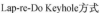

Lap-re-Do Keyhole方式

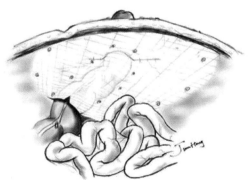

Lap-re-Do Sugarbaker方式

图 7-6　腹腔镜造口旁疝 Lap-re-Do 修补技术示意图

7.4.4 腹腔镜食管裂孔疝修补术的关键手术步骤(详见视频7.5)

（1）体位 患者仰卧,双下肢分开,呈人字位,头低脚高30°(图7-7)。

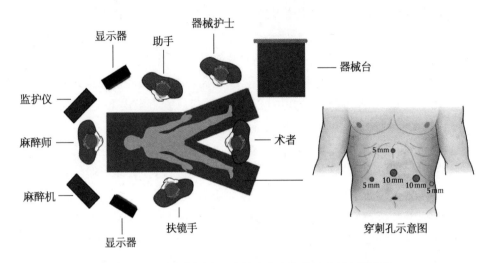

图7-7 腹腔镜食管裂孔疝修补术患者体位及穿刺套管位置

（2）放置套管 剑突与脐部连线的中点置入10 mm套管,放入腹腔镜。剑突下5 mm穿刺套管为肝脏拉钩的位置,右上腹锁骨中线肋缘下2指5 mm穿刺孔作为辅助操作孔,左上腹锁骨中线肋缘下2指10 mm穿刺套管为主操作孔。如有必要,可在左侧腋前线加做5 mm穿刺孔辅助操作。术者立于患者两腿之间,助手立于左侧,持镜手立于右侧。

（3）手术步骤 建立气腹后,以肝脏拉钩挡起肝脏,观察食管裂孔情况,尽量回纳疝内容物。从胃大弯开始以超声刀离断胃网膜左血管及胃短血管,打开左侧膈食管韧带,彻底游离胃底,显露左侧膈肌脚。然后沿肝脏边缘切开肝胃韧带,向上打开右侧膈食管韧带,显露右侧膈肌脚,游离右侧膈肌脚,注意保护迷走神经前干的肝支,并使双侧膈肌脚交汇处在食管后方显露。切开腹段食管前方的膈食管韧带,经食管裂孔游离疝囊并切除,尽量剥离或切除疝囊,回纳疝内容物。在纵隔内游离食管,使腹段食管长度达到3 cm,注意保护迷走神经。将食管向左上方牵起,在食管后用不可吸收线间断缝合膈肌脚,缩小食管裂孔至1.5~2 cm。如果膈肌脚薄弱明显或食管裂孔直径>5 cm,可用补片加强修补。补片可以钉合或缝合。然后行胃底折叠,以短松型360° Nissen折叠最多见。以无损伤抓钳夹持胃底经由食管后方绕至食管右侧,一般缝合2~3针,近端一针固定于食管肌层。折叠后检查折叠袢可容分离钳通过。其他的折叠方式还有Toupet(270°折叠)和Dor(180°折叠)。Toupet(270°折叠)是将胃底不完全包绕食管,在食管前壁两侧各缝合3~4针。而Dor(180°折叠)则是将胃底从食管前方覆盖腹段食管,并将胃底与食管缝合3~4针。这两种折叠方式也可以在合适的患者中应用。可以经肝下至脾窝放置负压引流,经右上腹穿孔引出,也可不放置。最后观察各创口有无出血,逐个关闭切口。

（何　凯　姚琪远）

参 考 文 献

［1］ 姚琪远. 腹腔镜下腹壁疝修补术在国内开展的现状及应用前景. 中国微创外科杂志,2010, 10（2）：103-107.

［2］ 姚琪远,何凯. 造口旁疝手术治疗术式选择及技术要点. 中国实用外科杂志,2012,32（6）:443-445.

［3］ Auyang ED, Carter P, Rauth T, et al. SAGES clinical spotlight review：endoluminal treatmentsfor gastroesophageal reflux disease （GERD）. Surg Endosc, 2013, 27（8）: 2658-2672.

［4］ Dallemagne B, Weerts JM, Jehaes C, et al. Laparoscopic Nissen fundoplication：preliminary report. Surg Laparosc Endosc, 1991, 1（3）: 138-143.

［5］ Kohn GP, Price RR, DeMeester SR, et al. Guidelines for the management of hiatal hernia. Surg Endosc, 2013, 27（12）: 4409-4428.

［6］ Kuster GG, Gilroy S. Laparoscopic technique for repair of paraesophageal hiatal hernias. J Laparoendosc surg, 1993, 3（4）: 331-338.

［7］ Le Blanc KA, Booth WV. Laparoscopic repair of incisional abdominal hernias using expanded polytetrafluoroethylene：preliminary findings. Surg Laparosc Endosc, 1993, 3（1）: 39-41.

［8］ Matthews RD, Neumayer L. Inguinal hernia in the 21st century：an evidence-based review. Curr Probl Surg, 2008, 45（4）: 261-312.

［9］ Rutkow IM. Demographic and socioeconomic aspects of hernia repair in the United States in 2003. Surg Clin North Am, 2003, 83（5）: 1045-1051.

［10］ Stoikes N, Quasebarth M, Brunt LM. Hybrid ventral hernia repair：technique and results. Hernia, 2013, 17（5）: 627-632.

8

微创手术在减重与代谢外科中的应用

8.1 腹腔镜减重与代谢手术的发展历史和现况

自 20 世纪 50 年代起,欧洲和美国的医师开始关注日益庞大的肥胖人群。除了肥胖本身,人们认识到肥胖相关疾病,如糖尿病、高血压病、冠心病、深静脉血栓、心力衰竭、关节炎、腹外疝及肥胖相关肿瘤等也严重威胁肥胖人群的健康。同时,外科医师从临床实践中观察到,接受小肠切除后的患者由于消化、吸收功能障碍而出现体重减轻,可通过手术干预使病态肥胖患者处于吸收不良的状态从而治疗肥胖症。

在这样的背景下,经过半个多世纪的发展,减重手术具有明显而持久的减重效果,而且对于睡眠呼吸暂停综合征、多囊卵巢综合征、骨关节炎及胃食管反流疾病等肥胖相关疾病也有明显的治疗效果。减重手术除了具有减轻体重的作用,更重要的是可给全身代谢性疾病带来长期改善,甚至达到治愈标准,这些代谢性疾病包括 2 型糖尿病、高血压病、高脂血症、非酒精性脂肪肝及痛风等。因此,尽管外科手术自身存在各种风险,但与传统治疗相比可以显著降低肥胖人群的总体死亡率。

近几十年来减重手术方式经历了巨大的改变,尤其是腹腔镜技术的普及为减重外科的发展带来了革命性的变化。腹腔镜微创手术在术后早期病死率及并发症发生率方面明显低于开腹手术,故对减重手术来说推荐使用腹腔镜手术。随着减重手术的广泛开展,人们对其疗效评价和作用机制的探索也在不断深入,对于减重手术机制的认识经历了限制容量和吸收不良到胃肠道激素相互作用、神经-内分泌信号通路、菌群的作用以及中枢能量平衡机制。在此过程中,人们认识到减重手术也是代谢性手术,因为在体重减轻的同时还不同程度地改善了糖尿病、高血压病、高脂血症等,而对患者来讲代谢改变比体重减轻显得更加重要。因此,"减重外科"或"肥胖症外科"逐渐被"减重与代谢外科"或"肥胖与代谢病外科"所取代。

在减重与代谢手术历史上有显著效果的术式主要有 6 种,即空肠回肠旁路术(jejunoileal bypass,JIB)、Roux-en-Y 胃绕道术(Roux-en-Y gastric bypass,RYGB)、垂直捆绑胃成形术

（vertical banded gastroplasty，VBG）、胆胰分流术（biliopancreatic diversion，BPD）及十二指肠转位术（duodenal switch，DS）、可调节胃束带术（adjustable gastric banding，AGB）、袖状胃切除术（sleeve gastrectomy，SG）。

早期开展的 JIB 由于术后早期和远期并发症较多，限制了其应用，这些主要与短肠综合征和旁路肠段肠壁屏障功能减弱，细菌大量繁殖，通过肠系膜静脉血管进入门静脉系统，导致肝脏感染有关。自从更安全的 RYGB 出现后，这种手术方式逐渐被淘汰。RYGB 最早开始于1966 年，由被誉为肥胖及代谢病外科之父的 Mason 和 Ito 开展。1994 年，Wittgrove 报道了腹腔镜 Roux-en-Y 胃旁路手术（LRYGB），腹腔镜手术的效果与开腹手术相当，但安全性要高于开腹手术，在美国被视为减重手术的金标准术式。

1979 年，意大利的 Scopinaro 为了解决 JIB 肠道菌群过度繁殖的问题创建了 BPD。食物特别是脂类的消化和吸收主要发生在与来自胆胰袢的消化液混合后的公用肠段，因此该段的长度对手术效果的影响至关重要。由于食物从胃直接进入功能肠袢，胃酸失去了胆汁的缓冲作用，必须通过手术方式来减少胃酸对肠黏膜的损伤。1993 年，加拿大的 Marceau 等报道了十二指肠移位的胆胰转流手术（图 8-1）。与 BPD 一样，该术式需要同时行袖状胃切除术以减少胃酸分泌。该术式的特点在于保留了幽门功能，能有效减少倾倒综合征的发生；保留的近端十二指肠产生的碳酸氢盐屏障可以中和胃酸，减少吻合口溃疡的发生；由于公用肠段较长，在保证减重效果的前提下有利于营养物质的消化吸收，可以在一定程度上降低脂肪泻和低蛋白血症的发生率。BPD 和 DS 手术较复杂，手术时间长，需要更有经验的医师来完成。另外，术后可能出现蛋白质和其他营养物质的缺乏、肝功能衰竭等。因此，术后必须建立终身随访的制度。但是，BPD/DS 确实是所有减重手术中减重和改善代谢效果最持久的。

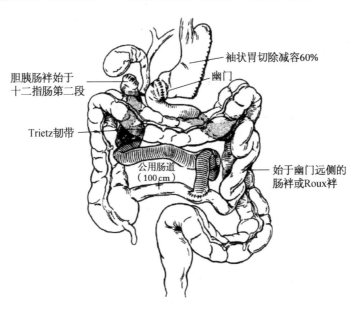

图 8-1　Marceau 设计的十二指肠移位的胆胰转流手术

Mason 教授于 1971 年实施了胃成形术（图 8-2），1993 年 Chua 和 Mendiola 首次在腹腔镜下成功实施了胃成形术。1996 年，由 Champion 博士设计的腹腔镜 VBG 也得到了发展，他通过对胃底和胃体左侧上半部做楔形切除建立垂直管状胃，成形后的管状流出道外放置约束带，但容易引起流出道梗阻。而且，VBG 术后复胖的概率比较高，AGB 出现后 VBG 逐渐被淘汰。1986 年，美国的 Kuzmak 提出了 AGB 来解决这一问题（图 8-3）。他使用的约束带内衬球囊，与经皮下植入腹直肌表面皮下脂肪内的输注泵相连接，约束带上方的胃腔被分隔成 15～20ml 的胃小囊。可以通过注入盐水调节气囊大小，同时对胃小囊的流出道进行调整。约束带可以经过缝合固定被包埋在管状胃壁上，进一步防止滑脱移位。这种术式起初并没有引起肥胖外科医师的重视，但随着腹腔镜技术的推广，外科医师开始注意到这种操作比较容易的手术方法。

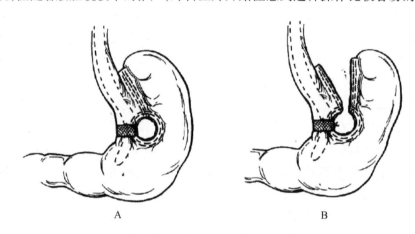

图 8-2　Mason 设计的垂直捆绑式胃成形术

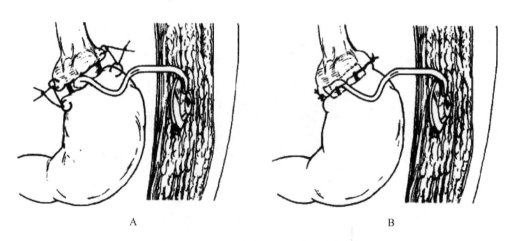

图 8-3　Kuzmak 提出的可调节胃束带术

比利时的 Belachew 于 1993 年开始在腹腔镜下实施 AGB（LAGB）。1994 年，改良型可调节约束带在欧洲上市；2001 年，FDA 批准可调节约束带在美国上市。由于创伤小、安全性高且可逆，LAGB 自 20 世纪 90 年代以来在欧美国家被普遍接受，与 LRYGB 共同成为最为流行的减重手术方式。但是,随着其他手术方式的发展以及减重外科领域对手术原理和作用机制的深入研究,以及 LAGB 术后复胖比例较高、术后并发症较多等问题,LAGB 开始逐渐被效果更明显的手术方式取代。

SG 最初由 Marceau 于 1993 年提出,用于极重度肥胖合并严重并发症的患者,作为胆胰旁路术的一部分以减少胃酸分泌。其后 SG 术作为第一阶段手术逐步应用于极重度肥胖的高危患者,SG 术后 6 ~ 18 个月再根据减重情况行胆胰旁路术或胃旁路术。由于减重效果确切,避免了消化道重建和吻合,手术风险和术后并发症的发生率降低,因此 SG 术开始作为一种独立的术式应用于各种程度的肥胖症患者。SG 手术操作相对简单,创伤小,远期并发症如营养不良、倾倒综合征等发生率较 RYGB 低,而手术疗效并不逊于 RYGB 很多,因此易被患者和外科医师所接受。近年来,在全世界范围特别是亚洲地区成为发展最迅速的术式。虽然 SG 术没有对消化道进行重建,但越来越多的减重外科医师开始认为 SG 术并不应当被看作单纯的限制性手术。SG 术后的代谢改变并不单纯是体重减轻的结果,更为重要的是对行为和生理机制的改变,其中完整切除胃底后胃肠激素水平的变化比单纯减小胃容量的作用更加重要。

8.2 腹腔镜减重与代谢手术的适应证与禁忌证

8.2.1 手术适应证

1991 年 3 月,通过外科手术治疗病态肥胖得到了美国国立卫生研究院(National Institutes of Health,NIH)的认可,标志着肥胖症外科正式成为外科新的分支。美国肥胖外科学会(American Society for Bariatric Surgery,ASBS)和美国胃肠内镜外科医师学会(Society of American Gastrointestinal Endoscopic Surgeons,SAGES)于 2001 年共同颁布了减重手术的治疗指南。之后,不同国家和地区的外科学会或机构相继制定了许多使用减重代谢手术治疗病态肥胖的指南。这些治疗指南中对于减重代谢手术的适应证基本上与 1991 年 NIH 指南保持了一致,对于单纯性肥胖 BMI$\geq$40 kg/m^2 或 BMI$\geq$35 kg/m^2 伴有代谢性疾病者建议手术。

亚洲人群具有人种上的特殊性,多以"向心性"肥胖为特征,脂肪主要在腹壁和腹腔内蓄积过多,对代谢影响很大,"向心性"肥胖是多种慢性病的重要危险因素之一。因此,中国对减重代谢手术适应证的 BMI 标准较西方下调 2.5 kg/m^2,即单纯性肥胖 BMI$\geq$37.5 kg/m^2 或 BMI$\geq$32.5 kg/m^2 伴有代谢性疾病建议手术。2011 年,肥胖外科国际联盟(IFSO)制定了适用于亚太地区的治疗指南,规定了适用于亚洲人群的减重代谢手术适应证:①BMI$\geq$35 kg/m^2 的肥胖患者、推荐减重手术;②BMI$\geq$30 kg/m^2,通过生活方式改善、药物治疗不能控制的 2 型糖尿病(T2DM)/代谢综合征患者,推荐减重/代谢手术;③BMI$\geq$27.5 kg/m^2,通过生活方式改善、药物治疗不能控制的 T2DM/代谢综合征患者,可选手术治疗;④BMI$\geq$27.5 kg/m^2 的患者,在充分知情同意及伦理认可基础上做进一步研究论证。

而对于 T2DM,根据中国医师协会外科医师分会肥胖和糖尿病外科医师委员会《中国肥胖和 2 型糖尿病外科治疗指南》(2014),其手术适应证为:①T2DM 病程≤15 年,且胰岛仍存有一定的胰岛素分泌功能,空腹血清 C 肽≥正常值下限的 1/2;②患者的 BMI 是判断是否适合手术的重要临床标准(表8-1);③男性腰围≥90 cm、女性腰围≥85 cm 时,可酌情提高手术推荐等级;④建议年龄为 16~65 岁。

表 8-1　手术治疗 T2DM 患者入选标准

BMI(kg/m²)	临床情况	手术推荐等级
≥32.5		积极手术
27.5 ~ <32.5	患有 T2DM,经改变生活方式和药物治疗难以控制血糖,且至少符合额外的 2 个代谢综合征组分[1]或存在合并症[2]	可考虑手术
25.0 ~ <27.5	患有 T2DM,经改变生活方式和药物治疗难以控制血糖,且至少符合额外的 2 个代谢综合征组分[1]或存在合并症[2]	慎重开展手术[3]

注:(1)代谢综合征组分(IDF 定义)包括高三酰甘油(空腹 TG≥1.70 mmol/L)、低高密度脂蛋白-胆固醇(男性空腹 HDL-ch <1.03 mmol/L,女性空腹 HDL-ch < 1.29 mmol/L)、高血压(收缩压≥ 130 mmHg 或舒张压≥85 mmHg,1 mmHg = 0.133kPa);(2)合并症包括糖代谢异常及胰岛素抵抗、阻塞性睡眠呼吸暂停综合征(OSAS)、非酒精性脂肪性肝炎(NASH)、内分泌功能异常、高尿酸血症、男性性功能异常、多囊卵巢综合征、变形性关节炎、肾功能异常等,尤其是具有心血管风险因素或 T2DM 慢性并发症;(3)有一定疗效,但国内外缺少长期疗效的充分证据支持,建议慎重开展。

8.2.2　手术禁忌证

1)明确诊断为非肥胖型 1 型糖尿病。

2)胰岛 B 细胞功能已基本丧失,血清 C 肽水平低或糖负荷下 C 肽释放曲线低平。

3)BMI <25.0kg/m² 者目前不推荐手术。

4)妊娠糖尿病及某些特殊类型糖尿病患者。

5)滥用药物或酒精成瘾或患有难以控制的精神疾病。

6)智力障碍或智力不成熟、行为不能自控者。

7)对手术预期不符合实际者。

8)不愿承担手术潜在并发症风险。

9)不能配合术后饮食及生活习惯的改变,依从性差者。

10)全身状况差,难以耐受全麻或手术者。

8.3　腹腔镜减重与代谢手术的应用解剖和生理学基础

8.3.1　胃的应用解剖

胃上连食管,下续十二指肠。其大小和形态因胃充盈程度、体位以及体型等状况而不同。成年人胃在中等度充盈时,平均长度(胃底至胃大弯下端)为 25~30 cm,胃容量约 1 500 ml。

胃分为上下口,大小两个弯和前后两个壁,并分为 4 部。胃的上口称为贲门,接食管。下口称为幽门,通十二指肠。胃小弯相当于胃的右上缘,自贲门延伸到幽门。在胃小弯的最低处,可明显见到一切迹,称为角切迹,它是胃体与幽门部在胃小弯的分界。胃大弯始于贲门切迹,此切迹为食管左缘与胃大弯起始处所构成的锐角,也称为 His 角。胃大弯从起始处呈弧形突向左上方,形成胃底的上界;此后胃大弯弧形突向左,继而突向前下方,直至第 10 肋软骨平面。胃的 4 部即贲门部、胃底、胃体与幽门部。贲门部是指胃贲门周围的部分,与胃的其他部无肉眼可见的界限。通过组织学的方法可以确定,因贲门部的胃黏膜内含有贲门腺,有别于胃其他部的腺体。胃底是指贲门切迹平面以上的部分。其中含有咽下的空气(约 50 ml),X 线摄片上可见此气泡,放射学中称为胃泡。胃体上方与胃底相续,下界在胃小弯为角切迹。在胃大弯处无明显界标,一般以胃大弯开始转为近于横向行走处为界,此处与角切迹之连线为胃体与幽门部的分界线。幽门部居胃体下界与幽门之间。幽门部的左侧份较为扩大,称为幽门窦;右侧份呈长管状,管腔变窄,称为幽门管,长约 2 ~ 3 cm。胃溃疡和胃癌多发生于胃的幽门窦近胃小弯处,临床上所称的“胃窦”即幽门窦,或是包括幽门窦在内的幽门部。

8.3.2　小肠的应用解剖

小肠分十二指肠、空肠和回肠。十二指肠起自胃幽门,回肠末端连接盲肠。正常成人小肠全长 3 ~ 5.5 mlm,但个体差异较大。十二指肠长 25 ~ 30 cm。空肠与回肠间并无明确的解剖标志,小肠上段 2/5 为空肠,下段 3/5 为回肠。十二指肠和空肠交界处为十二指肠悬韧带(Treitz 韧带)所固定。空肠黏膜有高而致密的环壁,愈向下则皱襞愈低而稀疏,至回肠远端常消失,故肠壁由上而下逐渐变薄,肠管也逐渐变细。

空肠和回肠血液供应来自肠系膜上动脉,该动脉从腹主动脉分出,在胰腺颈部下缘穿出,跨过十二指肠横部,进入小肠系膜根部;分出胰十二指肠下动脉、中结肠动脉、右结肠动脉、回结肠动脉,以及 12 ~ 16 支空肠、回肠动脉;各支相互吻合形成动脉弓,最后分出直支达肠壁。近端小肠的动脉仅有初级动脉弓,直支较长,故系膜血管稠密,肠系膜的脂肪也较少。愈向小肠远端则可有 3 级和 4 级动脉弓,因而分出的直支较短,且肠系膜脂肪较多。小肠的静脉分布与动脉相似,最后集合成肠系膜上静脉,而与脾静脉汇合成为门静脉干。

空肠黏膜下有散在孤立性淋巴小结,至回肠则有许多淋巴集结(Peyer 集结)。小肠淋巴管起始于黏膜绒毛中央的乳糜管,淋巴液汇集于肠系膜根部的淋巴结,再经肠系膜上动脉周围淋巴结、腹主动脉前的腹腔淋巴结而至乳糜池。

小肠接受交感和副交感神经支配。来自腹腔神经丛和肠系膜上神经丛的交感神经节后纤维和迷走神经的节前纤维,沿肠系膜血管分布至肠壁。交感神经兴奋可使小肠蠕动减弱,血管收缩;迷走神经兴奋可使肠蠕动和肠腺分泌增加。小肠的痛觉由内脏神经的传入纤维传导。

小肠是食物消化和吸收的主要部位。除了来自肝和胰腺的消化液外,小肠黏膜分泌含有多种酶的碱性肠液。食糜在小肠内经消化分解为葡萄糖、半乳糖、果糖、氨基酸、脂肪酸等,即由小肠黏膜吸收。水、电解质也主要在小肠吸收。此外,还有某些微量物质和维生素等,以及包括胃肠道分泌液和脱落的胃肠道上皮细胞等构成的大量内源性物质也在小肠吸收。男性成人中,这些内源性物质的液体量估计每天达 8 000 ml 左右,再加每天摄入的水分约 2 000 ml,而仅 500 ml 左右进入结肠。因此,在小肠疾病如肠梗阻或肠瘘发生时,可引起严重的营养障碍和水、电解质平衡失调。

8.3.3 胃肠激素

（1）胃饥饿素（ghrelin） 主要由胃底细胞分泌,作用于下丘脑以促进食欲,增加食物摄入,同时抑制能量消耗及脂肪分解。另外,能通过旁分泌的方式抑制胰岛细胞分泌胰岛素。由于切除了胃底,SG 术后总胃饥饿素水平明显下降。

（2）缩胆囊素（CCK） 在进食富含脂类、蛋白质的食物和胃扩张的刺激下,由十二指肠、空肠迅速分泌,CCK,作用于迷走神经受体,产生抑制摄食行为、减轻体重的效应。在全胃切除术后可以观察到 CCK 水平升高。但是减重/代谢手术后 CCK 的变化研究较少。有初步研究证实,RYGB 及 AGB 术后 CCK 水平无明显变化。

（3）胰高血糖素样肽-1（GLP-1） 是作用于胰腺 β 细胞的受体,引起葡萄糖依赖的胰岛素分泌,作用于外周及中枢神经系统的受体可抑制胃酸分泌,减慢胃排空速度,延迟食物吸收,产生饱腹感,减少食欲,同时能抑制胰岛 α 细胞分泌胰高血糖素。2009 年,Peterli 等首次报道了 SG 术后患者餐后 GLP-1 的升高水平与 RYGB 相当,但在其他限制性手术中未能观察到这种效应。之后类似的结果在人和大鼠中多次报道。最近的一项研究报道了动物模型中 SG 术后不但餐后 GLP-1 的升高水平与 RYGB 相当,餐后胰岛素的增长水平也与 RYGB 相当。

（4）肽 YY（PYY） 和 GLP-1 一样,是由回肠末端 L 细胞分泌。其主要作用于外周及中枢神经系统的相应受体,达到减慢胃排空和减少食欲的效应。与 GLP-1 一样,SG 术后 PYY 水平明显升高,与 RYGB 相当。

8.4 腹腔镜减重与代谢手术的关键步骤

8.4.1 腹腔镜袖状胃切除术

（1）体位 患者仰卧大字位。手术开始后体位调整至头高脚低30°～45°。将患者妥善固定,防止滑落,也可以采用足板支撑。注意患者体重需在手术床的载重负荷之内。术者位于患者右侧,持镜手位于患者两腿之间,助手位于患者左侧,器械护士位于患者右侧紧邻术者。

（2）放置套管 先于脐部用气腹针建立气腹,压力 14 mmHg。采用五孔法,以距离剑突 15 cm 为中心扇形分布穿刺孔。左、右锁骨中线放置 12 mm 穿刺套管,作为主操作孔和观察孔;左、右腋前线放置 5 mm 穿刺套管;剑突下放置 5 mm 穿刺套管并插进入肝脏拉钩。

（3）手术步骤

1）胃大弯侧游离:使用超声刀沿大弯侧紧贴胃壁游离（可以避免误伤胃网膜血管）,锐性切断。使用超声刀凝断小血管分支时注意无张力,可以减少出血。将大网膜由胃大弯完整游离,凝断胃短血管;将胃底游离,并显露左侧膈肌角和贲门切迹（His 角）。尽量沿胃壁游离,可以减少脾血管和脾意外损伤的风险。向右下游离胃大弯侧达幽门管,距离幽门 3 cm。胃后壁的粘连也予以分离。离断小网膜囊,探查有否食管裂孔疝,若有可一并缝合修补。

2)放置支撑管:一般采用 32～38F 直径的支撑管,用石蜡油润滑后置入,经胃小弯侧过幽门进入十二指肠。注意调整支撑管进入深度,使其顺胃小弯侧胃壁走行。

3)袖状胃切割吻合:采用可调节角度的腔镜胃肠直线切割闭合器(以强生爱惜龙为例),建议采用加长型。调整闭合器适当角度,第一枚使用绿色闭合钉,从距离幽门 3～5 cm 开始沿支撑管方向进行切割吻合,通常保留胃小弯胃壁约 2 cm 宽度。第二枚开始使用金钉或蓝钉,应用切割闭合器更换钉舱,沿支撑管连续切割、闭合胃壁,直达左侧 His 角。注意保留 His 角距离食管约 1 cm 进行夹闭切割,而非紧贴食管,以免狭窄。将胃大弯及全部胃底切除,使保留的胃呈上窄下略宽的管状胃。切割吻合线应平整连续,且位于胃的侧方(图 8-4)。如遇切割线出血,可电凝止血。残留胃容量根据选择的导管口径不同,一般控制在 40～100 ml。

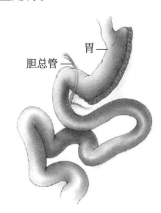

胃—

胆总管—

图 8-4　腹腔镜袖状胃切除术示意图

4)加固切割吻合线:采用可吸收线连续全层缝合切割吻合缘,进针出针时注意沿着吻合钉脚,切勿缝合过宽造成狭窄。采用 V-lock 缝合线可以降低缝合难度。缝合完毕后检查有无活动性出血,吻合线喷涂生物蛋白胶。对吻合线的加固措施可以减少吻合线漏和出血的发生概率。注射亚甲蓝或气体测漏,也可术后第一天进行造影检查。

5)取标本:将标本由右侧切口扩口后取出。右侧肋缘下置入引流管并放置于胃切割闭合口周围,固定右侧腹壁。切口全层缝合,术毕。

8.4.2　腹腔镜 Roux-en-Y 胃绕道术

(1)体位　同腹腔镜袖状胃切除术。

(2)放置套管　取脐部切口建立气腹,插入 10 mm Trocar 及腹腔镜;分别于右侧肋缘下 15 cm 锁中线交点,右侧肋缘下 5 cm 与腋前线交点,左侧肋缘下 5 cm 与腋前线交点处切口,直视下置入 Trocar 及器械。剑突下放置 5 mm 穿刺套管并插入肝脏拉钩。

(3)手术步骤

1)制作胃小囊

首先置入肝脏拉钩将肝脏拉起暴露。向下向左牵拉胃底,显露食管血管及胃左静脉第 1、2 支。在第 1、2 支之间向胃小弯侧胃后壁锐性分离,顺利建立胃小弯侧隧道。进一步向下向左牵拉胃底,显露左侧 His 角。采用超声刀锐性分离,在胃底与 His 脚之间锐性分离,使胃底远离 His 脚。拔出胃管,置入球囊支撑管,注气入球囊,使气囊在贲门下。置入腔镜切割闭合器,选用蓝钉或金钉,沿刚建立的胃小弯侧隧道切割,直达左侧 His 角,建立 30ml 左右胃小囊。在胃小囊前壁切口,以备吻合用。

2）胃-空肠吻合：

寻找 Treitz 韧带，沿空肠起始部向下计数 100～120 cm，选用白色切割闭合器切断小肠，劈开小肠系膜。于远端肠袢对应的系膜缘切口，上提远端肠袢，采用切割闭合器行胃-空肠侧侧吻合。球囊胃管支撑下方用 3-0 可吸收线连续缝合关闭胃肠吻合残余切口。经球囊胃管注入亚甲蓝，检测胃肠吻合口有无渗漏。

3）空肠-空肠吻合：沿胃肠吻合口向远端计数 100 cm 空肠并切口，于近端空肠切口与远端空肠行肠肠吻合，吻合口直径 25 mm（图 8-5）。

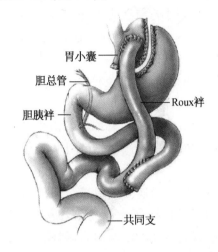

胃小囊
胆总管
胆胰袢
Roux袢
共同支

图 8-5　腹腔镜 Roux-en-Y 胃旁路手术示意图

4）关闭系膜裂孔：用 3-0 可吸收线连续缝合关闭肠肠吻合口及各腹膜裂孔。

5）于胃肠吻合口后方留置引流管。拔出器械及穿刺器，各穿刺孔逐层缝合，皮肤皮内缝合，术毕。

肥胖症患者本身常合并较多内科疾病，加之手术后全身代谢情况将发生较大改变，此类手术与普外科常规胃肠手术相比，围手术期需要多学科团队的参与，进行更全面的评估和准备；并且需要专人对患者进行更长时间的随访和管理，这样才能减少手术风险和术后并发症，达到长期有效地控制体重和 2 型糖尿病等肥胖相关疾病的目的。

（丁　锐　姚琪远）

─────────────── **参 考 文 献** ───────────────

［1］刘金刚,郑成竹,王勇,等.中国肥胖和 2 型糖尿病外科治疗指南(2014 版).中国实用外科杂志,2014,34 (11):1005-1006.

［2］Basso N, Capoccia D, Rizzello M, et al. First-phase insulin secretion, insulin sensitivity, ghrelin, GLP-1, and PYY changes 72 h after sleeve gastrectomy in obese diabetic patients：the gastric hypothesis. Surg Endosc, 2011, 25(11): 3540-3550.

［3］Buchwald H, Avidor Y, Braunwald E, et al. Bariatric surgery: a systematic review and meta-analysis. JAMA, 2004, 292(14): 1724-1737.

［4］Buchwald H, Oien DM. Metabolic/bariatric surgery worldwide 2011. Obes Surg, 2013,23(4):1-10.

［5］Flegal KM, Carroll MD, Kit BK, et al. Prevalence of obesity and trends in the distribution of body mass index among US adults, 1999-2010. JAMA, 2012, 307(5): 491-497.

［6］Franco JV, Ruiz PA, Palermo M, et al. A review of studies comparing three laparoscopic procedures in bariatric surgery: sleeve gastrectomy, Roux-en-Y gastric bypass and adjustable gastric banding. Obes Surg, 2011, 21(9): 1458-1468.

［7］Gumbs AA, Gagner M, Dakin G, et al. Sleeve gastrectomy for morbid obesity. Obes Surg, 2007, 17(7): 962-969.

［8］Kasama K, Mui W, Lee WJ, et al. IFSO-APC consensus statements 2011. Obes Surg, 2012, 22(5): 677-684.

［9］Mokdad AH, Ford ES, Bowman BA, et al. Prevalence of obesity, diabetes, and obesity-related health risk factors, 2001. JAMA, 2003, 289(1): 76-79.

［10］Schauer PR, Kashyap SR, Wolski K, et al. Bariatric surgery versus intensive medical therapy in obese patients with diabetes. N Engl J Med, 2012, 366(17): 1567-1576.

［11］Yehoshua RT, Eidelman LA, Stein M, et al. Laparoscopic sleeve gastrectomy — volume and pressure assessment. Obes Surg, 2008, 18(9): 1083-1088.

9

腔镜技术在胰腺外科的应用

9.1 胰腺腔镜技术的发展历史和现况

自从 1912 年 Kausch 对壶腹癌患者完成第一台胰十二指肠切除术以来,胰腺手术治疗方式有了巨大的进步,如 Whipple 等于 1935 年对胰十二指肠切除术进行了改良,Priestley 等于 1944 年报道了第一台成功的全胰腺切除术,Traverso 以及 Longmire 于 1978 年实施了保留幽门的胰十二指肠切除术。尽管存在围手术期并发症及死亡发生率高等问题,但随着技术攻关和理念更新,胰腺手术的安全性和有效性已逐渐达到可接受范围。

由于胰腺本身解剖结构特殊、生理功能复杂,胰腺手术在操作上的要求和难度均远高于胆道及胃肠,所以腹腔镜胰腺手术不仅起步晚,而且发展相对缓慢。腹腔镜胆囊切除术于 1987 年成功实施,随后 10 年里,研究者通过动物实验先后证实了腹腔镜胰腺肿块剜除及胰体尾联合脾切除术的可行性。但关于腹腔镜胰腺头部切除的报道较少,且仅应用于壶腹部恶性肿瘤的探查分期及姑息治疗。直至 2006 年,依靠微创专用器械的高速研发及许多外科医师在手术技巧上的不懈努力,腹腔镜胰腺肿块剜除术(laparoscopic enucleation,LE)和胰体尾(远端胰腺)切除术(laparoscopic distal pancreatectomy,LDP)的报道才开始逐渐增多,成为可以与传统开腹胰腺手术相媲美的成熟、普及和安全术式。近 10 年,在高清腔镜和机械臂等技术辅助下,腔镜术野更清晰、操作更精细。国内外一批外科医师通过专业训练,努力在腔镜下完成精细解剖和细致吻合,在达到肿瘤切除所需的游离和清扫基础上使系统创伤更为减少,从而证明腔镜技术在胰腺肿瘤治疗方面具有可行性和有效性。Mayo Clinic 等少数医学中心已将腹腔镜胰十二指肠切除术定义为胰腺良性或低度恶性肿瘤切除的常规术式。

就整体而言,腹腔镜平台上的胰腺手术创伤较开腹平台减少,具有减轻术后疼痛感并加速康复等优势。但是,腹腔镜胰腺手术的安全性与可行性在很大程度上依赖于手术者的技术水平,需要胰腺外科医师经历较长的学习周期,掌握熟练的腔镜技巧和拥有丰富的手术经验。同时腹腔镜与开腹平台的手术要求均须遵循肿瘤根治原则,如完整切除、切缘阴性、彻底清扫和非接触操作等。由此,笔者建议腹腔镜胰腺手术应在有大量临床开腹经验的大型医疗机构进行,在初期应严格筛选适应证和患者,以手术安全、有效为前提,努力实现患者整体微创和获益。

需要补充的是,在胰腺外科领域广泛应用的腔镜技术除了腹腔镜手术平台,还有消化内镜操作平台,两者在胰腺疾病诊治应用中多有交叉和互补。消化内镜自1868年德国人发明的金属管状式胃镜以来,历经硬式内镜、半可屈式内镜、纤维内镜(软式镜)3个发展阶段后,终于于1983年诞生了电子内镜。普遍运用电子内镜后,消化内镜技术平台得到了质的飞跃。同腹腔镜成像原理相似,消化内镜也通过电荷耦合器件(CCD)将光信号转变为电信号并在监视器上实时显示高清图像,这使得在内镜下进行操作成为可能。目前在消化内镜平台上开发的新技术操作日新月异,已从原来辅助内科诊断功能迅速延展至外科手术治疗领域,正成为继传统开腹、腹腔镜后的第三大手术平台。

9.2 胰腺手术在腔镜平台的分类

9.2.1 腹腔镜平台

(1)腹腔镜胰腺手术 经典的腹腔镜平台即利用冷光源和摄像系统,在已建立的气腹上穿孔置入镜头进行探查,体内图像通过光纤传输及数字化转换在体外大屏幕上呈现。因此,腹腔镜最先应用于胰腺疾病的诊断,比如术前探查和组织活检等。随着腹腔镜可视分辨率达到高清水平,清晰图像加上可变视野弥补了单纯肉眼分辨和探查的局限,可发现术前影像学检查遗漏的细小转移灶。

腹腔镜手术即在腹腔镜平台上辅以小切口置入专用器械同期进行手术操作,其精细度和可控度可与传统手术相似。目前相对成熟的腹腔镜胰腺手术有:腹腔镜胰腺肿块剜除术、腹腔镜胰体尾切除术、腹腔镜胰腺中端切除术(laparoscopic central pancreatectomy,LCP)和腹腔镜胰十二指肠切除术(laparoscopic pancreaticoduodenectomy,LPD)。

(2)3D腹腔镜胰腺手术 3D腹腔镜是在经典的腹腔镜平台上对图像显示进行改进,从最初的快门式到现在的偏振式,努力改善术者视觉适应和疲劳感。3D腹腔镜平台可提供三维立体图像和视野,在还原术者原有的双眼立体视觉基础上更好地展现术区的组织层次结构,理论上有助于腔镜操作的精确性和安全性,更有利于满足胰腺手术在深度和难度上的需求。但限于目前设备普及等问题,3D腹腔镜胰腺手术的优势性尚缺乏有力证据。

(3)机器人腹腔镜胰腺手术 机器人手术系统是在腹腔镜平台基础上添加了可模仿手操作进行手术的机械臂,是集腹腔镜、人体机械工程、远程控制等多项现代高科技手段于一体的综合体,可实现外科医师远离手术台操纵机械臂进行手术,与传统手术概念有明显不同,是具有革命性的微创外科手术平台。机器人腹腔镜手术平台可提供3D影像,使术野更清晰;还可提供机械臂减震防抖等功能,使手术操作更为稳定和安全。

机器人手术系统应用于胰腺外科手术具有很好前景,凭借对机械活动度和稳定性的优化,在消化道吻合重建、重要血管处理等关键操作方面较经典腹腔镜手术具有明显优势,但缺乏力反馈。拥有丰富开腹和腹腔镜胰腺手术基础的外科医师,通过短期模拟训练后常能迅速达到手眼配合协调、器械操控熟练等要求。由于机器人手术设备昂贵,单次使用费用较高,目前在国内只有少数医疗中心开展机器人胰腺手术。相信随着科技不断发展,机器人胰腺手术在将来会得到进一步推广和应用。

9.2.2 消化内镜平台

(1)经内镜逆行胰胆管造影术(ERCP)及其衍生技术　ERCP曾主要应用于对十二指肠壶腹、胆总管及胰管病变的诊断,如"双管征""软藤征"等特殊征象,对胰腺肿瘤具有特异性诊断价值。通过ERCP还可从胰管内收集纯胰液进行肿瘤标记检测或经胰管内细胞刷检后行病理学诊断。但检验难度高、诊断灵敏度低、并发症发生率高,故应用十分有限。由于ERCP存在无法避免的医源性胰腺炎等风险,其在诊断方面的地位正被磁共振逆行胆胰管成像(MRCP)所取代。

ERCP技术自1973年首次报道可使用推刀进行括约肌切开、采用弓形刀进行拉提式乳头切开后,即标志其存在治疗性价值,随后相应新器械的研发更是不断衍生新技术。ERCP现已成为诊治胰胆系统疾病的重要途径和手段,如经内镜十二指肠乳头括约肌切开术(EST),目前是胆总管结石、急性胆管炎的主要治疗手段;经内镜十二指肠鼻胆引流(ENBD)是胆道梗阻减轻黄疸的主要技术;内镜下胆管塑料支架引流术(ERBD)已广泛应用于良恶性胆管狭窄的内镜治疗。

(2)内镜超声(EUS)及其衍生技术　为克服超声波本身不易通过骨性及气体界面的特性,弥补体表探测时出现盲区及内镜检查的局限性,内镜、超声探测仪联合装置——超声内镜(EUS)应运而生。胰腺作为腹膜后器官与体表距离远、位置深,常规B超探测常受胃部气体干扰。但内镜超声可将内镜插入胃和十二指肠腔内,经胃壁或十二指肠壁可清晰观察邻近胰腺实质和导管,是目前诊断胰腺微小病变灵敏度最高的手段。与此同时,应用超声内镜引导下细针抽吸术(EUS + FNA)可以获取细胞学或组织学标本,对胰腺肿瘤的定性、鉴别、分期具有重要意义,极大提高了胰腺肿瘤的诊断率。在治疗方面,通过内镜超声引导对胰腺炎后胰周积液进行引流、对腹腔神经节进行药物注射阻滞(CPN)、放射性^{125}I粒子置入术和顺行胆胰管手术等技术正在蓬勃发展,极具临床应用前景。

9.3　胰腺外科腔镜技术应用的适应证

9.3.1　胰腺炎

(1)急性胰腺炎发作期　胆道结石和梗阻是诱发急性胰腺炎(acute pancreatitis, AP)的主要原因之一，更是影响胰腺炎预后的重要原因，对其进行干预的时机和方式是目前临床关注和争论的焦点。现有的研究结果显示，当急性胰腺炎发作期合并急性胆道梗阻及急性胆管炎时，建议早期行经内镜下鼻胆管引流术(ENBD)或胆管塑料支架引流术(ERBD)，达到胆管引流减压的作用。当胆胰共同通道被结石等堵塞时，可加行内镜下肝胰壶腹括约肌(Oddi 括约肌)切开及取石等操作。但是，轻症胆石性胰腺炎无明确胆道梗阻或胆管炎依据时，建议暂时仍以非手术治疗为主，待发作期过后再根据情况考虑腔镜手术处理胆道结石。

急性重症胰腺炎(SAP)的急性反应期内有 30% ~50% 的病例可伴有胰周积液，内含大量坏死组织和消化酶，在移位细菌等作用下可转为感染灶。有研究显示，通过腹腔镜或内镜平台对积液进行穿刺和引流，一方面可以明确是否感染，另一方面有利于病情转归和预后。但反对意见认为，一定量的积液若无感染，可被自行吸收或被包裹形成假性囊肿，过早干预并不能获益。

(2) 急性胰腺炎恢复期　胰腺假性囊肿(pseudocyst)是急性胰腺炎恢复期最常见的并发症之一，因占位效应易造成不适，且纤维包裹形成不易自行吸收，故具有手术指征。由于胰腺假性囊肿常伴有胰管破裂及胰液外渗，所以传统手术方式为开腹探查游离后行囊肿-空肠吻合或囊肿-胃吻合术，即内引流术。近年来，国内外已有越来越多报道使用腹腔镜或内镜平台进行囊肿-胃吻合、囊肿-十二指肠吻合术和囊肿-空肠 Roux-en-Y 吻合术，分别根据囊肿部位、周边粘连关系等选择手术方式。尤其是内镜下经胃后壁行胰腺假性囊肿穿刺、探查、引流，甚至吻合术，已经成为经自然腔道内镜手术(NOTES)的成功典范。腹腔镜对胰腺假性囊肿进行手术虽较开腹手术的创伤小，但常因囊肿压力高和不规则存在易污染腹腔、吻合口位置选择不佳等缺点，目前的应用还较为受限。

对于胆石性胰腺炎，胆道结石的去除及必要时胆囊切除是预防胰腺炎复发的关键性治疗措施。随着腹腔镜下胆囊切除术(LC)及胆道探查取石术的普及，对于轻症胆石性胰腺炎患者推荐在胰腺炎缓解后应尽早实施手术，解除胆道结石隐患，条件许可下甚至可在 48 小时内施行手术。但对于重症胰腺炎患者则建议在病情稳定后根据具体情况选择实施，不应强求使用腔镜方式。

(3) 慢性胰腺炎　慢性胰腺炎可伴有胰管结石致胆道梗阻或胰管梗阻后扩张、胰管高压后破裂伴假性囊肿形成和胰液外渗后长期刺激周围神经致慢性疼痛等，均具有手术处理指征。对于胰管结石、梗阻、扩张及高压，外科手术的目的是尽可能解除梗阻和缓解压力，以往多行开腹手术进行胰管取石、胰管剖开后与空肠行吻合内引流术。随着胰管内镜的研发，经内镜胰管取石或碎石术已有报道，但失败和风险发生率较高，技术尚未成熟和普及。经腹腔镜行胰肠吻合术现已有较多开展，但对于手术者技术要求很高，术后胰液外漏等并发症难以避免。对于慢性胰腺炎疼痛的治疗手段，目前多推荐胰周局部神经阻滞及毁损术。通过内镜引导局部注射麻醉药物和无水乙醇进行腹腔神经丛阻滞(celiac plexus neurolysis, CPN)已在临床得到开展，有研究报道其短期和长期随访疼痛缓解率分别达 77% ~100% 与 54% ~86%，效果喜人。

9.3.2　胰腺肿瘤

(1) 腔镜下胰腺肿瘤的诊断与探查　胰腺肿瘤中最常见的导管腺癌病情进展十分迅速，

约80%患者在就诊时已存在局部进展或远处转移,手术无法根治。根据目前临床指南要求,无法手术的胰腺癌患者在选择放化疗之前建议获得肿瘤病理学证据,因此通过腔镜平台对胰腺肿瘤原发灶或其转移灶进行穿刺活检已成为临床首选方式。如应用 EUS + FNA 或腹腔镜对肿瘤组织进行穿刺,从而获得细胞乃至组织病理学等。此外,对于胰腺肿瘤微小病灶的定位、胃肠胰部位黏膜下肿瘤的发现,内镜超声有较大的诊断优势。

对于术前影像学判定具有手术根治可能的胰腺肿瘤患者,在开腹后仍存在10% ~20%可能性因发现腹腔散在转移灶或原发肿瘤局部进展而改变原手术方案。为了避免临时终止或更改手术方案等手术安全及患者心理影响,临床已有推荐常规在开腹手术前进行腹腔镜探查,并有研究支持添加腹腔镜超声(LUS)操作,可进一步提高探查范围、深度和精度。

(2)腔镜下胰腺肿瘤的手术切除 随着腔镜平台在临床上的普及,外科医师对于腔镜下手术操作的掌握度不断提高。通过大量的实践和探索,胰腺外科手术的腔镜化程度也大幅增加。与其他脏器肿瘤一样,胰腺肿瘤的腔镜手术切除也面临着手术根治性和安全性两大质疑。目前主流观点认为,胰腺良性或低度恶性的肿瘤可行腔镜下手术切除与根治。但胰腺恶性肿瘤在腔镜手术选择方面仍应相当慎重,不应以追求微创为目的而牺牲肿瘤根治原则,更不宜在手术安全存在问题时固守腔镜技术。

(3)腔镜下胰腺肿瘤的对症与姑息治疗 胰腺肿瘤晚期患者可存在胆道梗阻、消化道梗阻及顽固性疼痛等严重影响生存质量的症状,虽具有外科干预指征,但往往并存手术耐受性问题,腔镜下手术或操作可在一定程度上缓解以上矛盾。目前临床上对于肿瘤所致胆道梗阻可行内镜下胆道支架置入术;对于肿瘤所致消化道梗阻也可行内镜下消化道支架置入术。但是,对于同时胆道及消化道梗阻的患者,已有研究结果显示,易导致消化液反流入胆道继发严重胆道感染,故推荐旁路手术缓解梗阻。

胰腺肿瘤患者的姑息性旁路手术以胆道-空肠吻合及胃肠吻合较为常见,目前已有腹腔镜旁路手术的尝试,但其获益性方面还有待评估。

胰腺肿瘤所致顽固性疼痛也是临床常见症状,目前专业指南推荐以药物治疗为主。但对于一些疼痛症状十分明显且药物无法缓解的患者,可选择的手术镇痛手段为腹腔干神经丛阻断或毁损术。其中,通过 EUS 引导进行最为安全和微创,已有研究结果显示其缓解疼痛的有效率可高达70% ~80%。

9.3.3 胰腺创伤

(1)胰腺探查 继发于暴力撞击后的胰腺损伤多合并其他脏器损伤。由于胰腺位于腹腔深部,损伤后出血和胰液外漏可局限于腹膜后或网膜囊内而缺乏腹膜刺激等症状,容易漏诊。目前开腹手术探查仍是诊断胰腺损伤最为可靠的方法,急诊状态下使用腹腔镜进行探查仍存在较大争议,尤其是怀疑腹腔脏器破裂出血或生命体征欠平稳时。

(2)胰腺修补 胰腺损伤的外科处理原则是充分的腹腔引流。无主胰管损伤时,可行胰腺修补术并充分引流即可。但伴有主胰管损伤时,必须按损伤部位选择不同式进行处理,如胰体尾部损伤时可行远端胰腺切除术,在止血的同时结扎关闭主胰管;胰头颈部的主胰管损伤时可行胰管-空肠吻合或胰-胃吻合等。胰腺修补术相对简单,病情不复杂时可选择腔镜平台下实施。

9.4　胰腺外科腔镜技术应用的禁忌证及注意事项

胰腺外科手术难度高,手术时间长,血流动力学一般不受影响,但手术时间延长、出血量和出血速度增加均会诱发手术过程中突发致死性风险。腔镜平台下实施胰腺手术虽然在理论上局部创面可缩小、解剖更精细,但视野和操作上的局限仍无法避免,术者在学习曲线内对手术时间和风险的控制能力均较差;腔镜手术中增加了气腹和体位等特殊因素,因此对患者的心肺功能和腹内压状态需特别关注,在手术绝对禁忌证方面需更多考虑个体差异和麻醉耐受等因素。此外,学术界对于腔镜技术在胰腺肿瘤外科中应用的相对禁忌证一直存在争议。现在主流观点认为,术前考虑为胰腺恶性肿瘤或预判难度过高、腹腔情况复杂的手术一般不推荐使用腔镜技术,属于相对禁忌证。

9.5　胰腺外科腔镜技术常用术式与操作

9.5.1　Trocar 布局

(1)四孔法　一般手术最为常用。脐上缘为观察孔,主操作孔在左锁骨中线肋缘下 5 cm(直径 12 mm),辅助操作孔在右腹直肌外侧缘肋弓下缘(直径 5 mm),另一辅助操作孔在左腋前线肋缘下 5 cm(直径 5 mm)。若情况需要,可在剑突下增加一个辅助操作孔(直径 5 mm)。

(2)五孔法　胰腺手术最为常用。套管分布呈 V 形,脐下放置 10 mm 套管,用于放置腹腔镜;右侧腋前线肋缘下 2 cm 及与平脐腹直肌外缘分别放置 5 mm、12 mm 套管,由主刀操作;左侧腋前线肋缘下 2 cm 及与平脐腹直肌外缘分别放置 5 mm 套管,由助手操作。

需要注意,Trocar 的布局和数目不是拘泥不变的,如可在剑突下增加一个 Trocar 挡开肝脏;位置不良时额外增加 Trocar,以保证操作的便利和安全。此外,根据视野的需要和操作的角度,观察孔也可以灵活变化,如在切除钩突和胆-肠吻合时,以右侧腹作观察孔会改善视野和操作角度。

9.5.2　腹腔镜胰腺肿块局部剜除术

腹腔镜胰腺肿块剜除术(laparoscopic enucleation, LE)是腹腔镜胰腺手术中开展较早、技术上相对简易的一类手术,已较多应用于体积小、远离主胰管的胰腺良性肿瘤的治疗中。腔镜下可进行腹腔和胰腺的全面探查,对于一些肉眼无法观察到的胰腺占位性病变,建议增加腹腔镜超声设备进行辅助定位,同时进一步明确肿瘤与胰管、大血管的毗邻关系,可较为准确地评估实施局部切除的可行性及安全性。位于胰体尾背面的肿瘤需要游离胰腺,胰头后方及钩突的肿瘤需要打开十二指肠侧腹膜方能显露。肿瘤可使用超声刀紧贴肿瘤边缘,耐心分离后完整剥除。肿瘤剜除后创面的处理需根据实际情况,应警惕胰管破裂后造成胰液外漏,建议在镜下缝合修补或使用特殊制品封闭。手术野放置引流管,有助于在术后及时发现胰液外漏、出血等并发症的发生。

9.5.3 腹腔镜胰腺远端切除(详见视频9.1,9.2)

腹腔镜胰体尾切除术(laparoscopic distal pancreatectomy, LDP)是目前报道最多、最为普及、最为成熟的一类腹腔镜胰腺手术,可分联合脾切除和保脾两种术式。联合脾切除手术一般先处理脾动脉,可使脾因血液自体回输而缩小体积,一定程度上减少分离胰腺和脾时的出血风险。处理脾静脉,可与胰体实质一并处理,也可分开单独处理。前者较为简单,但适用于切线远离胰颈者。当切线接近胰颈时应分开处理,首先辨明肠系膜上静脉与门静脉的关系更安全。游离胰腺后,在预定断面上用切割闭合器离断胰腺实质,残端可选择加线缝合。将胰体尾部和脾装入标本袋中,经脐部延长切口取出。胰床可放置引流管1～2根。

保留脾动、静脉(Kimura法)的腹腔镜保脾胰体尾切除术的关键是,在手术初期避免损伤胃网膜左血管及胃短血管。在分离胰腺与脾动、静脉时若不慎损伤造成出血,可尝试缝合修补血管。若出血量大或者修补失败,可结扎脾血管后观察脾的颜色。当判断脾可依靠胃网膜左血管和胃短血管满足供血后,即可在切断脾动、静脉基础上保留脾(即Warshaw法);当判断脾血供较差,则应果断将脾与胰体尾一并切除。

9.5.4 腹腔镜胰头十二指肠切除术

腹腔镜胰头十二指肠切除术(laparoscopic pancreaticoduodenectomy, LPD)无疑是腹腔镜腹部手术中难度最大的,原因不仅在于切除过程困难,而且要进行复杂的消化道重建。鉴于LPD手术难度大、风险高,笔者建议术者同时需拥有丰富的开腹胰腺手术经验和娴熟的腹腔镜操作技能。

由于腹腔镜缺乏触觉感知,所以对胰腺头部或十二指肠病变的定位及可切除判断除常规观察外,推荐增加腹腔镜超声等工具进行辅助探查。当暴露胰腺后,应早期对肝动脉、腹腔干、肠系膜上静脉、门静脉是否受侵进行判断,预估手术根治程度,必要时中转开腹。胰十二指肠切除程序目前无定式,可根据肿瘤的具体情况和操作者习惯个体化选择。值得一提的是,要善于利用腹腔镜的视角优势,如优先暴露钩突在LPD下反而有利于手术进行,即离断十二指肠后离断空肠,从足侧向头侧离断钩突、胰颈,最后切断胆总管完成切除。离断胰腺时需考虑胰管的寻找,在预估位置可用剪刀剪断并暴露胰管,以利于随后的吻合。

出血的预防和处理一直是腹腔镜胰腺手术的难点和要点之一。LPD分离肝动脉、肠系膜上动脉、上静脉和门静脉时不慎损伤可导致严重大出血。出血时,需及时钳夹或压迫出血点,以免视野消失。随后助手操作吸引器暴露出血点,通过钛夹或缝合止血。预计可能大血管损伤时,应预置血管阻断带。

LPD 的重建方式一直存在较多争论,尤其是胰-肠吻合与胰-胃吻合。与胰-胃吻合相比,更多人选择胰-肠吻合。原因是残胃遮挡难以获得良好的操作视野,而且胰管-空肠吻合更符合生理环境。但需要注意的是,没有哪种胰-肠吻合技术是绝对安全的,关键在于术者对某种吻合技术的掌握程度,以及缝合的质量。

9.5.5 腹腔镜胰腺中段切除术

对于胰颈部及其附近的胰体良性或低度恶性病变可施行腹腔镜胰腺中段切除术(Laparoscopic central pancreatectomy,LCP),理论上对于术后胰腺内、外分泌功能的保留具有一定帮助,但伴随的手术难度和风险不应忽视。目前 LCP 的残胰处理方式有 3 种,各有利弊:①胰腺近端关闭,远端胰管-空肠吻合;②胰腺近端关闭,远端胰-胃吻合;③胰腺近端和远端分别与空肠吻合。

9.5.6 内镜下胰腺操作

(1)穿刺引流 近年随着内镜技术的发展,在内镜引导下对胰腺周围积液、积脓、坏死组织积聚和假性囊肿经胃壁穿刺引流正成为一种较理想的处理方式,较传统手术或经皮引流具有创伤小、并发症发生率低等优点。

具体操作:使用内镜取囊肿时以胃的压迫明显部位为穿刺部位,胃壁与囊肿紧邻处为穿刺点;有条件可增用内镜超声观测囊肿,并在无明显血流信号处进针。穿刺抽出囊内容物后,经内镜放置导丝,用环形切开刀以扩大穿刺部位;可使用柱状水囊扩张,放置双猪尾硅胶支架于管腔内,镜下明确无明显血性渗出;局部囊内放置鼻胃管,便于术后囊内冲洗和负压吸引(图9-1)。

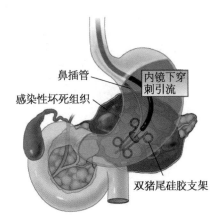

图9-1 内镜引导下穿刺引流

(2)穿刺活检 内镜超声引导下细针抽吸技术(endoscopic ultrasonography-fine needle aspiration,EUS-FNA)可直接、准确、快速地获取胰腺组织细胞和组织间液标本,是进行细胞病理学诊断和提高临床诊断准确率的关键技术。穿刺时应先掌握胰腺及其病灶的整体情况,选择路径最短及能避开血管处,经活检钳道插入穿刺针,在 10～20 ml 负压下对肿块来回提插抽吸 10~20 次,常规穿刺 2~3 针。抽吸物涂片后用 95% 乙醇固定,组织条用甲醛固定,送病理科检验。

(3)穿刺给药 内镜超声引导下腹腔神经丛毁损(endoscopic ultrasound-guided celiac plexus neurolysis,EUS-CPN)可损毁腹腔干神经节及其神经纤维,减轻晚期胰腺癌和慢性胰腺炎患者顽固性腹痛,甚至消失。

具体操作:探头紧贴胃壁进针部位,快速将穿刺针刺入腹腔干动脉根部,拔出针芯;负压回抽无血,先注射 0.25% 布比卡因 6 ml,再注射 20 ml 无水乙醇(胰腺癌患者)或糖皮质激素类药物(慢性胰腺炎患者),通过阻滞、破坏神经痛觉传导通路或消除局部炎症而达到止痛目的。该方法由于注射路径短、安全性高、疗效可靠、并发症低,已逐渐被患者接受。其他相关应用还有近距离放疗、瘤内注射抗肿瘤药物、射频消融和光动力学治疗等。

9.5.7 经自然腔道内镜手术

经自然腔道内镜手术(NOTES)(如胆囊切除、胰周脓肿清创)是近年来兴起的一种消化内镜微创手术的新方法,即应用软式内镜穿越胃壁或阴道壁进入腹腔,完成腹腔内疾病的治疗。具体操作:在气管插管全身麻醉条件下,用碘伏消毒患者口腔、咽喉部,插入内镜;用穿刺型超声内镜于胃内清楚显示胰腺脓肿后,避开血管后穿刺并完成胃-胰脓肿通道建立。退出超声内镜,更换为治疗胃镜,经口经胃经建立的胃-胰脓肿通道进入胰腺脓肿内,用取石网篮和异物钳清除脓肿内坏死物,反复冲洗并吸除脓液。最后放置胃-胰脓肿猪尾型塑料支架 1 条和鼻脓肿引流 1 条(图 9-2)。

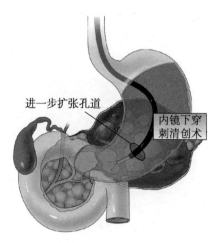

进一步扩张孔道

内镜下穿刺清创术

图 9-2 经自然腔道内镜清创术

9.6 胰腺外科腔镜技术的发展方向

胰腺外科发展至今已有近百年的历史,而腔镜技术在胰腺外科领域的应用不足 30 年。腔镜手术具有视野清晰、视角独特、操作精细、局部创伤缩小化等优势,患者也可因此获得出血少、创面小、伤口美观等益处。但同时应该意识到,腔镜技术相比传统技术,在胰腺外科领域仍然具有一定的局限性,距离成熟应用还有一段距离。尤其是应用于胰腺肿瘤的手术治疗时,其根治性、有效性、安全性、经济性等方面均值得进一步观察和讨论。

对于一名现代医师而言,腔镜操作技术的掌握十分重要,但更为重要的是手术指征与手术方式的正确选择。我们应该努力在评估分析具体病情及客观条件差异等基础上作出综合、合理的治疗决策和建议,而不应该一味追求微创效果和片面强调腔镜优势。此外,内外科领域的腔镜技术联合应用将是未来医疗发展的热点和趋势,应该以患者为中心、疾病为焦点,打破学科壁垒,取长补短,互为补充,为探求诊治方案最优化而不懈努力。

最后,腔镜技术的发展在很大层面上依赖于手术器械等硬件的进步和创造发明,随着3D显像、机械臂辅助等技术的成熟,相信腔镜的应用成本会进一步降低,应用范围可进一步扩大,在现代医疗领域中的地位也将逐渐趋于普通化、大众化。

(傅德良　金　忱　李　骥)

参 考 文 献

[1] 牟一平, 金巍巍. 腹腔镜手术治疗胰腺癌的现状与展望. 中华消化外科杂志, 2016, 15(9): 872-877.

[2] 苗毅, 高文涛. 腹腔镜胰十二指肠切除的规范化相关问题. 中华普外科手术学杂志, 2015, (04): 9-11.

[3] 李兆申. 消化内镜发展与挑战——慢性胰腺炎微创治疗研究进展. 中华医学信息导报, 2015, (18): 12.

[4] 曾祥鹏, 王凯旋, 金震东, 等. 胆胰疾病内镜超声介入治疗研究进展. 中华消化内镜杂志, 2016, 33(7): 498-501.

[5] 刘荣, 许大彬. 腹腔镜下胰腺体尾部切除术(保留脾血管). 中华普外科手术学杂志(电子版), 2015, 9(4): 22.

[6] 廖泉, 赵玉沛. 腹腔镜胰腺手术的现状和思考. 中华肝胆外科杂志, 2009, (4): 244-246.

[7] Adam MA, Choudhury K, Dinan MA, et al. Minimally invasive versus open pancreaticoduodenectomy for cancer: practice patterns and short-term outcomes among 7061 patients. Ann Surg, 2015, 262(2): 372-377.

[8] Coratti A, Annecchiarico M. Robot-assisted pancreatic surgery. Br J Surg, 2014, 101(6): 593-594.

[9] van Brunschot S, van Grinsven J, Voermans RP, et al. Transluminal endoscopic step-up approach versus minimally invasive surgical step-up approach in patients with infected necrotising pancreatitis (TENSION trial): design and rationale of a randomised controlled multicenter trial [ISRCTN09186711]. BMC Gastroenterol, 2013, 25(13): 161.

10

单操作孔胸腔镜肺叶肺段切除术

10.1 胸腔镜肺叶肺段切除术的发展历史和现况

10.1.1 胸腔镜肺叶切除治疗早期肺癌的历史和现况

20 世纪 90 年代，McKenna 在国际上首先报道了胸腔镜肺叶切除治疗非小细胞肺癌（NSCLC）的成功经验。相比传统开胸手术，胸腔镜手术（video-assisted thoracoscopic surgery，VATS）的"微创"理念使其被国际胸外科学界广泛关注。来自世界各地的胸外科医师进行了广泛深入的临床研究，从可行性、围手术期结果、肿瘤学有效性和长期预后等方面探讨 VATS 肺叶切除与传统开胸手术肺叶切除治疗早期非小细胞肺癌的差异。

相比传统开胸手术，VATS 肺叶切除的"微创化"主要体现在减轻术后疼痛、降低术后炎症反应、保护患者免疫功能和减少术后并发症等多方面。Nagahiro 等认为相比传统开胸手术，VATS 肺叶切除手术可以减少围手术期镇痛药物的用量，降低疼痛评分，从而认为 VATS 肺叶切除术能够减轻患者术后疼痛。VATS 减轻术后炎症反应、保护患者免疫功能主要体现在 VATS 肺叶切除患者术后血清炎症介质如 IL-6 和 C 反应蛋白等含量显著低于开胸手术患者，而且免疫细胞如 CD4 细胞含量和自然杀伤（NK）细胞含量的减少程度显著低于开胸手术组。术后 1~2 周复查肺功能显示，VATS 肺叶切除组肺功能指标如用力呼气量（FVC）、第一秒用力呼气量（FEV1）和潮气量（VC）等的恢复速度和改善程度显著优于传统开胸手术组。尽管大部分研究表明，VATS 肺叶切除术组与传统开胸手术组死亡率相似，但大部分医师认为较轻的术后疼痛、较少的炎症反应和较好的免疫功能可以转化为较少的术后并发症。大量回顾性研究显示，VATS 肺叶切除术组术后发生持续漏气、心律失常和肺炎等并发症的概率显著低于传统开胸手术组。一些回顾性研究显示，使用 VATS 比患者年龄和术前肺功能可以更好地预测术后并发症的发生。Peterson 等甚至认为 VATS 肺叶切除对患者影响小，使患者对术后辅助化疗的依从性更好，具体表现在推迟辅助化疗时间的患者比例和减少辅助化疗剂量的患者比例，VATS 肺叶切除组均显著少于传统开胸手术组。

国际上普遍认为,用随机对照研究试验(RCT)行系统评价或 meta 分析可以对临床干预研究提供最强的证据,同时相比于传统的观察性研究和单个 RCT,多项 RCT 进行的综合分析具有更多的优势。观察性的研究忽视了整体性,只关注各自所做的实验,有很大的偏倚性;而单个 RCT 也常局限于样本量小,导致对于治疗效果的评估不准确。近年来,meta 分析在肺癌放化疗研究中报道较多,但在肺癌外科中的应用很少。这主要是由于外科手术的标准化比较困难,同一种手术存在着不同术者的手术技能、经验、个人习惯的差异,以及围手术期并发症发生率和处理方法的差别,所以 meta 分析的空间相对较小。李健等的 meta 分析根据严格的纳入和排除标准,纳入了 4 项 RCT,病例数 954 例。其结果显示,与传统开胸手术比较,VATS 取得更好的生存率,可彻底完成系统性淋巴结清扫,并降低术后总的并发症发生率,缩短手术时间、术后住院时间、术后胸管引流时间及漏气并发症的发生率。

VATS 肺叶切除治疗早期非小细胞肺癌的肿瘤学评估的另一重要方面是对淋巴结的手术评估。一般认为,VATS 切除淋巴结的数量和站数以及阳性淋巴结的数量和站数与开胸手术组没有显著差异。

对 VATS 肿瘤学疗效的评估,最终需评估 VATS 肺叶切除术后的长期效果是否好于或者至少不差于传统开放肺叶切除术。大量回顾性研究肯定了 VATS 肺叶切除手术不亚于传统开胸肺叶切除手术的长期效果。但真正评价 VATS 治疗早期非小细胞肺癌长期结果的临床 RCT 并不多。Sugi 等入组 100 例连续的临床分期 T1N0M0 的 Ⅰa 期非小细胞肺癌患者,VATS 组 48 例,传统开胸手术组 52 例。综合分析 5 年生存率,在传统开胸手术组和 VATS 组分别为 85% 和 90%($P = 0.74$);VATS 肺叶切除联合纵隔淋巴结清扫可以取得与开胸肺叶切除联合纵隔淋巴结清扫类似的长期疗效。

单操作孔 VATS 肺叶切除术是在 VATS 手术基础上通过减少操作孔的数量、优化操作孔的位置改良而来的。理论上,单操作孔 VATS 肺叶切除术创伤更小,可以进一步减轻患者疼痛,提高患者满意度,这一点被数项回顾性研究所证实。Christopher 等的 meta 分析综合 8 项对照研究共 1 850 例患者(单操作孔 627 例),结果显示单操作孔 VATS 肺叶切除组可显著减少并发症发生率,缩短住院时间和术后胸管引流时间;但手术时间、失血量、死亡率和中转开胸率两组无显著差异。笔者单位目前常规使用单操作孔 VATS 施行肺叶切除手术。

10.1.2 胸腔镜肺段切除术治疗早期肺癌的历史和现况

肺段切除术兴起于 20 世纪中叶,由于切除了肺段支气管、伴行的肺段动脉和支气管引流区域淋巴结,这种手术被认为是一种解剖性肺切除手术。其一开始用于治疗肺结核、支气管扩张以及其他化脓性肺病灶。在新的、有效的结核化疗药物以及新的抗菌药物发明以后,该手术在美国的应用逐年减少,在欧洲、亚洲、拉丁美洲等区域仍然是一种主流手术。

1974 年,Shields 和 Higgins 等首先报道肺段切除用于治疗早期肺癌,使肺段切除术再次成为关注的焦点。此后陆续有肺段切除术治疗早期肺癌的报道。Read 和 Warren 等报道早期肺癌(T1N0)肺段切除术后疗效喜人;Kodama 等报道原发性肺癌肺功能不全患者肺段切除术后可以获得长期生存。目前,随着对肺癌预后研究的深入、对术后生存质量的关注和科技的发展,重新评估肺段切除术在早期外周型肺癌治疗中的作用成为可能。

术后肺功能的丧失主要与切除肺组织与保留健康肺组织的相对大小有关。对合并严重心肺疾病的患者,手术死亡可能是心肺疾病而不是肺癌所致。因此,对于高危患者,肺段切除术作为一种控制局部病灶的折中干预措施仍然有其应用前景。早在 1995 年肺癌研究组(LCSG)报道,肺段切除术在手术后半年比肺叶切除术更多地保留患者的肺功能。但更长期的研究没有报道,主要是因为更长期的肺功能指标未获取。近年来,大量研究肺段切除术保留肺功能的报道见诸文献。Keenan 等报道 201 例 I 期非小细胞肺癌患者接受肺叶切除术或肺段切除术的研究结果。术前肺段切除术组 FEV1 明显低于肺叶切除术组(75.1% 对比 55.3%,$P <$ 0.001)。在术后 1 年的随访中,肺叶切除术组在用力潮气量(FVC)、FEV1、最大通气量(MVV)和一氧化碳弥散量(DLCO)等方面显著降低,而肺段切除术组仅 DLCO 一项指标有所降低。提示尽管肺功能基础较差,但肺段切除术能够更好地保留患者的肺功能。Harada 等报道 83 例早期非小细胞肺癌患者,38 例接受肺段切除术,45 例接受肺叶切除术,两组患者术前肺功能参数无明显差异。回归分析显示,术后 2 个月和 6 个月肺功能 FVC 和 FEV1 的下降与所切除的肺段数量显著相关,即肺段切除术组术后 FVC 和 FEV1 的降低明显少于肺叶切除组。

全球首项有关肺段切除治疗早期肺癌的 RCT 研究由 LCSG 组织,Ginsberg 等于 1995 年报道。该研究不仅纳入了肺段切除术患者,也纳入了楔形切除术患者。总体而言,与肺叶切除术相比,亚肺叶切除术的局部复发率高两倍。LCSG 研究结果发表后反响很大,其中对 LCSG 研究最大的诟病在于,该研究中亚肺叶切除组内接受楔形切除术的患者比例过大(32.8%)。由于楔形切除术并不能常规切除肿瘤相关局部淋巴结,一般认为楔形切除术的根治性不及解剖性肺段切除术,而且楔形切除术的切缘肿瘤距离切割线一般比较近。相反,肺段切除术比较容易对肺门、肺叶间淋巴结进行采样,使得肺癌术后分期更加准确。还有学者指出,LCSG 研究纳入了不少肿瘤直径 3 cm 的患者。肿瘤大小是决定手术切除范围的重要因素。一般 <2 cm 肺癌的局部和远处转移概率很低,亚肺叶切除术与肺叶切除术可能疗效差别不大。一旦肿瘤 >2 cm,其淋巴结转移概率大很多。

进入 21 世纪,多项研究得出亚肺叶切除术治疗外周型早期非小细胞肺癌可以达到与肺叶切除术相似的疗效。其中比较引人关注的是日本学者 Okada 等于 2006 年报道的多中心研究,他们对直径 <2 cm 的外周型原发性肺癌进行所谓的"根治性肺段切除",即肺段切除术中发现肺内淋巴结有转移,则以楔形切除的方式扩大肺切缘的切除范围。该研究共入组 305 例根治性肺段切除患者,与 262 例肺叶切除患者进行比较。尽管患者术前参数匹配,且所有患者都能耐受肺叶切除术,但患者分组并非随机化。根治性肺段切除术后 5 年无病生存率和总体生存率分别是 85.9% 和 89.6%;而肺叶切除术后 5 年无病生存率和总体生存率分别是 83.4% 和 89.1%,两者并无统计学差异。Okada 等后续的研究报道了大宗回顾性研究(1 272 例非小细胞肺癌)的手术疗效,以评价手术方法与肿瘤大小的关系。对于 <2 cm 的肿瘤,肺叶切除术与肺段切除术后 5 年肺癌特异性生存率无显著差异。然而,对于直径 2~3 cm 的肿瘤,楔形切除术后 5 年肺癌特异性生存率明显降低。

Bando 等报道 74 例 T1N0 非小细胞肺癌患者术后 5 年总体生存率为 82%,其中肿瘤直径

<2 cm 亚组 5 年生存率 92%,局部复发率 1.9%,而肿瘤直径 2.1~3 cm 组的 5 年生存率为 63%,局部复发率 33.3%,两者差异显著($P<0.01$)。尽管日本的研究结果令人鼓舞,但并不是所有的研究得到类似的结论。必须指出,日本 CT 筛查肺癌已经有 10 年之久,发现的早期肺癌中惰性肺癌如肺泡细胞癌等的比例更高,可能导致更高的术后生存率。

Miller 等的回顾性研究比较 75 例肺叶切除术与 25 例亚肺叶切除术(其中 12 例肺段切除、13 例楔形切除)治疗直径 <1 cm 外周型非小细胞肺癌的疗效,大部分患者进行了淋巴结清扫。肺叶切除组 5 年生存率明显高于亚肺叶切除组(71% 对比 33%,$P=0.03$),无病生存率也有增高的趋势(92% 对比 47%,$P=0.07$)。虽然亚肺叶切除组样本量很小,但肺段切除和楔形切除的病例数很接近,这可能是导致亚肺叶切除组手术远期效果不尽理想的原因。此外,该回顾性研究中,亚肺叶切除组合并内科夹杂症较多,这也可能是影响远期生存率的原因。有趣的是,在亚组分析中,肺段切除组术后 5 年总体生存率显著高于楔形切除组(57% 对比 27%,$P=0.03$),术后 5 年肺癌特异性生存率也显著高于楔形切除组(75% 对比 42%,$P=0.04$)。肺叶切除组与楔形切除组术后 5 年总体生存率和肺癌特异性生存率存在统计学差异,而这两项参数在肺叶切除组与肺段切除组之间并无显著统计学差异。

目前肺叶切除术仍然是治疗早期非小细胞肺癌的金标准。评价肺段切除术在早期外周非小细胞肺癌中作用的 RCT 正在进行中(CALGB 140503、JCOG0802/WJOG4607L)。随着这些研究结果的公布,肺段切除术在早期外周型非小细胞肺癌中的应用前景将逐渐明朗。

作为亚肺叶切除的手术方式之一,肺段切除术尽管算是解剖性肺切除,然而与另一种亚肺叶切除手术方式即楔形切除术相比,后者显然可以保证更大的肿瘤与手术切缘的安全距离。解剖性肺切除的优势在于肺切除的同时可以切除病灶淋巴引流区域的淋巴结。而对于表现为孤立外周型肺小结节的早期肺癌而言,肿瘤淋巴结转移的可能性微乎其微,因此保证更大的安全距离可能比清扫淋巴结更为重要。对于表现为孤立外周肺小结节或磨玻璃结节的早期肺癌而言,在明确了亚肺叶切除术与肺叶切除术可以获得相同疗效而有保留更多肺功能的优势的前提下,究竟是肺段切除术更好还是楔形切除术更好,需要更多的循证医学证据。

另外,目前胸腔镜治疗早期肺癌的疗效已经获得广泛共识。肺段间的平面并不是直线,而胸腔镜器械目前都是直线型的,切割平面很难与肺段间平面完全重合。因此,除非可弯曲切割缝合器应用于临床,真正胸腔镜解剖性肺段切除还有很长一段路要走。

10.2 单操作孔胸腔镜肺叶肺段切除术的适应证与禁忌证

10.2.1 手术适应证

早期非小细胞肺癌,纵隔淋巴结无明显肿大、融合者是单操作孔胸腔镜肺叶切除术的良好适应证;小细胞肺癌,若病变局限,在放化疗的基础上也可考虑单操作孔胸腔镜肺叶切除术。良性肿瘤,若病变较大,楔形切除或肺段切除困难者,可选择单操作孔胸腔镜肺叶切除术。局灶性良性病变反复感染或咯血,保守治疗无效,也可选择单操作孔胸腔镜肺叶切除术。

良性病变,病灶较小,且位于肺实质深部,楔形切除困难,可考虑肺段切除术。由于肺段切除治疗早期非小细胞肺癌的疗效尚难评价,因此肺段切除术治疗早期非小细胞肺癌的适应证还不明确。对于肺功能差,难以耐受肺叶切除的早期肺癌患者,肺段切除术不失为一种选择。另外,对影像学表现为纯磨玻璃结节、冷冻病理提示原位癌或微浸润癌的患者,肺段切除术仍有应用价值。

10.2.2　手术禁忌证

单操作孔胸腔镜肺叶肺段切除术的绝对禁忌证与开放手术相同,包括出血性疾病、严重肺功能障碍不能耐受单肺通气、不能耐受肺切除和不能耐受全身麻醉者等。相对禁忌证包括病期晚、肿瘤大或淋巴结明显肿大融合甚至侵犯周围组织器官者。过度肥胖、曾有同侧胸腔手术史、胸腔广泛粘连者应慎选择。

10.3　单操作孔胸腔镜肺叶肺段切除术的应用解剖基础

对于单操作孔胸腔镜肺叶肺段切除术而言,共性的关键技术包括:切断缝合肺叶(肺段)静脉、切断缝合肺叶(肺段)动脉、切断缝合肺叶(肺段)支气管、分离叶间裂(段间平面)。对肺癌外科而言,还包括淋巴结清扫。

10.3.1　单操作孔胸腔镜肺叶切除术的关键解剖

肺叶解剖已经成熟。熟悉肺叶根部的血管与支气管解剖关系是单操作孔胸腔镜肺叶切除的基础。肺动脉、肺静脉和支气管之间的毗邻关系,左侧肺和右侧肺略有不同(图10-1)。右侧上肺门自前而后依次为肺静脉-肺动脉-支气管,左侧上肺门由于肺动脉绕过上叶支气管后方,自前而后依次为肺静脉-支气管-肺动脉。这一解剖特点决定了在肺叶切除时,不同肺叶的根部解剖关系不尽相同。左肺上叶和右肺中叶,肺叶根部的解剖关系自前向后依次为肺静脉-支气管-肺动脉;左肺下叶和右肺下叶,肺叶根部的解剖关系自前向后依次为肺动脉-支气管-肺静脉;右肺上叶,肺叶根部的解剖关系自前向后依次为肺静脉-肺动脉-支气管。

10.3.2　单操作孔胸腔镜肺段切除术的关键解剖

与肺叶解剖相比,肺段解剖的普及程度远远跟不上手术的要求。

主支气管、肺叶支气管和肺段支气管分别属于一级、二级和三级支气管。肺段支气管及其所属肺组织构成肺段。右肺一共10个肺段(图10-2),分别是上叶的尖段S1、后段S2和前段S3,中叶的外侧段S4和内侧段S5,下叶的背段S6、内基底段S7、前基底段S8、外基底段S9和后基底段S10。左肺一共8个肺段,分别是上叶的尖后段S1+2、前段S3、上舌段S4和下舌段S5,下叶的背段S6、前(内)基底段S8、外基底段S9和后基底段S10。

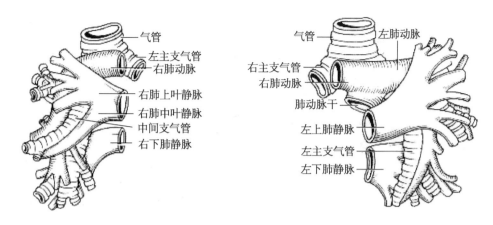

图 10-1 肺动脉-肺静脉与支气管的关系

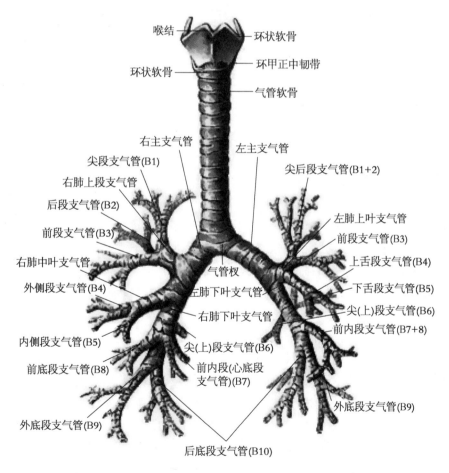

图 10-2 支气管树的解剖

根据肺胚胎发育的特点,肺段支气管和肺段动脉伴行于肺段中央,而肺静脉走行方向几乎与肺段动脉和支气管垂直交叉,走行于肺段和肺段之间或肺亚段和肺亚段之间(图 10-3)。根据这一解剖特点,肺(亚)段静脉常常成为术前影像学鉴别肺(亚)段的解剖标志,也是肺段切除术中鉴定肺段间平面的金标准。

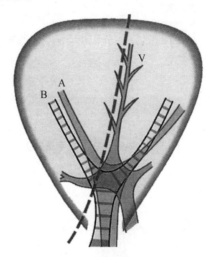

图 10-3 肺段支气管(B)、肺段动脉(A)和肺段静脉(V)的位置关系示意图

肺段支气管进一步分为 4 级支气管,即亚段支气管。右肺上叶尖段、后段和前段及中叶内侧段和外侧段均含 2 个亚段,下叶背段含 3 个亚段,内基底段、前基底段和外基底段各含 2 个亚段,而后基底段含 3 个亚段。左肺上叶尖后段和前段各含 3 个亚段,上舌段和下舌段各含 2 个亚段,下叶除无内基底段外,其他与右侧相同。

经典的肺段切除术中,切离肺段间平面时往往依靠段间肺静脉的走行方向,因此肺段切除术的解剖基础往往是肺亚段动脉和静脉的鉴定。肺段动脉与肺段支气管伴行,其命名也参照相应的肺段支气管。肺段静脉的命名和走行记忆比较枯燥,笔者将肺段静脉分为段间静脉和段内静脉。在经典的肺段切除术时,真正需要记忆的其实只是目标肺段的段间静脉,术中注意对段间静脉进行识别并加以保护,以此作为分离段间平面的解剖标志。而目标肺段的段内静脉走行于亚段间,可以看作是段间静脉的属支,术中可予切断。

一般认为,肺段切除术的手术难度比肺叶切除术大。这主要是因为目前国内对肺段支气管、动脉和静脉的解剖描述不够深入。如果掌握了肺段支气管和血管的解剖,那么肺段切除术的难度也会降低。随着三维 CT 技术的进步,其可以清晰地将肺段支气管和血管的数量、位置及相互解剖关系展现在外科医师眼前。因此,在三维 CT 的帮助下,外科医师将逐渐认识肺段支气管和血管的特点,甚至变异情况。在熟悉了解剖以后,肺段切除术的难点就集中在肺段和肺段之间平面的确定和分离上。

与肺叶切除术不同,肺段和肺段之间一般没有明显可见的肺裂。如果肺段间平面掌握不好,肺段切除术后难以避免分离面的漏气;而且从肿瘤根治的角度来说,肺段间平面掌握不好也不能算是真正的解剖性肺段切除术。因此,肺段切除术中准确识别和分离段间平面至关重要。传统开胸的肺段切除术中,通过切断肺段支气管,然后向其余相邻肺段支气管充气,使目标肺段处于萎陷状态而相邻其他肺段得以充气,充气肺段与萎陷肺段的交界处即目标肺段的边缘。对肺癌患者,实际操作过程中还可通过触诊肿瘤以确保足够的肿瘤与切缘之间的安全距离。然而,肺段和肺段之间常常存在交通(Cohn孔),在上述方法实施过程中目标肺段也少量甚至完全充气,使目标肺段的边缘无法清楚辨识,最终导致肺段切除术沦为"切断支气管的楔形切除术"。

21世纪初,日本学者Tsubota在国际上首先报道了一种新的识别肺段间平面的方法。在切断目标肺段支气管之前使目标肺段所在整个肺叶进行通气,整个肺叶得以充气复张,然后钳闭目标肺段支气管,使相邻肺段支气管通大气压,这样相邻肺段内气体从气管插管中逸出(大气压较低),相邻肺段得以萎陷,而目标肺段处于充气状态,充气肺段与萎陷肺段的交界处仍然是目标肺段的边缘。

在此基础上,Okada等介绍在支气管镜的帮助下利用喷射呼吸机(jet ventilator)接导管作用于目标肺段进行高频低潮气量通气,这种方法不仅能够确保足够的手术视野,而且目标肺段处于充气状态,更加符合生理状态,可以使术者更好地判断目标肺段的形态和大小,更精确地评价肿瘤与手术切缘之间的安全距离。Okada的方法确保了手术视野,尤其适用于胸腔镜手术和小开胸手术。然而,这种方法需要喷射呼吸机这一特殊器械,术中还需要操作支气管镜的医师。Kamiyoshihara等在此基础上进行了改良,通过术者在手术台对目标支气管插入"蝴蝶针"(一种针筒)进行高频通气,以模仿Okada等的喷射呼吸机的方法,效果令人满意。但Otsuda等报道,这种方法可能引起空气栓塞,导致严重脑水肿。

肺段间静脉可以作为分离肺段间平面的重要标志。将肺段间静脉的分支——肺段内静脉逐一切断结扎后,沿着肺段间静脉分离肺实质是很可靠的方法。在切除某些肺段时,比如S9+10或S10时,由于这些肺段的动脉和支气管远离肺门,位于肺实质深处,S10切除被认为是所有肺段中最难切除的。此时,沿着肺段间静脉V6b和V6c向外周分离肺实质,结扎V6b和V6c的属支,即可显露B9+10或B10。再用上述提到的各种方法进行充气试验,找到充气肺段和萎陷肺段的交界,即可确定S9+10或S10的范围,做到真正的解剖性肺段切除。

10.4 单操作孔胸腔镜常见肺叶肺段切除术的关键步骤

不论是开放式肺叶切除还是胸腔镜下肺叶切除,关于手术步骤,国内外不少学者结合自己的经验都提出过不少"见解",如所谓的"顺时针"肺叶切除、"逆时针"肺叶切除、"单向式"肺叶切除、"前入路"肺叶切除、"后入路"肺叶切除等。但是,笔者必须指出,肺叶解剖特点是谈论手术顺序的出发点和归宿。也就是说,各肺叶肺动脉、静脉和支气管的毗邻关系和结构特点决定了各解剖结构处理先后的难易程度。一般最易于显露的结构应最先处理,难于显露的结构较后处理。如果最先显露的结构因为炎症粘连或被肿大淋巴结侵犯变得难以处理,可以先处理其他容易处理的解剖结构。也就是说,所谓的手术顺序并不是一成不变的。术者首先应该对肺叶乃至肺段的解剖结构胸有成竹,再结合每个患者手术探查所见解剖特点,按照容易显露和处理的"顺序"逐一处理。由于上肺静脉在最前方,下肺静脉在最下方,肿瘤外科"先断静脉,防止操作过程中肿瘤细胞挤压进入血液循环"的原则一般都能够做到。在此,就肺叶切除术中最简单左肺下叶切除和肺段切除术中最简单的右肺上叶前段切除给出手术关键步骤。

10.4.1　单操作孔胸腔镜左肺下叶切除术(详见视频 10.1)

(1)体位　患者右侧卧位。术者和持镜手均位于患者右侧,助手位于患者左侧,器械护士位于患者右侧。

(2)放置套管　腋中线第 7 肋间偏后侧放入套管,置入 30°胸腔镜作为观察孔,腋前线第 4 肋间第 5 肋上缘做 3～4 cm 切口作为操作孔(图 10-4)。

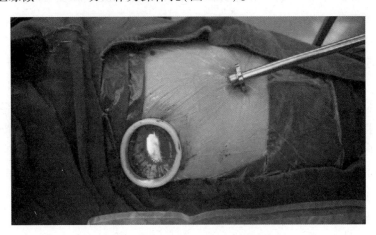

图 10-4　手术切口位置和套管位置

(3)手术步骤　提起肺下叶,保持下肺韧带一定张力,电凝分离下肺韧带,清扫下肺静脉旁第 9 组淋巴结。剥离下肺静脉周围组织,套带结扎并切割缝合下肺静脉。显露斜裂下份,一般此部位发育相对较好,叶间裂比较容易打开。保持向上翻转牵拉下叶,游离下叶支气管,清扫下叶支气管开口第 12 组淋巴结以及叶间第 11 组淋巴结,用切割缝合器关闭下叶支气管。然后嘱麻醉医师充气手术侧肺,见上叶舌段复张良好,下叶依旧萎陷,击发切割缝合下叶支气管。仍旧保持向上翻转牵拉下叶,清扫此处第 11 组淋巴结。此时可见显露的下叶肺动脉。仔细打开下叶肺动脉表面血管鞘膜,置入切割缝合器并击发切断缝合下叶肺动脉。进一步分离斜裂上份,直至肺上、下叶完全分离。

移去标本,胸膜腔注入温水,嘱麻醉医师充气肺测试有无肺下叶支气管残端漏气。下叶切除手术完成。

10.4.2　单操作孔胸腔镜右肺上叶前段切除术(详见视频 10.2)

(1)体位　患者左侧卧位。术者和持镜手均位于患者左侧,助手位于患者右侧,器械护士位于患者左侧。

（2）放置套管　腋中线第 7 肋间偏后侧放入套管,置入 30°胸腔镜作为观察孔,腋前线第 4 肋间第 5 肋上缘做 3～4 cm 切口作为操作孔。

（3）手术步骤　打开上肺静脉表面的纵隔胸膜。充分游离上肺静脉各属支,辨认上叶尖段静脉 V1、后段静脉 V2、前段静脉 V3 和中叶静脉属支 V4-5。沿尖段静脉 V1 进一步向远端解剖至尖段内静脉属支 V1a 和 V1b 显露。解剖前段静脉 V3。V3 各属支均为段内静脉,可以全部切断缝扎。打开水平裂,分离上叶和中叶。解剖前段动脉 A3a 和 A3b。前段动脉和尖端动脉的鉴别要点为前段动脉行走于段间静脉 V1b 下方。游离前段支气管 B3,清扫支气管开口第 13 组淋巴结,用切割缝合器关闭前段支气管 B3。然后嘱麻醉医师充气手术侧肺,见上叶尖段和后段及中下叶复张良好,前段依旧相对萎陷,击发切割缝合前段支气管 B3。再次嘱麻醉医师充气手术侧肺,辨认前段、尖端和后段的段间平面,以尖段静脉属支 V1b 为尖段和前段的分离标志,以后段静脉属支 V2c 为前段和后段的分离标志,以切割缝合器分离段间平面。

移去标本,胸膜腔注入温水,嘱麻醉医师充气肺测试有无前段支气管 B3 残端漏气,而尖段 S1 和后段 S2 复张良好。至此,前段 S3 切除完成。

（陈晓峰　王邵华）

参 考 文 献

[1] 李健,谭庆伟,顾春东,等. 胸腔镜下和传统开胸手术治疗早期非小细胞肺癌的 meta 分析. 中国肿瘤外科杂志,2013,5(3):145-150.

[2] Berry MF, Hanna J, Tong BC, et al. Risk factors for morbidity after lobectomy for lung cancer in elderly patients. Ann ThoracSurg, 2009, 88: 1093-1099.

[3] Flores RM, Park BJ, Dycoco J, et al. Lobectomy by video-assisted thoracic surgery (VATS) versus thoracotomy for lung cancer. J ThoracCardiovasc Surg, 2009, 138: 11-18.

[4] Handy JR Jr, Asaph JW, Douville EC, et al. Does video-assisted thoracoscopic lobectomy for lung cancer provide improved functional outcomes compared with open lobectomy? Eur J Cardiothorac Surg, 2010, 37: 451-455.

[5] Kirby TJ, Mack MJ, Landreneau RJ, et al. Lobectomy-video-assisted thoracic surgery versus muscle-sparing thoracotomy. A randomized trial. J ThoracCardiovascSurg, 1995, 109: 997-1001.

[6] Paul S, Altorki NK, Sheng S, et al. Thoracoscopic lobectomy is associated with lower morbidity than open lobectomy: a propensity-matched analysis from the STS database. J ThoracCardiovascSurg, 2010, 139: 366-378.

[7] Petersen RP, Pham D, Burfeind WR, et al. Thoracoscopic lobectomy facilitates the delivery of chemotherapy after resection for lung cancer. Ann ThoracSurg, 2007, 83: 1245-1249.

[8] Scott WJ, Allen MS, Darling G, et al. Video-assisted thoracic surgery versus open lobectomy for lung cancer: a secondary analysis of data from the American College of Surgeons Oncology Group Z0030 randomized clinical trial. J Thorac Cardiovasc Surg, 2010, 139: 976-981.

[9] Sugi K, Kaneda Y, Esato K. Video-assisted thoracoscopic lobectomy achieves a satisfactory long-term prognosis

in patients with clinical stage IA lung cancer. World J Surg, 2000, 24: 27-30.

[10] Whitson BA, D'Cunha J, Andrade RS, et al. Thoracoscopic versus thoracotomy approaches to lobectomy: differential impairment of cellular immunity. Ann Thorac Surg, 2008, 86: 1735-1744.

11

单操作孔胸腔镜纵隔淋巴结清扫术

11.1 胸腔镜纵隔淋巴结清扫术的发展历史和现况

1951 年,Cahan 首次提出包含肺门和纵隔淋巴结切除的全肺切除是治疗肺癌的标准手术。9 年后,Cahan 报道了 48 例肺癌患者成功实施肺叶切除加区域淋巴结切除,并将这一手术方式命名为"根治性肺叶切除"。此后,这一理念逐渐被广泛接受,肺叶切除和纵隔淋巴结切除成为治疗肺癌的标准手术方式。1978 年,日本学者 Naruke 在美国胸外科学会官方杂志上介绍了日本国内沿用多年的胸部淋巴结解剖分布图。该图将纵隔淋巴结划分为 1~9 站,而将肺门肺内淋巴结划分为 10~14 站,详细描述了各组淋巴结的区域位置和周围解剖标志,大力推进了淋巴结切除治疗肺癌的临床研究。此后美国胸科学会(ATS)和国际肺癌研究学会(IASLC)相继在此基础上提出了肺癌淋巴分布图。各图大同小异,本章主要用的是 2009 年 IASLC 提出的肺癌淋巴结分布图版本。

根据欧洲胸外科医师协会(ESTS)2006 年发表的指南,淋巴结切除手术方式有 3 种,分别为活检、采样和清扫。

(1)选择性淋巴结活检(biopsy) 无法行肺切除的患者,对其一个或多个可疑淋巴结进行活检以确定 N 分期(剖胸探查)。

(2)采样(sampling) 根据术前影像学所见和术中探查所见,对有代表性的一个或多个淋巴结进行采样以确定 N 分期(图 11-1)。系统性采样(systematical sampling),即根据术者事先选择的淋巴结所在区域进行采样。

(3) 系统性淋巴结清扫(systematical node dissection,SND) 根据周边解剖结构,将包含淋巴结的所有纵隔组织切除,也就是将周边解剖结构"骨骼化"(图 11-1)。随着高分辨率胸部薄层计算机断层扫描(HRCT)的普及,早期肺癌检出率大幅度提高,肺叶特异性(lobe-specific)系统性淋巴结清扫逐渐被接受。非特异性系统性淋巴结清扫即根据肿瘤所在肺叶,将包含相应淋巴结的纵隔组织切除,这里指的清扫也需要周边解剖结构"骨骼化"。

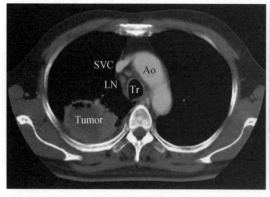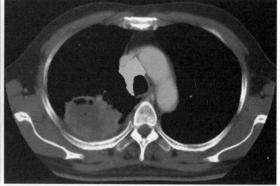

淋巴结采样　　　　　　　　　　　　　　淋巴结清扫

图 11-1　CT 淋巴结采样与淋巴结清扫的区别

　　肺癌手术究竟应该行 SND 还是淋巴结采样,一直是肺外科争论的热点。影响肺癌手术患者预后最显著的因素是病理淋巴分期。荟萃分析显示胸部 CT 评价纵隔淋巴结转移灵敏度 60% ~83%,特异度 77% ~82%,阴性预测值 85% ~ 86%。PET 评价纵隔淋巴结转移灵敏度 79% ~88%,特异度 90% ~92%,阴性预测值 93% ~94%。即使两者结合应用,评估肺癌淋巴结微小转移的准确性仍然不能让人满意,因此准确的手术分期至关重要。临床研究显示,无论术前是否做过纵隔镜检查,也不论病灶部位、大小和组织学类型,SND 可发现临床淋巴结阴性的意外纵隔淋巴结转移;SND 发现 60% 的临床肺门淋巴结肿大患者有病理学检查证实的纵隔淋巴结转移;即使临床诊断淋巴结阴性,SND 也有助于发现跳跃性转移的纵隔淋巴结转移。因此就分期而言,SND 可提供更准确的病理分期。而针对淋巴结阳性患者,术后辅助化疗的生存获益已被证实,因此 SND 可以通过精准分期改善预后。

　　SND 本身能否带来生存获益呢? 文献中大量的回顾性研究由于选择性偏倚等原因,其结论各异。迄今为止共有 4 项随机对照试验(RCT)比较了 SND 与淋巴结采样的长期随访结果(见图 11-1)。其中,Izbicki 和 Sugi 的研究样本量少,纵隔淋巴结转移的患者更少,因此很难得出阳性结果。而 Izbicki 的研究中亚组分析显示病理肺门或纵隔淋巴结转移的患者可能从 SND 中生存获益($P = 0.058$)。中国学者吴一龙的研究时间跨度最大,病例最多,入选标准最低,也没有提供随机分组方法和中位随访时间,但生存率差异显著。Darling 的研究是美国肿瘤外科学院历时 10 年的多中心 RCT(ACSOG Z0030),根据其患者入选标准和分组方法——通过纵隔镜、胸腔镜或开胸活检胸内淋巴结,右侧采样 2R、4R、7 和 10R 站淋巴结,左侧采样 5、6、7、10L 站淋巴结,并摘除任何肉眼可疑的淋巴结,术中冷冻活检后随机分组,可以看出,该研究的实质是系统性淋巴结采样后,针对术中病理分期为 N0 或非肺门 N1 的非小细胞肺癌,随机分组后对比系统性清扫和不清扫的 RCT。而分组前所采用的活检方法是临床实践中很少胸外科医师会应用的" not-at-all-a-real-world-sampling,-extensive-sampling(广泛性采样)或者 aggressive-sampling(过度采样)(引自 Hisao-Asamura 和 Joseph-Shrager),相当于部分医院的淋巴结清扫,而在如此过度的采样之后,清扫组患者中尚有 21 例(4%)经过清扫后被诊断为 N2

期。因此该研究的结论相当谨慎,仍然推荐对可切除非小细胞肺癌患者进行系统性淋巴结清扫。

现有指南建议,淋巴结切除至少包括3站肺门和叶间淋巴结(N1)以及始终包含隆突下淋巴结的3站纵隔淋巴结(N2)。因此,笔者临床工作中仍然对侵袭性非小细胞肺癌进行系统性淋巴结清扫,也就是右侧至少包括上纵隔2、4,下纵隔7、8、9及肺门10、11站淋巴结;左侧至少包括上纵隔4、5、6,下纵隔7、8、9及肺门10、11站;12站以下的淋巴结一般随标本一并去除。

表 11-1　比较系统性淋巴结清扫和淋巴结采样的长期生存结果的随机对照试验

作者	年份	患者	样本量(SND/采样)	中位随访时间	结果(SND/采样)
Izbicki	1998	可手术 NSCLC	169(76/93)	47.5 个月	HR = 0.76,P = 0.273
Sugi	1998	<2 cm 的外周 NSCLC	115(59/56)	65 个月	5 年生存率 81.4%/83.9%,P > 0.05
Wu	2002	临床分期 Ⅰ ~ Ⅲ a 期 NSCLC 患者	471(240/231)	未提供	5 年生存率 48.4%/37.0%,P < 0.0001
Darling	2011	N0 或非肺门 N1 的 NSCLC	1 023(525/498)	6.5 年	中位生存时间 8.5/8.1 年,P = 0.25

注: SND:系统性淋巴结采样;NSCLC:非小细胞肺癌;HR:危险度。

伴随着胸腔镜肺叶切除,胸腔镜淋巴结清扫的历史可以追溯到 20 世纪 90 年代。McKenna 成功实施了世界首例胸腔镜肺叶切除治疗非小细胞肺癌。与开胸手术相比较,胸腔镜肺叶切除手术由于切口小、视野好等众多优势,逐渐被越来越多的胸外科医师所接受。限制胸腔镜进一步普及的主要障碍是胸腔镜治疗肺癌的肿瘤学疗效。作为非小细胞肺癌准确分期评估的重要环节,充分的淋巴结尤其是纵隔淋巴结分期评价能否在胸腔镜手术下安全完成是争议的焦点。

由于胸腔镜手术切口选择、器械选择和患者选择的差异,目前文献并没有大规模 RCT 评价胸腔镜手术和开胸手术淋巴结清扫的疗效,临床证据的积累主要来自回顾性研究,研究最多的是胸腔镜手术在淋巴结采集数量和站数方面的效果。Kondo 等对接受胸腔镜淋巴结清扫后的患者再开胸进行淋巴结评价,很少发现有淋巴结残留(平均 1.3 个,中位数 0)。同样,Sugi 等发现胸腔镜手术清扫获得的淋巴结数量[平均(8.4 ± 1.0)个]与开胸手术[平均(8.2 ± 1.5)个]无明显差异。最近 Watanabe 等对 770 例(胸腔镜组 450 例,开胸组 320 例)临床 N0 期病理 N2 期的非小细胞肺癌患者手术采集的淋巴结总数量、淋巴结站数、纵隔淋巴结数量和纵隔淋巴结站数进行了分析比较,发现两组上述指标均没有明显差异。ACSOG Z0030 研究入组 66 例胸腔镜手术患者和 686 例开胸手术患者,胸腔镜手术组在淋巴结采集数量和站数方面均和开胸手术组无明显差异。目前很少有研究质疑胸腔镜纵隔淋巴结清扫的效果。Delinger 等报道(胸腔镜组 79 例,开胸组 464 例)胸腔镜手术采集的淋巴结总数量[(7.4 ±0.6)个对比 (8.9 ±0.2)个,P = 0.03]和纵隔淋巴结数量[(2.5 ±3.0)个对比(3.7 ±3.0)个,P = 0.004]明显少于开胸手术。最近 D'Amico 等利用 NCCN 数据库入组 199 例胸腔镜手术病例和 189 例开胸手术病例,发现两组在纵隔淋巴结切除数量(两组中位数均为 4 个)和纵隔淋巴结阳性数量

（两组中位数均为 3 个）方面均无明显差异,根据指南推荐采取 3 站以上纵隔淋巴结的两组患者比例也相似(66% 对比 58%,$P = 0.12$)。

除了淋巴结采集数量和站数方面的研究,还有比较胸腔镜手术和开胸手术临床分期和病理分期符合率的研究。Sugi 等的研究显示临床 N0 期患者胸腔镜手术组病理分期上移至 N1 和 N2 期的比例为 4.2% 和 2.1%,开胸手术组为 5.8% 和 1.9%,两组间无显著差异($P = 0.47$)。Watanabe 等报道了临床 I 期非小细胞肺癌较高的病理分期上移率,胸腔镜手术组和开胸手术组分别有 20.1% 和 30.3% 的患者病理分期因为发现了意外淋巴结转移而上移,而两组间无显著差异。Denlinger 等的研究显示,有 1.3% 接受胸腔镜手术的临床 N0 或 N1 期患者最终病理分期为 N2 期,而开胸组这一比例为 3.9%,两者也没有显著差异($P = 0.5$)。最近 D'Amico 等利用 NCCN 数据分析显示,胸腔镜手术组由 N0 分期上移至 N1、N2 和 N3 的比例为 6.4%、2.3% 和 0%,而开胸手术由 N0 分期上移至 N1、N2 和 N3 的比例为 6.9%、7.6% 和 0,两者无显著差异($P = 0.24$);胸腔镜手术组由 N2 分期下移至 N1 和 N0 的比例为 0 和 29%,而开胸手术组由 N2 分期下移至 N1 和 N0 的比例为 8.7% 和 17.4%,两者亦无显著差异($P = 0.99$)。

综上所述,胸腔镜淋巴结清扫的安全性和肿瘤学疗效基本得到验证。单操作孔胸腔镜手术是在常规三孔胸腔镜手术的基础上发展与改良形成的。在减少操作孔的同时,由于器械伸入方向单一,初学者可能不适应。但随着经验的积累,相信单操作孔胸腔镜清扫纵隔淋巴结可以起到与常规三孔胸腔镜手术甚至开胸手术纵隔淋巴结清扫相似的效果。笔者单位单操作孔胸腔镜肺切除和淋巴结清扫已经成为常规手术。

11.2 单操作孔胸腔镜纵隔淋巴结清扫术的适应证与禁忌证

11.2.1 手术适应证

可手术切除肺癌,为准确分期,达到根治目的的,都是单操作孔胸腔镜淋巴结清扫术的适应证。

不可手术的肺癌,虽然单操作孔胸腔镜淋巴结清扫术也能够提供准确分期。但支气管内超声(EBUS)针吸活检、纵隔镜等更加微创的诊断方法的出现,在分期上完全能够替代单操作孔胸腔镜纵隔淋巴结清扫。

其他恶性肿瘤如食管癌等,由于其纵隔淋巴结转移频率最高的部位为上纵隔双侧喉返神经链,而双侧喉返神经链周围的淋巴结由内脏筋膜所包绕,也可以通过颈部切口进行清扫,不在本节叙述范围内。

11.2.2 手术禁忌证

单操作孔胸腔镜淋巴结清扫术的绝对禁忌证和开放手术相同,包括出血性疾病、严重肺功能障碍不能耐受单肺通气和不能耐受全身麻醉者等。相对禁忌证包括淋巴结明显肿大融合甚至侵犯周围组织器官;过度肥胖、曾有同侧胸腔手术史、胸腔广泛粘连者应慎选择。

11.3 单操作孔胸腔镜纵隔淋巴结清扫手术的应用解剖基础

对于单操作孔胸腔镜淋巴结清扫术而言,共性的关键技术包括骨骼化(skeletonization)周围组织器官,将这些组织器官构成的间隙内所含淋巴结的组织整块(en-bloc)切除(图11-2)。要做到这一点,首先要将各站淋巴结所在间隙的毗邻解剖关系(表11-2,图11-3)熟记于心,成竹在胸。从表11-2的描述可知,由周围组织器官构成间隙的淋巴结主要是右上纵隔淋巴结(2R、4R站)、左上纵隔淋巴结(4L站)主动脉-肺动脉区淋巴结(5、6站)和下纵隔隆突下淋巴结(7站)。这些区域的淋巴结清扫要求较高。

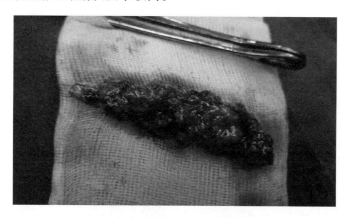

图11-2 右上纵隔淋巴结整块切除标本

表11-2 IASLC淋巴结分布表

最上纵隔(锁骨上区)淋巴结1(1站)		
1	锁骨上区淋巴结	包括下颈部、锁骨上和胸骨切迹淋巴结。上界:环状软骨下缘。下界:锁骨和胸骨柄的上缘。气管中线作为1R和1L的边界
上纵隔淋巴结2~4(共6站)		
2R	右上气管旁淋巴结	延伸至气管左侧边界。上界:胸骨柄上缘。下界:无名(头臂)静脉尾端与气管交叉点的横截面
2L	左上气管旁淋巴结	位于气管左边界左侧。上界:胸骨柄上缘。下界:主动脉弓上界
3A	血管前淋巴结	不与气管紧邻,位于血管的前面
3P	食管后淋巴结	不与气管紧邻,位于食管的后脊柱前
4R	右下气管旁淋巴结	从无名(头臂)静脉尾端与气管交叉点的横截面到奇静脉的下界,从气管的右边界延伸到气管的左边界
4L	左下气管旁淋巴结	位于气管左边界左侧,包括位于所有肺动脉韧带内侧的气管旁淋巴结,从主动脉弓的上缘到主肺动脉的上缘

续表

AP 区（主动脉 – 肺动脉区）淋巴结 5 ~ 6（共 2 站）	
5	主动脉弓下淋巴结	又称主动脉-肺动脉窗淋巴结，位于肺动脉韧带外侧或主动脉外侧或左肺动脉外侧，处于左肺动脉第一分支的近端，由纵隔胸膜包绕
6	主动脉旁淋巴结	位于升主动脉和主动脉弓的侧前方，主动脉弓上、下缘之间
下纵隔淋巴结 7 ~ 9（共 3 站）		
7	隆突下淋巴结	位于气管隆突末端，与下叶支气管或肺内动脉无关。右侧者延伸至右肺中叶支气管下缘末端，左侧者延伸至左肺下叶支气管上缘末端
8	食管旁淋巴结	位于隆突下淋巴结之下，直至膈肌
9	下肺韧带淋巴结	位于下肺韧带之间的淋巴结，包括下肺静脉下段和后壁淋巴结
N1 淋巴结（肺门区、叶间区、周围区）10 ~ 14（共 5 站）		
10	肺门淋巴结	是近侧肺叶淋巴结，包括所有主支气管和肺门血管旁淋巴结。右侧肺门淋巴结从奇静脉下缘延伸至叶间区域，左侧肺门淋巴结从肺动脉上缘延伸至叶间区域。10 ~ 14 站淋巴结属于 N1 淋巴结，不在纵隔内

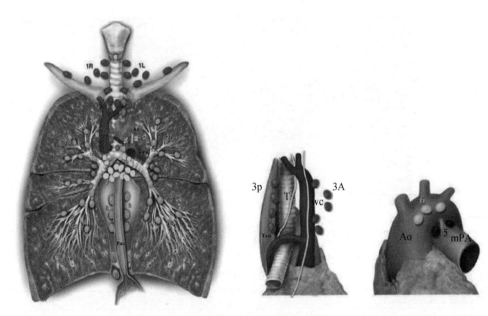

图 11-3　2009 年国际肺癌研究委员会（IASLC）提出的肺癌淋巴结分布图

注：锁骨上区淋巴结:1 包括下颈椎、锁骨上和胸骨切迹淋巴结。上纵隔淋巴结:2R 右上气管旁,2L 左上气管旁,3A 血管前,3P 食管后,4R 右下气管旁,4L 左下气管旁。主动脉-肺动脉区淋巴结:5 主动脉弓下,6 主动脉旁(升主动脉或横膈膜)。下纵隔淋巴结:7 隆突下,8 食管旁(隆突下),9 下肺韧带。N1 淋巴结:10 肺门,11 肺叶间,12 肺叶,13 肺段,14 肺段以下。

11.3.1　右上纵隔淋巴结清扫术的关键解剖

右上纵隔淋巴结所在间隙的解剖标志:前方为上腔静脉及其左、右无名静脉分支,上方为右锁骨下动脉,后方为气管和迷走神经,深部为无名动脉(右头臂动脉),表面为纵隔胸膜和奇静脉。

左、右无名静脉之间为胸腺或胸腺退化后形成的脂肪组织,淋巴结清扫过程中需注意鉴别。右迷走神经由颈部血管筋膜内穿出后即发出右喉返神经,绕过右锁骨下动脉下方进入内脏筋膜,在清扫淋巴结上极时需注意避免损伤。淋巴结下极与隆突下淋巴结、左侧气管支气管淋巴结常有较粗的淋巴管交通,需妥善处理,避免术后淋巴漏和乳糜胸。气管表面常有发自迷走神经的心脏神经副交感支和发自交感神经的心脏支,这些神经很细,如能妥善保护更好。

11.3.2 隆突下淋巴结清扫术的关键解剖

隆突下淋巴结所在间隙的解剖标志:右侧界为右主支气管,后侧界为食管和迷走神经,前侧界为心房后壁,上侧界为隆突,左侧界为左主支气管。

一般左、右迷走神经在肺门水平都有肺支发出,这些神经很细,如能妥善保护更好。右支气管动脉一般分为前、后两支:前支发自胸主动脉,沿隆突前方下降至隆突分叉,在处理淋巴结上极时需注意避免损伤或妥善处理避免出血;后支发自右第3肋间动脉,自后向前分布于右主支气管和中间支气管,在打开纵隔胸膜、夹持淋巴结时需注意避免损伤或妥善处理,避免出血。左支气管动脉一般有1~2支,发自降主动脉,分布至左侧支气管,在打开纵隔胸膜、夹持淋巴结时需注意避免损伤或妥善处理,避免出血。隆突下淋巴结所在间隙的后侧界为食管,在清扫淋巴结的过程中需注意避免损伤引起食管瘘。隆突下淋巴结与上纵隔淋巴结有较粗的淋巴管交通,需妥善处理,避免术后淋巴漏和乳糜胸。

11.3.3 主动脉-肺动脉区淋巴结清扫术的关键解剖

主动脉-肺动脉区淋巴结所在间隙的解剖标志:前侧界为膈血管神经,下侧界为左肺动脉,后侧界为迷走神经,上侧界为膈神经和迷走神经交汇处主动脉弓上缘水平,右侧界(深面)为动脉韧带及左喉返神经起始部。

左迷走神经由胸部血管筋膜内穿出后即发出左喉返神经,后者紧贴动脉韧带后缘绕过主动脉弓下方进入内脏筋膜构成的气管食管沟,在清扫淋巴结时需注意避免损伤。淋巴结下极与肺门淋巴结、后方与隆突下淋巴结常有较粗的淋巴管交通,需妥善处理,避免术后淋巴漏和乳糜胸。

11.4 单操作孔胸腔镜纵隔淋巴结清扫常见手术的关键步骤

11.4.1 单操作孔胸腔镜右上纵隔淋巴结清扫术(详见视频11.1)

(1)体位 患者左侧卧位。术者和持镜手均位于患者左侧,助手位于患者右侧,器械护士位于患者左侧。

(2)放置套管 腋中线第7肋间偏后侧放入套管,置入30°胸腔镜作为观察孔;腋前线第4肋间第5肋上缘3~4 cm切口作为操作孔。

（3）手术步骤　显露右上纵隔，可辨认右锁骨下动脉、气管、食管、迷走神经、上腔静脉。右侧第2组与第4组淋巴结相连。于右上纵隔打开纵隔胸膜，上至右锁骨下动脉，下至奇静脉。也可沿奇静脉上缘加做横切口呈倒T形切口。以上腔静脉及左、右无名静脉为前侧界分离淋巴结。此处可能有汇入上腔静脉的滋养血管，可予电凝止血或钳夹止血。上腔静脉后缘已经游离。以右锁骨下动脉为上侧界分离淋巴结。此处可能有淋巴管沿着淋巴结组织向上引流，可予钳夹或电凝。如果用电凝，需避免热传导损伤后方的迷走神经和右喉返神经。以迷走神经和气管为后侧界分离淋巴结。前侧、上侧和后侧分离后，可钳起淋巴结，钝性和锐性交替将淋巴结与周围的脂肪组织从深部的无名动脉上剥离下来。游离奇静脉下缘，并提起奇静脉，将上述淋巴结组织从奇静脉下方拉出来。提起最下端的第4组淋巴结，将其从上腔静脉后方、肺动脉上干上方和主动脉弓表面剥离下来。移除淋巴结后可在此辨认清扫上纵隔淋巴结的解剖标志：前方为上腔静脉，上方为右锁骨下动脉，后方为气管和迷走神经，深部为无名动脉。提起奇静脉，可见深部的主动脉弓，清扫上纵隔淋巴结的下侧界为右肺动脉上干。

11.4.2　单操作孔胸腔镜经右胸隆突下淋巴结清扫术（详见视频11.2）

（1）体位　患者左侧卧位。术者和持镜手均位于患者左侧，助手位于患者右侧，器械护士位于患者左侧。

（2）放置套管　腋中线第7肋间偏后侧放入套管，置入30°胸腔镜作为观察孔，腋前线第4肋间第5肋上缘3～4cm切口作为操作孔。

（3）手术步骤　分离下肺韧带，越过下肺静脉，下肺静脉上缘为隆突下淋巴结清扫的下侧界。沿中间支气管向上打开后肺门纵隔胸膜，首先显露的是后肺门淋巴结。沿中间支气管向上继续打开纵隔胸膜，越过上叶支气管开口后即为右主支气管。以右主支气管为外侧界，食管和迷走神经为后侧界，即可清扫显露的第7组隆突下淋巴结。提起淋巴结，以心包为前侧界，分离心包和隆突下淋巴结之间的粘连。以深处的左主支气管为左侧界，钝性或锐性交替分离，将隆突下淋巴结从左主支气管上剥离下来。隆突下淋巴结上侧界为隆突。此处常有一根滋养血管，用电凝切断避免出血。移除淋巴结后，可清楚辨认隆突下淋巴结的外（右）侧界为右主支气管，后侧界为食管和迷走神经，前侧界为心包后壁，上侧界为隆突，内（左）侧界为左主支气管。

11.4.3　单操作孔胸腔镜主动脉-肺动脉区淋巴结清扫术（详见视频11.3）

（1）体位　患者右侧卧位。术者和持镜手均位于患者右侧，助手位于患者左侧，器械护士位于患者右侧。

（2）放置套管　腋中线第7肋间偏后侧放入套管，置入30°胸腔镜作为观察孔；腋前线第4肋间第5肋上缘3～4cm切口作为操作孔。

（3）手术步骤　前上肺门沿膈神经后方打开纵隔胸膜，直至主动脉弓上缘水平，注意避免损伤膈神经。后上肺门沿左迷走神经前方打开纵隔胸膜，直至主动脉弓水平，尤其注意避免损伤迷走神经及其重要分支喉返神经。以膈神经为前侧界，清扫第5组主动脉-肺动脉区淋巴结。以左肺动脉为下侧界、迷走神经为后侧界,清扫第 5 组主动脉-肺动脉区淋巴结,注意避免误伤肺动脉。以动脉韧带(Botallo's 韧带)为右侧界,将第 5 组主动脉-肺动脉区淋巴结从动脉韧带表面剥离下来。动脉韧带与主动脉交汇处有左喉返神经走行,此处钝性分离为佳,避免热传导损伤。向上清扫至主动脉弓上缘水平,则第 5 组主动脉-肺动脉区和第 6 组主动脉弓旁淋巴结可一并完成清扫。移除标本,此时可再次确认清扫前侧界为喉返神经,下侧界为左肺动脉,后侧界为迷走神经,上侧界为膈神经和迷走神经交汇处主动脉弓上缘水平,右侧界(深面)为动脉韧带及左喉返神经。

(王邵华)

参 考 文 献

[1] Cahan WG, Watson WL, Pool JL. Radical pneumonectomy. J Thorac Surg, 1951, 22:449-473.

[2] Darling GE, Allen MS, Decker PA, et al. Randomized trial of mediastinal lymph node sampling versus complete lymphadenectomy during pulmonary resection in the patient with N0 or N1 (less than hilar) non-small cell carcinoma: results of the American College of Surgery Oncology Group Z0030 trial. J Thorac Cardiovasc Surg, 2011, 141:662-670.

[3] Detterbeck F. What do with "surprise" N2? Intraoperative management of patients with non-small cell lung cancer. J Thorac Oncol, 2008, 3:289-302.

[4] Izbicki JR, Passlick B, Karg O, et al. Impact of radical systematic mediastinal lymphadenectomy on tumor staging in lung cancer. Ann Thorac Surg, 1995, 59:209-214

[5] Izbicki JR, Passlick B, Pantel K, et al. Effectiveness of radical systematic mediastinal lymphadenectomy in patients with resectable non-small lung cancer. Ann Surg, 1998, 227:138-144.

[6] Nakahara K, Fujii Y, Matsumura A, et al. Role of systematic mediastinal dissection in N2 non-small cell lung cancer patients. Ann Thorac Surg, 1993, 56:331-335.

[7] Naruke T, Suemasu K, Ishikawa S. Lymph node mapping and curability at various levels of metastasis in resected lung cancer. J Thoracic Cardiovasc Surg, 1978, 76:832-839.

[8] Oda M, Watanabe Y, Shimizu J, et al. Extent of mediastinal node metastasis in clinical stage I non-small-cell lung cancer: the role of systematic nodal dissection. Lung Cancer, 1998, 22:23-30.

[9] Sugi K, Nawata K, Fujita N, et al. Systematic lymph node dissection for clinically diagnosed peripheral non-small-cell lung cancer less than 2cm in diameter. World J Surg, 1998, 22:290-295.

[10] Wu Y, Huang ZF, Wang SY, et al. A randomized trial of systematic nodal dissection in resectable non-small cell lung cancer. Lung Cancer, 2002, 36:1-6.

12

腹腔镜技术在子宫内膜异位症手术治疗中的应用

12.1 腹腔镜子宫内膜异位症手术的发展历史和现况

手术性腹腔镜的正规使用开始于欧洲。1944 年,法国医师 Palmer 开始用腹腔镜为妇科患者进行盆腔妇科检查。1947 年他报道了 250 例诊断性腹腔镜操作,并总结制定了操作常规和技术指南。1963 年,他出版了 *Les Explorations Fonctionnelles Gynecologiques*,系统介绍了腹腔镜下粘连分离、囊肿囊液抽吸、子宫内膜异位灶电凝、电灼和活检术等手术操作。鉴于 Palmer 的成就及其对腹腔镜临床医学的贡献,他被称为"现代腹腔镜之父"。

随着腹腔镜的广泛使用,腹腔镜下各种激光、电凝器械的发展,已经使腹腔镜从过去单纯的诊断手段转变为以治疗为目的的手术工具。腹腔镜是确诊子宫内膜异位症不可缺少的工具,被认为是首选手术治疗方法。2013 年,欧洲人类生殖与胚胎学协会(ESHRE)发布的子宫内膜异位症指南明确提出,腹腔镜结合病理学检查是诊断子宫内膜异位症的金标准。

超声刀、百科剪、血管闭合系统、百科钳等新型器械的问世,使腹腔镜下分离、止血等关键技术得到了质的飞跃和速度的提升。经验丰富的腹腔镜手术医师及一个训练有素的手术团队,能得心应手地在腹腔镜下治疗复杂的子宫内膜异位症。2000 年,机器人手术操作系统走上历史舞台,其具有更高的精确性,更好的操控性。目前机器人手术在妇科的应用正日益广泛。腹腔镜及机器人手术等微创技术在处理疑难手术中能精确分离、止血、缝合,具有独特优势。例如,严重的子宫直肠陷凹粘连分离,切除种植在肠管、膀胱、输尿管的子宫内膜异位灶,并在镜下完成膀胱修补、肠管吻合、输尿管吻合等高难度手术操作。

子宫内膜异位症是指子宫内膜组织(腺体和间质)在子宫内膜以外的部位出现、生长、浸润、反复出血,可形成结节及包块,引起疼痛和不育等。子宫内膜异位症的临床病理类型分为:腹膜型、卵巢型、深部浸润型和其他部位的内膜异位症。目前,针对各型子宫内膜异位症,腹腔镜被公认是诊断和治疗的金标准。

2013 年的 ESHRE 子宫内膜异位症指南指出,开腹和腹腔镜手术对子宫内膜异位症相关疼痛均有治疗效果。与开腹手术比较,腹腔镜手术后疼痛减轻、住院时间更短、患者恢复更快、外观更美观。

12.2 腹腔镜子宫内膜异位症手术的适应证与禁忌证

12.2.1 手术适应证

早在20世纪70年代,腹腔镜就开始用于观察盆腔子宫内膜异位病灶。近10多年来,腹腔镜技术的发展极为迅速,不仅在子宫内膜异位症诊断中具有重要价值,而且是子宫内膜异位症的首选手术治疗方法。其手术适应证主要包括:①盆腔痛需手术者;②子宫内膜异位症伴不孕者;③卵巢内膜样囊肿<3 cm者,药物治疗无效,或>5 cm者;④浸润性生长的子宫内膜异位症如直肠阴道隔子宫内膜异位症并有相应症状;⑤泌尿道或消化道子宫内膜异位症伴梗阻。

近年来,随着腹腔镜器械的不断发展和手术医师技术的不断提高,许多疑难复杂的病例已经能够成功开展,如腹腔镜下结肠直肠切除术、腹腔镜下保留神经的部分肠管切除术、腹腔镜下骶神经丛和坐骨神经松解术等。因此,腹腔镜手术治疗子宫内膜异位症几乎无禁忌证。不过,在某些腹腔镜技术尚不够娴熟、评估手术风险过大的情况下,仍须谨慎选择。

12.2.2 手术禁忌证

腹腔镜子宫内膜异位症相关手术绝对禁忌证和其他腹腔镜手术相同,包括出血性疾病、膈疝、不能耐受全身麻醉者等。但多次盆腹腔手术史、盆腹腔内广泛粘连、内膜异位病灶面积过大无法切净等情况应谨慎选择或药物治疗后再行腹腔镜手术。

12.3 腹腔镜子宫内膜异位症手术的应用解剖基础

子宫内膜异位症相关手术包括4类:①保留生育功能的手术,是指去除盆腔内病灶,分离粘连,恢复正常解剖结构,保留子宫和双侧或一侧附件。适用于年轻或有生育要求的患者。主要有卵巢内膜样囊肿剥除术。②保留卵巢功能的手术,是指去除盆腔内病灶,切除子宫,保留至少一侧或部分卵巢的手术,又称为半根治手术。主要有全子宫切除术。③根治性手术,包括去势手术及全子宫、双附件切除术。④缓解疼痛的手术,主要有宫骶神经切除术(LUNA)和骶前神经离断术(PSN)。

对于腹腔镜子宫内膜异位症相关手术而言,共性的关键技术包括精准辨认解剖结构,彻底清除内膜异位病灶,恢复正常解剖形态,尽可能保护器官和功能,保护神经、输尿管、膀胱等毗邻器官组织。

12.3.1 女性盆腔内生殖器应用解剖

（1）阴道　为性交器官,以及月经经血排出及胎儿娩出的通道。环绕宫颈周围的部分称为阴道穹窿,分为前、后、左、右4个部分。后穹窿最深为盆腔最低部位,临床上可经此处穿刺或引流。

（2）子宫　为一壁厚、腔小、以肌肉为主的器官(图12-1)。腔内覆盖黏膜称为子宫内膜,青春期后受性激素影响,发生周期性改变并产生月经;为精子到达输卵管的通道;孕期为胎儿发育、成长的部位;分娩时子宫收缩使胎儿及其附属物娩出。子宫峡部为宫体与宫颈之间最狭窄部分,非孕期长约1 cm,孕期形成子宫下段,剖宫产时横切口即在此处。峡部称为解剖学内口,其下端黏膜组织由宫腔内膜转变为宫颈黏膜,又称组织学内口。宫颈管,成人长2.5～3.0 cm。宫颈管内有黏液栓将其与外界隔离,有防止感染作用;宫颈外口柱状上皮与鳞状上皮交界处是宫颈癌的好发部位。

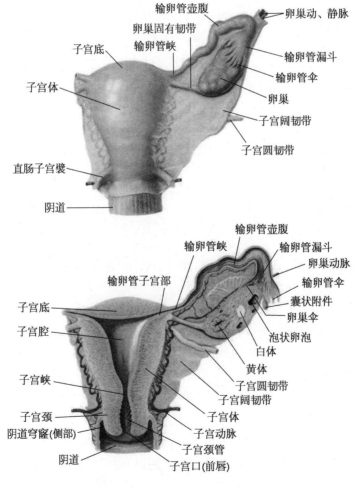

图12-1　子宫、卵巢及输卵管

（3）子宫韧带

1）圆韧带：使子宫保持前倾位置。

2）阔韧带：覆盖在子宫前后壁的腹膜，自子宫侧缘向两侧延伸达骨盆壁，形成一对双层腹膜皱襞。分为前、后两叶，上缘游离，内 2/3 包围输卵管（伞端无腹膜覆盖），外 1/3 部移行为骨盆漏斗韧带，卵巢动、静脉由此穿过。

3）主韧带：又称宫颈横韧带，起固定宫颈位置的作用。

4）宫骶韧带：将宫颈向后上方牵引，维持子宫处于前倾位置。

（4）输卵管　为一对细长而弯曲的管道（图 12-1），位于子宫阔韧带的上缘内，内侧与子宫角相连通，外端游离与卵巢接近。分为间质部（长约 1 cm，位于子宫壁内）、峡部、壶腹部、伞部，开口于腹腔，有"拾卵"作用。

（5）卵巢　为一对扁椭圆形的性腺（图 12-1），有生殖和内分泌功能，可产生和排出卵细胞，分泌性激素。卵巢血管与神经从卵巢门处出卵巢，行卵巢囊肿剥除时应注意勿损伤该处血管与神经。成年女性卵巢约 4 cm×3 cm×1 cm 大小，重 5～6g。由于排卵，使卵巢表面凹凸不平，卵巢表面无腹膜；外层为皮质，内含有数以万计的原始卵泡；髓质在中心，含丰富血管、神经及淋巴管。

12.3.2　盆腔动脉

1）卵巢动脉：自腹主动脉分出，左侧可来自左肾动脉（图 12-2）。

2）子宫动脉：为髂内动脉前干分支，在腹膜后沿骨盆侧壁向下向前行，经阔韧带基底部、宫旁组织到达子宫外侧，距宫颈内口水平约 2 cm 处横跨输尿管至子宫侧缘，此后分为上、下两支。上支较粗，沿子宫上缘迂曲上行，称为宫体支；至子宫角处又分为宫底支（分布于宫底部）、卵巢支（与卵巢动脉末梢吻合）及输卵管支（分布于输卵管）。下支较细，分布于宫颈及阴道上段，称为宫颈-阴道支。

3）阴道动脉。

4）阴部内动脉。

12.3.3　盆腔静脉

盆腔静脉（图 12-2）均与同名动脉伴行，并在相应器官及其周围形成静脉丛，且互相吻合，故盆腔静脉感染容易蔓延。

12.3.4　盆腔淋巴

女性盆腔具有丰富的淋巴系统（图 12-3），淋巴结一般沿相应的血管排列，其数目、大小和位置均不恒定。主要分为外生殖器淋巴结与盆腔淋巴结两组。

（1）外生殖器淋巴结　分为腹股沟浅淋巴结、腹股沟深淋巴结。

（2）盆腔淋巴　①髂淋巴结组由髂内、髂外及髂总淋巴结组成；②骶前淋巴结组位于骶骨前面；③腰淋巴结组位于主动脉旁。

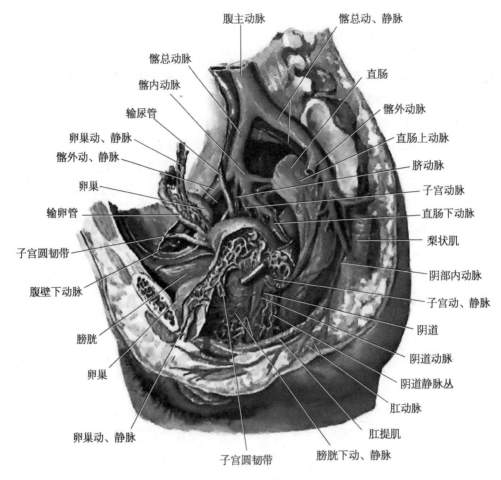

图 12-2　盆腔动脉、静脉

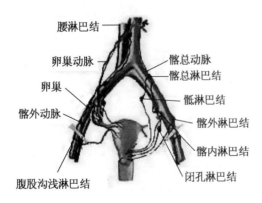

图 12-3　盆腔淋巴结

12.3.5　盆腔神经

（1）外生殖器的神经支配　外阴部神经主要由阴部神经支配。

（2）内生殖器的神经支配　主要由交感神经与副交感神经支配。子宫平滑肌有自律活动，完全切除其神经后仍能有节律收缩，还能完成分娩活动。临床上可见下半身瘫痪的产妇能顺利自然分娩。

12.3.6　邻近器官

女性生殖器官与骨盆腔其他器官不仅在位

置上相互邻接(图12-4),而且血管、淋巴及神经也有密切联系。当某一器官有病变时,如创伤、感染、肿瘤等,易累及邻近器官。

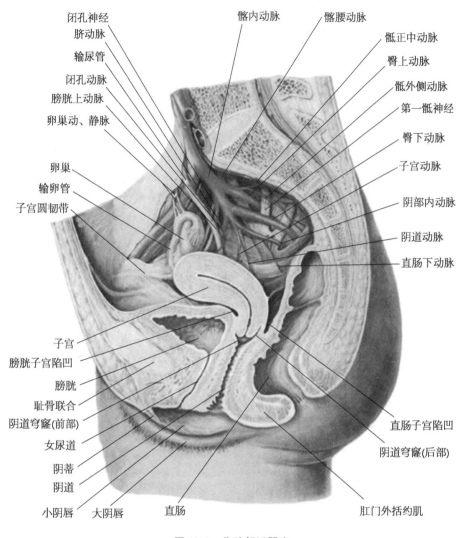

闭孔神经　脐动脉　输尿管　闭孔动脉　膀胱上动脉　卵巢动、静脉　卵巢　输卵管　子宫圆韧带　髂内动脉　髂腰动脉　骶正中动脉　臀上动脉　骶外侧动脉　第一骶神经　臀下动脉　子宫动脉　阴部内动脉　阴道动脉　直肠下动脉　子宫　膀胱子宫陷凹　膀胱　耻骨联合　阴道穹窿(前部)　女尿道　阴蒂　阴道　小阴唇　大阴唇　直肠　肛门外括约肌　直肠子宫陷凹　阴道穹窿(后部)

图12-4　盆腔邻近器官

(1)尿道:女性尿道短而直,又接近阴道,易引起泌尿系统感染。

(2)膀胱:膀胱充盈可影响子宫及阴道,故妇科检查及手术前必须排空膀胱。

(3)输尿管:女性输尿管在腹膜后,从肾盂开始沿腰大肌前面偏中线向下行,至骶髂关节处经髂外动脉起点的前方进入骨盆腔(骨盆段)继续下行,于阔韧带基底部向前内方行,于宫颈外侧约2 cm处在子宫动脉的后方与之交叉,又经阴道侧穹窿顶端绕向前方而进入膀胱壁(膀胱段),在壁内斜行1.5~2 cm,开口于膀胱三角区的外侧角。在施行子宫切除结扎子宫动脉时,注意避免损伤输尿管。

(4)直肠:肛管长2~3 cm,在其周围有肛门外括约肌及肛提肌,而肛门外括约肌为骨盆底浅层肌的一部分。妇科手术及分娩处理时均应注意避免损伤肛管、直肠。

(5)阑尾：女性患阑尾炎时有可能累及子宫附件，应注意鉴别诊断。

12.4 腹腔镜子宫内膜异位症常见手术的关键步骤

12.4.1 腹腔镜卵巢内膜样囊肿剥除术

(1)体位 患者仰卧膀胱截石位，手术开始后体位调整至头低足高位。术者位于患者左侧，持镜手位于患者头侧，助手位于患者右侧，器械护士位于患者右侧紧邻助手。

(2)放置套管 采用五孔法。脐孔放置直径10～12 mm套管，充气后置入30°腹腔镜作为观察孔；左侧脐旁8 cm与腋中线交界处入5 mm套管，为术者主操作孔；左侧髂前上棘与脐连线中外1/3处置入5 mm套管，为术者副操作孔；右侧髂前上棘与脐连线中外1/3处置入5 mm套管，为助手操作孔。

(3)手术步骤

1)探查盆腹腔、分解粘连：在镜头所示范围内仔细探查，评价盆腹腔器官粘连程度及盆腹膜累及程度，探查盆腔器官及腹腔器官表面是否有粘连或病灶形成。用钳子挑起子宫，提起双侧附件，评价卵巢囊肿大小及与周围组织粘连程度，以及子宫直肠陷凹粘连封闭程度，完成美国生育学会子宫内膜异位症(AFS)评分及子宫内膜异位症生育指数(EFI)评分。采用超声刀或剪刀钝性、锐性分离粘连，恢复盆腔脏器正常解剖。盆腔子宫内膜异位病灶可表现为散在分布的紫蓝色结节或小水泡状粘连结构，可采用低功率电凝逐个电灼。电灼后病灶呈现棕褐色，即所谓"热色试验"。必要时留取腹腔积液或腹腔冲洗液进行细胞学检查。

2)剥除卵巢内膜样囊肿：彻底分解患侧卵巢周围粘连，恢复解剖结构后，上提患侧卵巢，在皮质无血管区剪开，直达囊肿包膜层。用剪刀或弯钳分次分离并剪开皮质，逐步暴露囊肿包膜层。卵巢内膜样囊肿包膜薄弱，分离过程中易破裂流出巧克力样囊液。若发现破裂，建议尽快用吸引器吸净，因囊液多为黏稠的破碎内膜组织和陈旧性出血，易残留于盆腹腔造成病灶播散。如囊液特别黏稠，可用温生理盐水冲洗后吸净。

囊壁与卵巢皮质可采用两把弯钳分别夹住包膜和皮质后向反方向撕拉，粘连处可用钝性分离或剪刀剪开，将囊壁完整剥离。注意局部如有活跃出血，可采用低功率电凝止血或局部缝合止血。术中注意避免过度电凝，以保护卵巢功能。

3)缝合卵巢皮质：剥离后用生理盐水冲洗，检查无活跃出血后缝合卵巢皮质。如囊肿较小，创面无出血也可以不予缝合。缝合时采用2-0可吸收肠线，持针连续全层缝合卵巢皮质。

4)标本取出、关腹：囊肿标本置入腹腔镜专用标本袋，置换5 mm小镜头，标本袋经脐孔穿刺孔取出。冲洗盆腹腔，充分止血，确认无活跃出血，放置引流管于子宫直肠陷凹处。清点器械及纱布后排空腹腔内气体，取出所有器械，逐层缝合穿刺孔，结束手术。

12.4.2 腹腔镜全子宫加或不加双侧附件切除术

（1）体位 患者仰卧膀胱截石位,手术开始后体位调整至头低足高位,头低臀高15°~30°。术者位于患者左侧,持镜手位于患者头侧,助手位于患者右侧,器械护士位于患者右侧紧邻助手。

（2）放置套管 采用五孔法。脐孔放置直径10~12 mm套管,充气后置入30°腹腔镜作为观察孔;左侧脐旁8 cm与腋中线交界处置入5 mm套管,为术者主操作孔;左侧髂前上棘与脐连线中外1/3处置入5 mm套管,为术者副操作孔;右侧髂前上棘与脐连线中外1/3处置入5 mm套管,为助手操作孔。

（3）手术步骤

1）探查盆腹腔、分解粘连:同前述。

2）附件的处理:如果患者需要保留附件,则将卵巢固有韧带、输卵管、圆韧带切断;在处理子宫角部组织时可稍远离子宫角,要特别注意位于其中的子宫动脉到卵巢及输卵管的分支及其伴行静脉,将血管完整凝固、闭合并止血。如果不需要保留卵巢,则将骨盆漏斗韧带及圆韧带切断。骨盆漏斗韧带内含有卵巢血管,可用电凝闭合血管止血后剪断,也可先将卵巢系膜处腹膜打开,将骨盆漏斗韧带结扎后剪断。

3）阔韧带的处理:阔韧带切口应离开子宫壁,以避免触及沿子宫侧壁上行的子宫动脉上行支。分离阔韧带时可将前、后叶腹膜一起切断;也可用超声刀分别打开阔韧带前、后叶,前叶的切口可延续到膀胱腹膜反折。

4）膀胱腹膜反折的处理:无剖宫产史的患者,腹膜反折处解剖没有改变,直接将腹膜剪开并将膀胱推向下方即可。膀胱与宫颈之间的间隙非常清楚,易于推向下方。宫颈两侧不必推得太开,以免引起出血。如果有剖宫产手术史,往往在膀胱腹膜反折处形成瘢痕,分离时应注意勿损伤膀胱。

5）子宫血管的处理:子宫血管的处理是全子宫切除的难点。如果子宫血管处理不妥当,则会引起出血,影响手术,甚至导致并发症的发生。子宫血管的处理要点是将子宫血管解剖清楚,贴近子宫侧将其阻断。常用的方法为电凝闭合血管后剪断;也可使用缝合方法将子宫血管结扎,或者使用血管夹将其阻断。也可在子宫动脉由髂内动脉分出处结扎切断,此方法的操作要点是将圆韧带和输卵管之间的腹膜切开,分离其中的疏松结缔组织,沿输尿管表面向下分离,在输尿管隧道入口处即可辨认出子宫动脉。将子宫动脉逆行分离至髂内动脉分出处,即可电凝阻断或切断子宫动脉。也可从阔韧带后叶、输尿管上方切开,向盆壁方向分离找到子宫动脉并阻断。

6）宫骶韧带及主韧带切断:这两个韧带内虽没有大的血管,但仅用剪刀切断也易出血,使用单极电凝切断也较易出血。在此处使用超声刀将韧带切断,可以达到既切割组织又良好止血的效果。值得注意的是,不要将切口向宫颈组织内延伸,切除太多宫颈组织;也不可太向外侧,以免伤及输尿管。

7）阴道壁切断:阴道壁切断可采用剪刀、单极电凝或超声刀。举宫器向上顶举子宫及阴道穹窿,充分暴露,以超声刀沿阴道穹窿部环形切开,将子宫颈全部游离后,经阴道取出。

8）阴道断端缝合:阴道断端缝合有多种方法。可间断缝合,也可连续扣锁缝合。打结可采用腹腔内打结,也可腹腔外打结,然后用推结器推入腹腔。用1-0可吸收缝线缝合阴道断端,缝合时可将主韧带、骶韧带与阴道壁缝合在一起,以加强盆底支撑结构。

9）关腹:冲洗盆腹腔,充分止血,确认无活跃出血,放置引流管于子宫直肠陷凹处。清点器械及纱布后排空腹腔内气体,取出所有器械,逐层缝合穿刺孔,结束手术。

12.4.3 腹腔镜深部浸润型子宫内膜异位病灶切除术(详见视频12)

深部浸润型内膜异位症(DIE)是一种特殊类型的子宫内膜异位症。DIE是指病灶浸润腹膜下深度超过5 mm的内膜异位症病变。其特点是病灶主要位于盆腔的后方,与肠管、输尿管、阴道和膀胱关系密切,可浸润直肠、膀胱、输尿管等部位,从而引起一系列的临床问题如疼痛、肠道和(或)泌尿系统症状等。由于深部浸润与痛经、深部性交痛密切相关,近年来引起越来越广泛的重视。

手术是DIE首选治疗方法,可以有效缓解疼痛,但不是所有DIE患者都需要手术,如出现严重痛经、排便痛、慢性盆腔痛和(或)合并卵巢内膜异位囊肿或者不育,或药物治疗无效时应考虑手术治疗。手术的目的是尽量切净病灶、分离粘连、缓解症状、提高生育功能。手术及术后的组织病理学检查是确诊DIE的金标准。但因DIE的盆腔解剖特点,如严重粘连、病灶定位不清;宫骶韧带以及周围腹膜增厚、纤维化,甚至形成冰冻骨盆;卵巢内膜异位囊肿与后盆腔及肠管粘连;合并存在子宫腺肌症,所以大大增加了手术的操作难度。有报道并发症可高达10%,包括肠道并发症和泌尿系统并发症等。

(1) 体位　患者仰卧膀胱截石位,手术开始后体位调整至头低足高位。术者位于患者左侧,持镜手位于患者头侧,助手位于患者右侧,器械护士位于患者右侧紧邻助手。

(2) 放置套管　采用五孔法。脐孔放置直径10~12 mm套管,充气后置入30°腹腔镜作为观察孔;左侧脐旁8 cm与腋中线交界处置入5 mm套管,为术者主操作孔;左侧髂前上棘与脐连线中外1/3处置入5 mm套管,为术者副操作孔;右侧髂前上棘与脐连线中外1/3处置入5 mm套管,为助手操作孔。

(3) 手术步骤

1）探查盆腹腔、分解粘连:同前述。

2）重要解剖标志辨认、确认切除范围:因DIE常侵犯肠管、输尿管、阴道和膀胱,手术中解剖上述器官结构是非常重要的。在腹腔镜下应用超声刀、剪刀分离阴道直肠间隙、直肠两侧、直肠后间隙,分离双侧输尿管,必要时分离膀胱周围粘连及乙状结肠周围粘连,使病灶充分暴露。根据患者病情、生育意愿等情况个体化制订手术切除方案和后续治疗方案。推荐尽量彻底切除所有病灶,必要时行全子宫加双侧附件切除术,必要时可行膀胱修补、输尿管部分切除吻合、肠切除吻合术等。

3）分部位切除病灶:卵巢内膜样囊肿步骤如上述,全子宫切除步骤如上述。切除直肠子宫陷凹处病灶,建议先充分分离直肠两侧和双侧输尿管,暴露阴道直肠间隙。采用超声刀打开阴道,沿病灶周围完整切除病灶。

4）充分止血:完成切除后,应充分止血。检查膀胱、输尿管和肠管有无损伤,必要时请肛肠外科或泌尿外科协助检查或行修补术。

5）关腹:冲洗盆腹腔,充分止血。确认无活跃出血,放置引流管于子宫直肠陷凹处。清点器械及纱布后排空腹腔内气体,取出所有器械,逐层缝合穿刺孔,结束手术。

12.4.4　腹腔镜宫骶神经切断术

麻醉、探查、分离粘连组织、切除病灶同前述。充分暴露子宫骶骨韧带,剪开其外上方的阔韧带后叶腹膜,暴露外侧直肠旁区,游离韧带上端,使用电凝或超声刀切断,如存在韧带结节或出现韧带增粗、挛缩,则切除骶韧带直至宫颈后方。关腹、放置引流同前述。

12.4.5　腹腔镜骶前神经离断术

麻醉、探查、分离粘连组织、切除病灶同前述。将子宫向上向前举起,并将肠管拨至腹腔。辨认骶岬,可用冲洗吸引管或操作钳轻叩以证实。提起骶岬上的腹膜,采用超声刀纵向切开腹膜,在腹膜与脂肪组织间隙分离。上达腹主动脉分叉上 2 cm,下至骶岬,并向两侧分离,右侧达右髂总动脉、右输卵管,左侧至左髂总动脉、乙状结肠系膜根部的直肠上动脉或痔动脉。提起腹主动脉前方的脂肪组织并用超声刀横断。继续分离两侧髂总动脉表面的脂肪组织,并使该脂肪组织向远端游离至骶岬水平,上钛夹后用超声刀切断。切除的神经组织送病理学检查,冲洗创面并止血,后腹膜不必关闭。关腹、放置引流同前述。

12.4.6　达·芬奇机器人在子宫内膜异位症手术中的应用

2000 年,达·芬奇机器人手术系统开始投入临床应用,我国于 2008 年引入。达·芬奇手术机器人是当今全球唯一获得 FDA 批准应用于外科临床治疗的智能内镜微创手术系统。机器人手术具有更高的精确性、更好的操控性,能在骨盆中完成精细的操作,特别适用于 DIE 等子宫内膜异位症相关疑难手术。

（华克勤　张　英）

参 考 文 献

［1］刘彦. 实用妇科腹腔镜手术学. 北京:科学技术文献出版社,2004.

［2］林金芳. 实用妇科内镜学. 上海:复旦大学出版社,2001:153-255.

［3］黄凤英. 腹腔镜手术治疗子宫内膜异位症的临床价值. 医学与哲学,2008,29(5):61-63.

［4］杜敏. 妇科腹腔镜手术学图谱. 第二版. 北京:人民军医出版社,2014.

［5］韩玉斌,陈露诗,李光仪,等. 腹腔镜骶前神经切除在子宫内膜异位症疼痛治疗中的应用. 中国内镜杂志, 2008, 14(5): 528-530.

13

腹腔镜技术在妇科肿瘤手术治疗中的应用

13.1 腹腔镜妇科肿瘤手术的发展历史和现况

腹腔镜手术作为现代最先进的科学技术与现代医学相结合的产物,发展日新月异。光学技术、电子技术、微电脑技术等在腹腔镜仪器设备中的应用,大大改善了腹腔镜成像质量,使手术视野更加清晰。全自动高流量气腹机的应用使得手术时能保证术野充分暴露,为保证腹腔镜手术的顺利进行提供了最基本的保障。高频电刀、超声刀、激光等仪器在腹腔镜手术中的应用使手术分离、切割变得更加容易,手术更便捷。1989 年,Querleu 开创了腹腔镜下盆腔淋巴结切除术的先例;1992 年,法国 Dargent 施行了腹腔镜盆腔淋巴结切除术和腹腔镜辅助的经阴道广泛子宫切除术。此后,腹腔镜下妇科恶性肿瘤手术在全世界范围内广泛开展,目前除晚期生殖器官恶性肿瘤、严重内外科合并症不宜作腹腔镜手术以外,宫颈癌根治术、子宫内膜癌根治术等已成为腹腔镜成熟或较为成熟的手术模式,它是外科手术的一场"革命",正在逐步地被医师和患者认可。

2000 年,达·芬奇手术机器人是当今全球唯一获得 FDA 批准应用于外科临床治疗的智能内镜微创手术系统。机器人手术具有更高的精确性,更好的操控性,能在骨盆中完成精细的操作,有利于功能的重建和盆腔淋巴结清扫。国外报道较多的是用于宫颈癌根治术,该手术需要运用精确的分离技术进行韧带切断、输尿管游离、淋巴清扫等,可以充分发挥机器人的技术优势,达到理想的手术效果。在妇科疑难手术中应用和推广达·芬奇手术机器人操作技术,将给妇科手术带来崭新的未来,也预示着第三代外科手术时代的来临。目前,腹腔镜妇科良恶性肿瘤手术均能在机器人手术系统下进行,机器人手术操作系统更加精细、精准,能明显减少手术出血量,尤其适合妇科疑难肿瘤手术操作。

13.2　腹腔镜妇科肿瘤手术的适应证与禁忌证

13.2.1　手术适应证

妇科肿瘤腹腔镜手术适应证包括：肿瘤直径在 10 cm 以内，无严重盆腔粘连的良性妇科肿瘤；Ⅱb 期以下的子宫内膜癌；Ⅱa2 期以下的宫颈癌。卵巢癌腹腔镜手术的应用正进一步扩大，国内外均在进行临床试验以证明腹腔镜手术治疗卵巢癌的安全性和有效性。目前对于肿瘤直径在 10 cm 以内，无盆腹腔其他脏器转移的患者可以选择腹腔镜完成卵巢癌瘤体减灭术。

13.2.2　手术禁忌证

腹腔镜子宫内膜异位症相关手术绝对禁忌证和其他腹腔镜手术相同，包括出血性疾病、膈疝、不能耐受全身麻醉者等。但多次盆腹腔手术史、盆腹腔内广泛粘连者、盆腹腔转移病灶面积过大无法切净等情况应谨慎选择或药物治疗后再行腹腔镜手术。

13.3　腹腔镜妇科肿瘤手术的应用解剖基础

对于腹腔镜妇科肿瘤相关手术而言，共性的关键技术包括：精准辨认解剖结构；切除病变组织器官；尽可能保护器官及其功能；保护神经、输尿管、膀胱等毗邻器官组织。具体的解剖基础见前一章节。

13.4　腹腔镜妇科肿瘤常见手术的关键步骤

腹腔镜妇科肿瘤手术包括妇科良性肿瘤手术和恶性肿瘤手术。良性肿瘤常见手术包括卵巢囊肿剥除术、附件切除术、全子宫 + 双侧/单侧附件切除术，手术步骤见第 12 章。本章主要介绍腹腔镜恶性肿瘤相关手术。

13.4.1　腹腔镜淋巴结清扫术（详见视频 13.1）

（1）体位　患者仰卧膀胱截石位，手术开始后体位调整至头低足高位。术者位于患者左侧，持镜手位于患者头侧，助手位于患者右侧，器械护士位于患者右侧紧邻助手。

（2）放置套管　采用五孔法。脐孔放置直径 10～12 mm 套管，充气后置入 30° 腹腔镜作为观察孔；左侧脐旁 8 cm 与腋中线交界处置入 5 mm 套管，为术者主操作孔；左侧髂前上棘与脐连线中外 1/3 处置入 5 mm 套管，为术者副操作孔；右侧髂前上棘与脐连线中外 1/3 处置入

5 mm套管,为助手操作孔;右侧脐旁8 cm与腋中线交界处置入5 mm套管,为助手副操作孔。

(3) 手术步骤

1) 放置举宫器:经阴道操作,探查宫颈外口大小,选择合适尺寸的举宫器,放置举宫器。

2) 探查盆腹腔:在镜头所示范围内仔细探查,评价盆腹腔器官粘连程度。用操作钳探查子宫、双侧附件情况,宫骶韧带是否挛缩。探查肝、胃、肠管、大网膜、横膈等脏器表面是否存在转移灶,必要时镜下活检送冷冻或病理学检查。

3) 盆腔淋巴结清扫术:盆腔淋巴结切除范围:①上界,髂内、外动脉交叉处上3 cm处,切除髂总血管表面的髂总淋巴结;②下界,旋髂深静脉横跨髂外动脉处,此处表面为腹股沟深淋巴结;③外界,腰肌表面;④内界,输尿管外侧;⑤底部,闭孔窝。该范围内的所有淋巴和脂肪组织等均需全部切除。术中要切除包绕在盆侧壁各大血管及其分支、神经周围的脂肪和淋巴组织。由于该区域有髂血管、闭孔神经、盆底静脉丛等,对术者操作要求甚高,稍有不慎,即有可能造成大血管和神经的损伤。特别是损伤盆底静脉丛时,常常导致难以控制的大出血,甚至危及患者生命。因而,要求术者对盆侧壁的解剖必须有清醒的认识,并能正确和熟练地使用各种腹腔镜手术器械。一般按照髂总、髂外、腹股沟深、闭孔、髂内的顺序进行清扫,而且尽量做到整块清扫,以减少术中出血和损伤。

▲ 打开后腹膜,切口至髂总动脉上约3 cm水平,清除腰大肌外侧2 cm脂肪组织,注意避免损伤腰大肌表面的小血管。暴露并保留生殖股神经,充分暴露髂血管区,分离髂血管与腰大肌组织,暴露闭孔神经。

▲ 暴露髂总动脉,在其分叉上约2 cm,采用超声刀或其他器械分离血管前淋巴组织,游离髂总淋巴结,用超声刀凝断。向下清除髂总静脉前淋巴结。注意输尿管走向,避免损伤。

▲ 从髂总动脉开始,沿髂外动脉剪开动脉前鞘达腹股沟韧带,由上而下、由内而外切除髂外动脉淋巴结。注意避免损伤腰大肌内侧的生殖股神经。

▲ 从髂外静脉前方剪开血管前鞘,沿髂外静脉周围切除淋巴组织。注意避免损伤髂外静脉下方的旋髂深静脉。

▲ 将髂内、外动脉及髂内、外静脉交叉的淋巴组织切除,由上而下分离并切除髂内淋巴群。

▲ 将髂外血管拨向外侧,将膀胱拨向内侧,暴露闭孔区。分离闭孔窝的脂肪组织及淋巴组织,暴露闭孔神经,钳夹切断闭孔窝顶的淋巴组织。沿闭孔神经两侧游离脂肪和淋巴组织。闭孔深部布满血管丛,需谨慎操作,注意止血。

▲ 腹股沟深淋巴结位于腹股沟下方、髂外静脉前方,分离结缔组织后,切除腹股沟深淋巴结。

4) 标本取出和活检:将淋巴组织放入取物袋,经穿刺孔或经阴道取出后送病理学检查。如宫颈癌根治术,推荐单独取出双侧髂总淋巴结,术中送冷冻病理学检查。如发现转移则建议行腹主动脉旁淋巴结清扫术。

5) 腹腔镜腹主动脉旁淋巴结清扫术:

▲ 暴露腹主动脉前方腹膜并剪开:腹腔镜下暴露腹主动脉前方腹膜,采用超声刀由下而

上纵行切开腹膜及鞘膜,暴露腹主动脉、下腔静脉及左肾静脉。

▲ 切除腹主动脉前方淋巴结:采用超声刀自上而下切除腹主动脉、下腔静脉侧面、动静脉间的脂肪及淋巴组织,至髂总动脉起点。

▲ 分离腹主动脉左侧淋巴和脂肪组织:自左肾静脉水平下方,于左输尿管内侧将淋巴和脂肪组织钝、锐性剥离至肠系膜下动脉水平。将肠系膜下动脉周围的淋巴和脂肪组织钝、锐性剥离,同时切除肠系膜下动脉下方的腹主动脉左侧淋巴和脂肪组织,并游离肠系膜下动脉。

▲ 分离下腔静脉外侧淋巴和脂肪组织:自右肾静脉水平下方,于右输尿管内侧将淋巴和脂肪钝、锐性剥离至髂总静脉起点,翻向内下方与骶前淋巴结汇合。

▲ 骶前淋巴结切除:骶前淋巴结位于两侧髂总血管内侧,上自骶岬,下至第3~4骶椎,沿双侧髂总血管内侧及骶岬区,自外而内、由上而下向骶尾方向分离淋巴组织,在第3~4骶椎处整块切除。

13.4.2　腹腔镜广泛全子宫切除术(详见视频13.2)

(1) 体位　患者仰卧膀胱截石位,手术开始后体位调整至头低足高位。术者位于患者左侧,持镜手位于患者头侧,助手位于患者右侧,器械护士位于患者右侧紧邻助手。

(2) 套管放置　采用五孔法。脐孔放置直径10~12 mm套管,充气后置入30°腹腔镜作为观察孔;左侧脐旁8 cm与腋中线交界处置入5 mm套管,为术者主操作孔;左侧髂前上棘与脐连线中外1/3处置入5 mm套管,为术者副操作孔;右侧髂前上棘与脐连线中外1/3处置入5 mm套管,为助手操作孔;右侧脐旁8 cm与腋中线交界处置入5 mm套管,为助手副操作孔。

(3) 手术步骤

1) 高位切断骨盆漏斗韧带:在近双侧髂总动脉水平,用超声刀切开阔韧带前后叶,暴露输尿管和髂血管,充分游离卵巢血管,双极电凝或血管闭合系统凝切卵巢血管及漏斗韧带。

2) 切断圆韧带:向后、内下方剪开阔韧带后叶至子宫直肠反折腹膜,向前剪开阔韧带前叶至圆韧带,靠近盆壁用超声刀或血管闭合系统切断圆韧带。

3) 打开膀胱反折腹膜:将子宫推向患者头侧,暴露并剪开膀胱反折腹膜达双侧圆韧带断端。分离膀胱与阴道间疏松组织,直达子宫颈外口水平下3~4 cm。

4) 分离直肠阴道:将子宫推向前上方,剪开子宫直肠反折腹膜并分离直肠阴道间的疏松组织,使直肠与阴道后壁分离,直至子宫颈外口下3~4 cm。

5) 切断骶韧带:将子宫上举至耻骨联合方向,钝、锐性分离直肠阴道间隙及直肠侧窝,将左、右骶韧带分离,距子宫颈4 cm处电凝并切断。

6) 处理主韧带及子宫血管:提起游离的输尿管,充分分离暴露膀胱侧窝,将输尿管牵向外侧,沿膀胱上动脉分离子宫动脉并电凝切断。距子宫颈4 cm近盆壁处电凝、切断双侧主韧带。如符合保留神经条件,则分离主韧带深部的子宫深静脉及分离暴露神经组织,按照半保留或全部保留的要求保留神经组织。

7) 打开输尿管隧道:沿输尿管走行向内向前钝性分离、钳夹并凝切输尿管隧道前后叶至膀胱入口处,使输尿管完全游离。

8）处理阴道旁组织：将子宫举向患者头侧，将膀胱拉向耻骨方向，沿主韧带断端向内向下电凝切断阴道旁组织达阴道 3 cm 处。用超声刀在子宫颈外口下阴道 3 cm 处切开阴道壁，环形切断阴道前后壁，将切除的全部组织经阴道取出。0 号可吸收线连续缝合阴道残端。如符合阴道延长的条件，则用 0 号可吸收线连续缝合阴道壁残端与腹膜组织一周，置入阴道模具。模具顶端一周用不可吸收线连续荷包缝合两层。在阴道口缝合固定模具。一般术后 7 天开始更换模具，建议每天佩戴直至术后 3 个月或恢复正常性生活。

12.4.3 腹腔镜卵巢癌细胞减灭术（全子宫切除术 + 双侧附件切除 + 盆腔淋巴结清扫 + 大网膜切除术）

（1）全子宫 + 双侧附件切除术　详见第 12 章。

（2）大网膜切除　自胃大弯以下作大网膜全切除术，用超声刀或血管闭合系统分次凝切。提起网膜并轻轻牵向头侧，暴露横结肠和网膜间的附着部分。沿横结肠浆膜面分离，用超声刀或血管闭合系统分次凝切血管及网膜组织，使网膜完全分离。

12.4.4 腹腔镜腹股沟淋巴结清扫术

适用于需要清扫腹股沟淋巴结的外阴癌、阴道癌。

（1）体位　术中患者取平卧位，头低臀高约 15°，两下肢伸直呈八字分开约外展 45°，将腹股沟区展平，双膝关节稍屈曲外旋，双上肢内收于躯体旁，留置尿管。

（2）放置套管　于脐轮下缘处做 12 mm 横切口，将 12 mm Trocar 朝腹股沟韧带偏向髂前上棘方向置入皮下间隙，插入镜头作为观察孔。确认其进入下腹壁皮下组织层后，用 7 号吸引器头沿腹壁下负压吸取皮下脂肪组织；灌入 CO_2 气体建立皮下气腹空间，压力保持在 13 ~ 15 mmHg。再于脐旁 8 ~ 10 cm 处向下 2 cm 位置放置直径约 10 mm 小孔作为操作孔，于脐耻连线中点处切开直径约 10 mm 小孔作为另一操作孔。置入超声刀和电凝抓钳。

（3）手术步骤　紧贴腹外斜肌筋膜表面分离浅筋膜。淋巴结清扫内侧至耻骨结节，外侧至髂前上棘，下界至腹股沟韧带下方 4 ~ 5 cm。从腔隙顶部自上而下剥离皮下脂肪组织至腹股沟韧带对应处，探查阴部外静脉，沿大隐静脉分支分离至大隐静脉入口处。由腹股沟韧带下方向下游离出阔筋膜，紧贴其表面向下分离皮下组织，依次分离大隐静脉所有分支（包括腹壁浅静脉、旋髂浅静脉、阴部外静脉、股外侧静脉、股内侧静脉）。采用超声刀整块切除大隐静脉周围淋巴结群和脂肪组织，直至股三角顶部。在保证淋巴结清扫效果的前提下，尽可能地保留大隐静脉。切开阔筋膜并打开股动脉鞘，向下及左右暴露缝匠肌和长收肌，分离腹股沟韧带下方、股静脉内侧和长收肌外侧缘的腹股沟深淋巴结组织，遵循"整块切除"的原则。切除后装入标本袋，自皮下腔隙最低点的表皮切口取出，送病理学检查。注意防止污染切口。

（华克勤　张　英）

参 考 文 献

［1］嵇武,李宁. 达芬奇手术机器人的应用进展. 东南国防医药, 2010,12(5):4.

［2］杜敏. 妇科腹腔镜手术学图谱. 第二版. 北京:人民军医出版社,2014.

［3］马佳佳,陈必良. 达芬奇机器人腹股沟淋巴结清扫治疗外阴癌的临床效果与手术策略. 中华腔镜外科杂志,2014,7(3):10-13.

［4］Cantrell LA, Mendivil A. Gehrig, P. A. et al. Survival outcomes for women undergoing type Ⅲ robotic radical hysterectomy for cervical cancer：a 3-year experience. Gynecol Oncol, 2010, 117(2)：260-265.

［5］Chen CC, Falcone T. Robotic gynecologic surgery：past, present, and future. Clin Obstet Gynecol, 2009, 52(3)：335-343.

［6］Magrina JF, Kho RM, Weaver AL, et al. Robotic radical hysterectomy：comparison with laparoscopy and laparotomy. Gynecol Oncol, 2008, 109(1)：86-91.

14

机器人辅助腹腔镜手术治疗泌尿外科疾病的优势

14.1 机器人辅助腹腔镜手术的介绍

机器人辅助腹腔镜手术(机器人手术)是当今世界医学发展的里程碑。该技术融合诸多新兴学科,使外科手术的微创化、功能化、智能化和数字化程度大大提高,目前已在泌尿外科、心胸外科、妇科和腹部外科等领域逐渐普及。机器人手术系统经历了伊索系统(AESOP,1994年)、宙斯系统(Zeus,1999年)、达·芬奇系统(Da Vinci,2000年)3代,目前最先进的da Vinci手术系统(da Vinci surgical system,DVSS)属于主仆机器人系统,由美国Intuitive Surgical公司生产,是美国FDA批准的首个也是唯一可应用于外科治疗的智能内镜微创手术系统。

DVSS由3个部分构成:①手术医师的操作主控台;②机械臂、摄像臂和手术器械组成的手术床边的移动平台;③三维成像视频影像平台(图14-1)。实施手术时外科医师不与患者直接接触,通过三维视觉系统和动作定标系统操作控制,医师手臂、手腕和手指的动作通过传感器在计算机中记录下来,同步翻译给机械手臂,机械手臂的前端安装各种特殊的手术器械模拟外科医师的动作,完成操作。

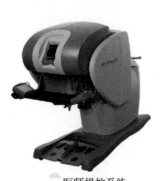
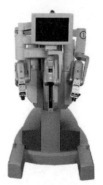
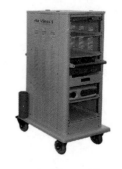

医师操控系统　　　　　床旁器械臂手术系统　　　　　视频处理系统

图14-1　da Vinci机器人手术系统的构成

（1）医师操作系统　是 DVSS 的控制核心，由计算机系统、内镜监视系统、操作手柄及输出设备等构成。术者坐于主控台前，根据三维成像系统提供的立体手术视野进行精细操作，并通过脚踏板来控制摄像头、焦距和电凝等重要功能。

（2）床旁器械臂手术系统　包含 3～4 个交互式机械臂（1 个持镜臂、2～3 个工作臂）。持镜臂有 4 个关节，用于术中握持腹腔镜摄像头；工作臂有 6 个关节，用于完成各种操作。每个工作臂装有一个 EndoWrist 仿真机械手，通过抓钳、电钩、剪刀、持针器等不同控件模拟人手进行钳抓、分离、缝合等手术操作（图 14-2）。

（3）视频处理系统　由交互式触摸屏、CCU、数字模拟转换器、光源、其他辅助设备等构成。通过双摄像头、双通道光源独立采集同步视频信号来提供放大 10～15 倍的三维立体手术视野（图 14-3）。

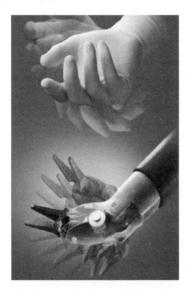

图 14-2　EndoWrist 仿真机械手

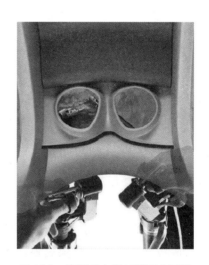

图 14-3　高清放大的三维手术图像

14.2　机器人泌尿外科手术的发展

泌尿外科是当前机器人手术的主要应用领域。在美国，多数泌尿外科中心购买了 DVSS 设备，并用其开展各种泌尿外科手术；特别是根治性前列腺切除术，通过 DVSS 完成的比例占 70%。自 2006 年年底，中国大陆地区引进 DVSS，机器人外科手术量呈指数式迅速增长，其中泌尿外科手术所占比例不断升高，逐步成为机器人手术应用的龙头学科。截至 2015 年底，中国大陆地区共完成机器人手术 22 917 例，其中泌尿外科手术 9 313 例，约占 41%，总量最大；随着 DVSS 设备、技术的推广应用，机器人泌尿外科手术量还将继续处于增长阶段。

就手术种类而言，在经历了最初的起步、过渡阶段，我国机器人泌尿外科手术的种类已从单一的前列腺癌根治发展到各个泌尿外科病种，包括肾上腺手术、肾脏手术、肾盂输尿管手术、膀胱前列腺手术等均可通过机器人手术系统完成;既包括肾上腺切除、肾切除等器官切除手术,又包括肾部分切除、尿路整形、前列腺癌根治等重建手术。经过9年的发展,我国机器人泌尿外科手术经过了从简单到复杂的蜕变,各机器人泌尿外科中心相继完成一系列高难度的手术,包括压迫腔静脉大血管的巨大肾上腺肿瘤切除、高选择性肾动脉阻断肾部分切除、内生型肾肿瘤的肾部分切除、肾铸型结石切开取石、高危高龄前列腺手术、完全体内的尿流改道手术等,这些既往开放手术相当困难的术式均已成功利用机器人手术系统辅助完成。在美国泌尿外科年会、欧洲泌尿外科年会、世界机器人外科大会上,都可以看到来自中国机器人泌尿外科学者的精彩演示。

14.3 机器人泌尿外科手术的应用现状

机器人手术在泌尿外科的应用范围较广,技术相对成熟,主要包括前列腺癌根治术、膀胱癌根治术、肾切除术、肾部分切除术、肾盂输尿管成形术、肾上腺切除术等;输尿管重建再植、输尿管膀胱吻合、肾固定、肾囊肿切除、输精管吻合等大多数泌尿外科术都有成功使用机器人手术完成的报道。

14.3.1 前列腺癌根治术

机器人辅助腹腔镜前列腺癌根治术(robot-assisted laparoscopic radical prostatectomy, RALRP)是机器人应用的焦点,也是目前所有泌尿外科机器人手术,与开放和传统腹腔镜手术相比较最具明显优势的微创手术,大大推动了机器人外科技术的发展。目前在前列腺癌高发的欧美国家,RALRP几乎成为治疗局限性前列腺癌的金标准。

在腹腔镜和机器人前列腺癌根治术取得初步经验与成果后,Menon教授进一步发展出Vattikuti研究所前列腺切除术(VIP),该技术主要基于解剖性前列腺癌根治术,并融合与利用机器人手术的原则。机器人手术的优势在于放大10倍的立体视觉、高度稳定性和精确腕式操作,因而可完成极精细的局部处理。多中心研究显示,机器人和开放手术相比较,在肿瘤完整性和切缘阳性率方面没有差异。此外,良好的吻合和神经血管束保护,可使术后早期尿失禁和勃起功能得到改善:若用无垫定义,12个月的尿失禁率为4%~31%,平均16%;若用最多一片安全垫为定义,尿失禁率为8%~11%,平均9%。勃起功能方面,12和24个月的正常勃起率分别为54%~90%和63%~94%。与开放和传统腹腔镜手术相比,RALRP虽费用较高,但具有出血少、并发症少、术后恢复快、住院时间短等优点。最新荟萃研究分析也显示机器人手术与开放或腹腔镜方法表现出相似甚至更优的肿瘤学结果。机器人手术并发症发生率平均为9%,且大多数是轻微的,最常见的为淋巴囊肿/淋巴瘘(3.1%)和尿漏(1.8%)。

总体上,RALRP的适应证与开放手术和传统腹腔镜手术类似。主要适应证:临床分期≤T2c的中、低危前列腺癌,年龄<75岁或预期寿命>10年,PSA≤20 μg/L,Gleason评分≤7分,能够耐受全麻等。其相对禁忌证包括患者存在显著增加手术风险的疾病,严重出血倾向性疾病或血液凝固性疾病,预计寿命<10年,腹腔和(或)会阴手术史、放疗史、去势史及长期雄激素阻断治疗史,过度肥胖(BMI>40 Kg/m^2)和前列腺体积过大(>100 g)等。但其适应证和禁忌证并非绝对的,与开展机器人手术的医疗中心的器械设备及医师的操作水平有很大关系。RALRP更加微创,适用于更大的年龄范围、更严重的疾病病情。对于高危的前列腺癌患者(临床分期≥T3a,PSA>20μg/L,Gleason评分≥8分),可术前先进行新辅助治疗。有研究报道,对于中、高危的前列腺癌患者多采取新辅助内分泌治疗(neoadjuvant hormonal therapy,NHT)结合根治性前列腺切除术的治疗方法。术前进行3~6个月的黄体生成素释放激素类似物(LHRH-a)+抗雄激素药物的雄激素阻断方法作为NHT方案,NHT后PSA降至0.2μg/L以下时可考虑进行根治手术。LHRH-a主要使用注射用醋酸亮丙瑞林(抑那通)微球或醋酸戈舍瑞林(诺雷德)缓释植入剂,抗雄激素药物为口服比卡鲁胺片(康士得)。术后3个月时PSA复燃的患者可再进行辅助性内分泌治疗。

总之,根据术者临床经验和机器人手术技术,刚开展RALRP时宜选择体型较瘦或前列腺体积较小的患者;熟练掌握此项技术后,可选择前列腺体积较大或有前列腺手术史或体型肥胖的患者。基于经济因素和手术安全起见,早期开展RALRP适宜在经济发达的大型三甲医院。

14.3.2　膀胱癌根治术

与RALRP相比较,机器人辅助腹腔镜膀胱癌根治(robot-assisted laparoscopic radical cystectomy,RALRC)发展稍慢,但多项研究已表明RALRC是治疗膀胱癌安全、微创、重复性好的方法,中短期的肿瘤学结果和患者生存期也与开放手术无明显差别,而且对高龄高危的患者可能更有优势。与开放性膀胱癌根治术相比较,RALRC患者住院期间的并发症发生率和死亡率较低,肠外营养使用率较低,住院时间缩短,但手术费用较高。

前瞻性研究和荟萃分析已经证实,与传统开放手术相比较,RALRC的围手术期优势包括出血更少、肠道功能恢复更快、镇痛药物使用较少。Shabsigh等对1 142例来自美国Sloan-Kettering癌症中心的开放手术患者进行回顾总结,术后90天并发症发生率和死亡率分别为64%和2%,并由此制定了MSKCC并发症分级系统。Guru引用该分级方法对156例施行RALRC的患者进行分析,术后90天总并发症发生率和死亡率分别为52%和2%,高级别并发症率仅15%。Ng等对187例膀胱癌患者进行了针对两种术式的前瞻性研究,术后30天和90天的主要并发症发生率机器人手术均较开放手术低,差异具有统计学意义;多因素分析亦发现RALRC是总并发症与主要并发症发生率降低的独立影响因素。荟萃分析在验证类似结论的同时,还发现机器人手术后30天时Clavien 4级并发症更少,手术后90天时3~4级并发症发生率也显著降低。因此,与开放手术相比较,RALRC是一种更为安全的手术方式,特别对减少远期并发症的发生具有积极意义。机器人手术唯一的不足是手术时间过长,荟萃分析显示其较传统开放手术平均多耗时约74分钟,这可能与套管放置、机器人装机与机械臂拆卸以及中转开腹行尿流改道有关。但在排除小样本报道后,这一差距可缩小至47分钟,表明术者经验对缩短RALRC手术时间具有重要意义。

目前还没有足够长期的研究将RALRC与开放手术进行比较。迄今平均随访时间超过3

年的 RALRC 相关研究仅 6 项,术后 5 年无复发生存率为 53% ～74%,总生存率为 39% ～66%,与开放手术相近。上述研究中 T3 期或以上的患者比例大,多达到或接近 50%,可见在尽可能小的选择偏倚下,RALRC 的中远期结果值得肯定。切缘状态和淋巴结切除数目可影响膀胱癌患者的长期生存,在缺乏长期随访资料时两者可作为替代判定标准。有学者建议将切缘阳性率 <10% 和淋巴结切除数 >10 ～14 个作为可接受的范围。对全美来自多中心共 513 例接受 RALRC 的膀胱癌患者的分析显示,总阳性切缘率为 6.8%,其中 T2 期仅为 1.5%,T3 期为 8.8%。Marshall 等对同一数据库的 765 例膀胱癌患者进行研究,RALRC 的中位淋巴结切除数为 18。匹配对照研究表明,RALRC 的阳性切缘率显著低于开放手术,淋巴结切除数更高。既往研究的荟萃分析显示,RALRC 阳性切缘率与开放手术相近,但淋巴结切除数显著增多。事实上,淋巴结切除数和切缘状态不仅仅取决于机器人外科技术本身,医疗中心的大小以及术者学习曲线对其都有影响。总之,凭借三维高清视野和灵活机械手臂,RALRC 术中可以更彻底地清除病灶。

RALRC 可以较好地保留神经和血管,有利于术后排尿功能和性功能的恢复,并可与各种膀胱替代术或尿流改道术结合进行。目前术后功能恢复方面的报道较少,可控尿流改道患者术后 12 个月日间控尿率为 83% ～100%,夜间为 66% ～76%。术后性功能恢复各家报道差异较大:样本量最大的一项研究中,41 例患者接受了保留勃起神经的 RALRC,术后 12 个月时 63% 的患者勃起功能良好。影响功能学评价结果的原因很多,特别是患者年龄、并发症、基线尿控和勃起功能等重要因素往往存在偏倚;术者经验及手术技巧、各研究评价方法也会对结果产生影响。由于机器人手术系统具有三维高清视野和灵活精细的机械手臂,有利于局部血管和神经的保护,术后恢复也应更加乐观。这种优势仍有赖于今后进一步研究证实。

14.3.3 肾部分切除术

机器人肾脏手术主要包括肾切除术、肾部分切除术和活体供肾切除术等,其中机器人辅助腹腔镜肾部分切除术(robot-assisted laparoscopic partial nephrectomy,RALPN)开展的优势最明显。腹腔镜肾部分切除术(laparoscopic partial nephrectomy,LPN)是治疗局限性肾肿瘤的重要方法,但 LPN 学习曲线较长,术中热缺血时间长,存在术后出血风险。由于 DVSS 的工作臂具有 6 关节 7 个方向自由度,镜头可提供 10 ～15 倍的三维立体视野,可更有效地进行肿瘤切除和肾重建,同时拥有 <30 分钟的安全热缺血时间,可使肾肿瘤彻底完整被切除,并最大限度地保留正常肾组织。Benway 等比较了 129 例 RALPN 和 118 例 LPN,两者在手术时间、集合系统侵犯率、肿瘤直径、切缘阳性率等方面无统计学差别;但 RALPN 术中出血较少,住院较短,术中热缺血时间明显缩短(19.7 对比 28.4 分钟),这对保留肾脏具有重要意义。有荟萃分析对 RALPN 与 LPN 的结果进行了比较,手术时间、失血量、转换至开放手术率、术后住院时间并无显著差异,但机器人组的热缺血时间显著缩短。因此,机器人手术能更好地保留肾功能,但仍需更长期的数据证实。

肾脏部分切除是治疗直径 <4 ～7 cm 肿瘤的首推方法。一般来说术中需阻断肾动脉 20 ～30 分钟,这可能影响术后肾功能。在合并高血压、糖尿病或者肾脏疾病等情况下,特别是孤立

肾、双肾肿瘤的患者,术中热缺血时间越短越好。利用 DVSS 设备灵活精准的优势,笔者已尝试进行了肾动脉不阻断(零热缺血)的 RALPN 手术:术前结合 CT、血管造影等,根据肿瘤的位置、大小、血供等进行复杂程度的评分,然后选择适合的患者。在术中暴露肾动、静脉后不进行阻断,而是在高清视野下采用 7 个方向自由度的灵巧机器人器械迅速彻底地切除肾肿瘤,并以 V-Lock 倒刺线迅速缝合。该过程不需要中断肾动脉,达到完全的"零热缺血",对肾功能几乎没有影响。此外,借助术前三维血管造影,在掌握肿瘤血管分布的情况下,术中不阻断动脉主干,而是阻断相应分支,即"高选择性肾动脉阻断",也可对术后肾功能起到积极的保护作用。

14.3.4 泌尿系统整形手术

泌尿系统整形手术主要包括肾盂成形术、输尿管成形术、肾折叠术等。腹腔镜肾盂成形术(laparoscopic pyeloplasty,LPP)是治疗肾盂输尿管连接处梗阻(ureteropelvic junction obstruction,UPJO)、肾盂积水的传统金标准。机器人辅助腹腔镜肾盂成形术(robotic-assisted laparoscopic pyeloplasty,RALPP)的广泛开展正日益撼动其地位。Bird 等比较了 98 例 RALPP 和 74 例 LPP,总的手术时间、吻合时间以及术中和术后并发症等均无统计学差异。Braga 等的荟萃分析,纳入了 8 项研究 181 例 RALPP 和 145 例 LPP。相比 LPP,RALPP 平均手术时间缩短 10.4 分钟,住院时间缩短 0.5 天;手术成功率、术后并发症、再入院率等无统计学差异。Singh 等对 25 项研究 740 例 RALPP 的荟萃分析得到类似结果。机器人手术操作灵活、视野清晰、减轻术者疲劳、缩短学习曲线,使得 RALPP 成为治疗肾盂输尿管畸形、肾盂积水的重要方法。RALPP 的适应证较 LPP 更宽;对于首次整形手术失败的病例,仍可以采用 RALPP 取得较好的疗效。

14.3.5 肾上腺切除术

腹腔镜手术已成为治疗大部分肾上腺病变的金标准,创伤小,恢复快。但传统腹腔镜手术也存在一些不足,特别是在处理疑难病例方面难度较大,如体积较大(>5 cm)、粘连甚至压迫大血管的肿瘤,患者过度肥胖等。2001 年,Horgan 等首次成功实施了机器人辅助腹腔镜肾上腺切除术(robot-assisted laparoscopic adrenalectomy,RALA),其后 RALA 报道逐渐增多,并取得较好疗效。

笔者的临床实践认为,RALA 在处理疑难肾上腺病变方面优势更加明显,如大血管附近较大嗜铬细胞瘤的手术。对于此种病例,传统腹腔镜处理困难,不仅易损伤大血管,对瘤体刺激较大引起儿茶酚胺释放入血,导致术中血压波动。而开放手术一般采取腹部 L 形切口,创伤较大,术中暴露困难,易损伤周围大血管和重要脏器,术后手术部位留有较大的手术瘢痕,影响美观;处理右侧肿瘤时往往需要翻转肝脏,肝脏损伤风险大。机器人辅助手术在分离大血管时明显比传统腹腔镜容易,更安全,机械臂自动消除颤抖,对瘤体刺激较小,术中血压波动小。笔者认为下述情况应优选选择 RALA:①邻近甚至压迫大血管(如腔静脉、主动脉、肾动静脉)或内脏器官(如肝脏)的较大肾上腺肿瘤,尤其是嗜铬细胞瘤;②可以或者需要保留部分正常肾上腺组织的肿瘤,如孤立肾上腺病变、双侧病变、较小的腺瘤等;③一些特殊患者如极度肥胖等。

总之,RALA 使得一些不适合传统腹腔镜手术的疑难肾上腺病变的微创治疗成为可能。

14.3.6 泌尿道结石手术

尽管冲击波碎石术、内镜手术和腔内碎石技术不断进步,仍然有一些情况如所有的内镜手术失败后,特别是复杂的肾结石,开放手术仍是最后的方法。虽然腹腔镜肾结石手术是可行的,但机器人系统对这类手术仍有一定的帮助。笔者曾报道利用 DVSS 系统成功进行肾铸型结石的肾盂切开取石手术。这类患者采用传统腹腔镜手术难度极大,通过机器人设备可以避免开放手术的巨大创伤,患者术后肾功能良好。笔者的经验显示,对于同时需上尿路整形(如合并重复肾、肾盂输尿管连接处梗阻)的结石患者,以及需要进行其他部位的腹腔手术(如合并肾上腺肿瘤、胆囊结石等),机器人手术也是很好的选择。

14.3.7 女性泌尿系统疾病

多种女性泌尿系统疾病可以利用机器人的协助来修复,如压力性尿失禁、子宫脱垂、盆底肌肉无力、膀胱阴道瘘等。压力性尿失禁可能是因为特定的盆底肌肉和筋膜结构以及神经损伤等,尿道和膀胱颈部过度活动,可借助机器人腹腔镜悬吊术医治。骨盆筋膜破裂而神经肌肉控制功能正常的女性患者,可利用机器人完成手术复位分隔两端筋膜组织。膀胱阴道瘘修补术是目前治疗膀胱阴道瘘的主要方法,目前国内主要术式仍采用腹腔镜膀胱阴道瘘修补术。机器人辅助膀胱阴道瘘修补最早由 Melamud 于 2005 年报道,具备精细解剖、精准吻合、出血更少等优势,主要适用于位于膀胱三角区以上瘘口位置较高者;无法采用经阴道的后位修补,可利用 DVSS 打开膀胱、切除瘘管、分离膀胱及施行阴道的袖状关闭。

14.3.8 男性不育

梗阻性无精子症是不育男性需要外科治疗的主要疾病。目前梗阻性无精子症的主要手术方式为显微镜下输精管-输精管吻合和输精管-附睾管吻合术。但高难度的操作技巧使其成为最具有挑战性的外科技术之一。随着机器人外科技术的不断发展,机器人辅助输精管-输精管吻合术(robot-assisted microsurgical vasovasostomy,RAVV)及机器人辅助输精管-附睾管吻合术(robot-assisted microsurgical vasoepididymostomy,RAVE)也在不断尝试。在上述手术过程中,机器人手术的操作稳定性、准确性和人体工程学优势可以得到充分体现:机械臂稳定不会发生抖动,三维高清放大的成像系统,以及稳定舒适的工作平台等。所有这些优势都为外科医师提供了能够完成较高难度操作技巧的外科手术所需的条件和环境,例如更优的视野、明显减少的疲劳感,以及操作更为精细等。

14.3.9 小儿泌尿外科手术

由于机器人手术技术具有在一个细小的空间中进行微小动作的优势,特别适合处理一些因先天性结构异常而需要重建手术的儿童。最常用的程序之一是机器人辅助肾盂成形术。最近一项荟萃分析报道,机器人辅助肾盂成形术较一般腹腔镜手术手术时间减少 10 分钟,住院时间显著缩短,而两者并发症发生率和手术成功率无显著差异。其他有关利用机器人辅助的小儿手术包括输尿管-输尿管吻合术、肾切除术/半肾切除术、输尿管膀胱再植术等。

14.4 机器人泌尿外科手术的基本操作

14.4.1 套管布局

机器人手术的套管布局变化较多,根据所用机械臂的数量和术者的习惯而定。基本原则是机械臂套管之间距离不小于 8 cm,机械臂与辅助孔之间距离不小于 6 cm,最外侧的辅助孔与髂前上棘之间距离不小于 2 cm。无论采用何种方法,术前应做好标记,可大大减少安装机器的时间(图 14-4、图 14-5)。

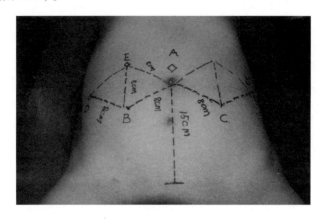

图 14-4 标准化套管布局(一)

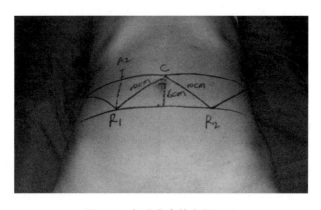

图 14-5 标准化套管布局(二)

14.4.2　控制台操作

在此,以 da Vinci Si 系统为例,对主刀操作方法进行简要说明。操作台踏板布局如图 14-6 所示。通过左侧脚踏板可控制镜头、调整器械,功能依次为:K1——切换(在单侧两条器械臂之间切换控制),K2——离合(脱开器械连接,以调整操纵杆位置),K3——镜头(踩下后将控制镜头)。右侧脚踏板为能量控制,功能依次为:K7——左手器械次要电能量,K9——左手器械主要电能量(双极),K8——右手器械次要电能量(单极电切、超声刀小),K10——右手器械主要电能量(单极电凝、超声刀大)。

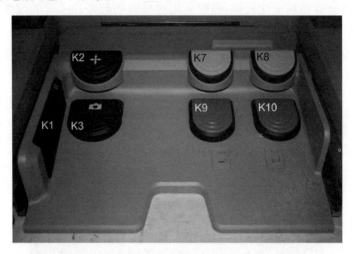

图 14-6　da Vinci Si 系统操作台脚踏板布局

镜头控制需主刀医师手脚并用,通过踩踏镜头踏板(见图 14-6,K3),同时手控操纵杆(图 14-7)进行操作。

镜头移动:左脚踩镜头踏板不放,双手同时同方向移动操纵杆。

镜头前伸:左脚踩镜头踏板不放,双手同时拉动操纵杆向自己方向靠拢。

镜头后退:左脚踩镜头踏板不放,双手同时推动移动操纵杆远离自己方向。

镜头旋转:左脚踩镜头踏板不放,双手握住操纵杆一手抬高同时另一手降低。

镜头对焦:左脚踩镜头踏板不放,单手轻微转动一个操纵杆,对焦准确后立即放开左脚踏板。

镜头放大:左脚踩镜头踏板不放,双手同时握住操纵杆分别向左、右两边拉远。

镜头缩小:左脚踩镜头踏板不放,双手同时握住操纵杆互相靠拢。

普通/画中画模式:轻踩离合踏板并立即松开,可在两种模式间互相切换。

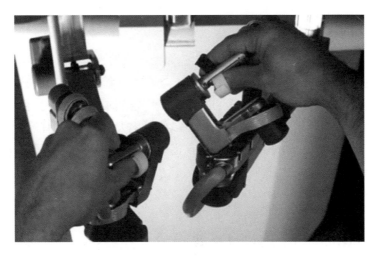

图 14-7　da Vinci Si 系统操作台操纵杆

14.5　机器人泌尿外科手术的优缺点

机器人手术较传统腹腔镜有明显优势,它是未来外科手术的发展趋势。但是,即便是目前国际上最先进的 DVSS 系统也并非尽善尽美,其主要优缺点如下。

14.5.1　优势

手术器械上的关节腕具有多个活动自由度,更加灵活,拓展了手术人员的操作能力,提高了手术精度;在手术中,手术器械可滤除人手自然颤动;系统末端的手术器械具有牵引、切割、缝合等多种功能,能在狭小空间操作精细手术;高分辨率的三维图像处理设备,便于外科医师清晰精确地进行组织定位和器械操作;术者可采取坐姿进行手术操作,利于完成长时间、复杂的手术。

机器人手术除继承了一般内镜手术的微创、出血减少、术后并发症少、住院时间短、医院病床周转率提高等优点外,其独特的优势主要有:①DVSS 采用双通道光源、高清晰度三维立体成像系统,使图像更加清晰,能更好地辨认和保护神经和血管束;术者还可以通过数码变焦改变视野范围,而无需改变摄像头的插入深度。②机器人手由多关节组成,灵活自如,可以提供几乎可与人手相媲美的旋转、弯曲等动作,还可以进行动作的 1∶1、3∶1、5∶1 等比例精细化,提高了重要脏器和血管、神经分离处理时的精确性和灵敏度,这在盆腔等复杂性手术方面的优势尤为突出。③人机合一,减轻术者疲劳;通过机械手操作,滤除生理震动,避免了人的呼吸和生理颤抖对操作的影响,增强了手术的稳定性、安全性。④机器人手术系统还有利于缩短腹腔镜手术的学习曲线。

14.5.2 不足

主要包括:①设备的购置和维护费用昂贵,这是影响机器人手术系统在国内广泛普及的主要因素;②缺乏触觉反馈,术者对手术野内的组织器官没有触觉感知,无法通过触觉判断血管、肿瘤等组织的弹性、搏动性、硬度、韧性等,这对于某些复杂的肿瘤根治手术尤为不利;③机器人系统技术的复杂性,在使用过程中发生机械故障的概率大于一般的内镜手术系统;④庞大的机器需要较大的存储空间和大型手术室;⑤术前需要较长的系统安装时间;⑥人体内操作空间小,机械手与器械之间容易发生碰撞等。

14.6 机器人泌尿外科手术的发展趋势

未来机器人手术系统需要改进之处主要有以下几点:①完善触觉反馈,进一步加强人机交互;②加强图形图像处理,建立虚拟手术系统;③进一步提高机械手的灵活性和视野的精确度;④缩小机器人的体积和减少费用;⑤进一步提高机器人的智能化水平等。另外,新的机器人技术如单孔机器人腹腔镜、纳米机器人、经皮肾通道(PAKY)系统、软式机器人和自然腔道内镜手术(NOTES)、远程操作外科手术机器人系统等也正在蓬勃发展。

美国华盛顿大学的科技人员已经研发了一种新型的手术机器人系统——"乌鸦"机器人手术系统(Raven Robotic surgical system)(图14-8)。与 DVSS 相比,其体型小、售价低;能够模拟手术医师的手感触觉的功能;软件数据源开放,适合编程,因此能够支持不同手术环境,甚至是和传统的开腹手术联合使用。"乌鸦"代表了行业未来的发展趋势,外科手术机器人会向小型化、智能化和实用性方向发展,具有更强的兼容性和反馈功能,不断开发新的产品,降低临床使用成本。我们有理由深信在不久的将来,技术的改进必将使机器人在医学领域的应用更加广泛,最终达到使患者获得最佳外科治疗效果的目标。随着时间的推移,越来越多的中国泌尿外科医师将会开展机器人手术,机器人泌尿外科手术也会得到普及。

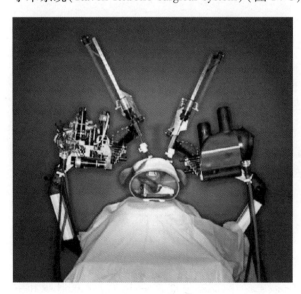

图14-8 "乌鸦"机器人手术系统

(沈周俊 许天源 钟 山 陈善闻)

参 考 文 献

［1］孙颖浩,沈周俊. 机器人泌尿外科手术学. 北京:人民卫生出版社,2015.

［2］沈周俊,王先进. 达·芬奇机器人手术系统在泌尿外科领域的应用现状. 中华医学杂志,2012,92(8): 505-506.

［3］Gandaglia G, De Lorenzis E, Novara G, et al. Robot-assisted radical prostatectomy and extended pelvic lymph node dissection in patients with locally-advanced prostate Cancer. Eur Urol, 2016.

［4］Merseburger A, Herrmann T, Shariat S, et al. EAU guidelines on robotic and single-site surgery in urology. Eur Urol, 2013, 64(2):277-291.

［5］Xia L, Wang X, Xu T, et al. Robotic versus open radical cystectomy:an updated systematic review and meta-analysis. PLoS One, 2015, 10(3):e0121032.

15

尿路结石的微创治疗

泌尿系结石是一种全球性疾病,也是我国最常见的泌尿外科疾病之一,在泌尿外科住院患者中居首位。欧美国家的流行病学资料显示,5%～10%的人群在其一生中至少发生一次泌尿系结石,欧洲泌尿系结石年新发病率为100/10万～400/10万。我国泌尿系结石发病率为1%～5%,南方高达5%～10%;年新发病率为150/10万～200/10万,其中约25%的患者需住院治疗。近年来我国泌尿系结石的发病率有增加趋势,是世界上三大结石高发区之一。最新的流行病学研究资料显示,我国成年人泌尿系结石发病率为6.5%,且复发率高,5年内复发率可达50%,严重危害人类的健康。

20世纪80年代,随着世界上第一台体外冲击波碎石机的研制成功及广泛应用,以及其后各种泌尿系腔内镜设备和体内碎石装置的飞速发展,泌尿系结石的治疗发生了突破性的进展。以体外冲击波碎石(shock wave lithotripsy,SWL)、腔内镜体内碎石术如经皮肾镜碎石术(percutaneous nephrolithotomy,PNL)和输尿管镜碎石术(ureteroscopic lithotripsy,URSL)为代表的微创治疗技术已基本取代了以往传统的开放性手术,使得大约95%以上的尿路结石患者免于开放性手术的痛苦;且因其疗效高、创伤小、恢复快,成为目前泌尿系结石的主要治疗方法和发展方向。

15.1 药物排石或溶石治疗

大多数尿路结石可以通过微创技术将结石粉碎并排出体外,只有少数比较小的肾结石,比如直径＜0.6 cm的肾结石或者输尿管结石、无明显肾积水或感染者,可以先选择药物进行排石或溶石治疗。具体方法包括:①多饮水,每日饮水量达2 500～4 000 ml,使每日尿量保持在2 000 ml以上,至尿液清亮无色或微黄为宜。②口服中药排石冲剂或排石颗粒。③口服α受体阻滞剂,如坦索罗辛等,促进结石排出。④对于尿酸结石或者胱氨酸结石,可以选择溶石疗法,口服枸橼酸氢钾钠或碳酸氢钠片,以碱化尿液,促进结石溶解。⑤适当运动,根据结石部位不同选择体位排石。

对于药物治疗无效或不适合药物治疗的肾结石,应选择以下方法进行碎石或者取石。所谓碎石,是指通过体外冲击波碎石或者腔内镜体内碎石技术(如输尿管镜碎石术和经皮肾镜碎石术),将肾结石粉碎成直径<0.2 mm的结石碎片,后者随尿液排出体外。取石是指输尿管镜碎石术或经皮肾镜碎石术或腹腔镜手术中,在直视下应用套石篮或者取石钳将整个结石或者较大的结石碎片直接取出体外。

15.2　体外冲击波碎石术

15.2.1　概述

20世纪80年代,德国学者Chaussy发明了世界上第一台体外冲击波碎石机,用于治疗肾结石获得成功,为肾结石的治疗带来具有里程碑意义的革命性变化。从此,体外冲击波碎石术(SWL)取代了大部分传统的开放性手术,极大地造福于广大泌尿系结石患者。

SWL的基本原理:冲击波碎石机主要由冲击波源和定位系统组成。冲击波源发出的聚焦冲击波能以非接触方式从体外传播至体内,并在焦点区域产生高达50~100 Mpa峰值压力(图15-1)。在X线和B超定位下,将人体内结石定位于冲击波焦点所在部位,发射连续冲击波。由于结石表面的抗压强度和抗拉强度远低于冲击波焦点的压力和拉力强度,利用冲击波的应力效应、裂解效应、空化效应和挤压效应等将结石粉碎成细小颗粒,随尿液排出体外。

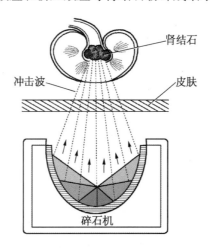

图15-1　SWL工作原理示意图

15.2.2　适应证和禁忌证

(1)适应证　30多年来,随着临床经验的不断积累和碎石机技术的发展,对SWL的适应证、治疗原则及并发症的认识有了新的变化。目前,国内外泌尿外科学专家一致认为,SWL的适应证如下:①直径<2 cm肾盂内结石或肾上、中盏结石,CT值<1 000 HU(Hounsfied unit),

最适合选择 SWL 治疗。②肾下盏结石(<2 cm),根据是否存在不利于 SWL 的不利因素,如肾下盏肾盂夹角、肾下盏颈宽度、肾下盏颈长度等决定是否首选 SWL 或腔内碎石。③直径 <1 cm 的输尿管上段结石,首选 SWL;直径 >1 cm 的输尿管上段结石可选 SWL、URSL 或 PNL。④直径 <1 cm 的输尿管中、下段结石,可选择 SWL 或 URSL;直径≥1 cm 的输尿管中、下段结石首选 URSL。⑤成人膀胱结石 <3 cm。

(2)禁忌证　SWL 的疗效除了与结石的大小有关外,还与结石的位置、化学成分以及解剖异常有关。结石越大越坚硬,治疗的效果越差。因此, >2 cm 的肾结石或者鹿角形结石不适合选择 SWL 治疗。

SWL 治疗的绝对禁忌证是妊娠妇女。相对禁忌证:①未纠正的凝血功能障碍;②严重的心肺疾病;③严重的糖尿病;④结石以下尿路梗阻;⑤严重肥胖或骨骼畸形;⑥未控制的急性尿路感染;⑦传染病活动期如结核、肝炎等;⑧肾功能不全;⑨结石体积过大等。

肾盂结石容易粉碎,肾中盏和肾上盏结石的疗效较肾下盏结石好。具有 SWL 不利因素的肾下盏结石碎石后不易排出,排净率较低。对于解剖异常的患者,如马蹄肾、异位肾和移植肾结石等肾脏集合系统的畸形会影响结石碎片的排出,有时需采取辅助技术协助治疗。

SWL 治疗肾结石的优点显而易见,包括创伤小、并发症少、避免了开放性手术的痛苦、恢复快;简单方便,门诊即可进行,无需住院和麻醉。缺点为:对于大而坚硬的结石(>2 cm),疗效相对较差,需要重复治疗或者多次治疗的可能性较大,而每次治疗的间隔时间至少 10 ~ 14 天,总体治疗时间较长。对于被息肉包裹的结石、草酸钙结石、胱氨酸结石等疗效较差,需要联合其他微创技术(如 PNL、URSL 等) 。

15.3　输尿管镜碎石术

15.3.1　概述

1912 年,Hung Young 将一根 12F 的儿童膀胱镜插入后尿道瓣膜患儿高度扩张的输尿管内,开创了输尿管镜检查的先河。1956 年,Hopkins 首次开发了柱状透镜系统,极大地提高了内镜的导光和光传输能力。1977 年,Goodman 首次报道输尿管镜技术应用于临床。此后的 40 多年里,随着光学、电子、机械、内镜等技术的不断发展,无论输尿管镜设备还是输尿管镜技术都有了飞速发展。输尿管镜碎石术(URSL)是输尿管镜技术在泌尿外科临床应用中最为常见的技术。目前根据该技术所使用的设备和临床应用特点的不同,分为输尿管硬镜碎石技术和输尿管软镜碎石技术两大类。

15.3.2　输尿管硬镜碎石技术

输尿管硬镜技术于 1977 年由 Goodman 首次报道,但限于镜身较短,当时仅能观察输尿管中、下段。其后,Richard Wolf 公司和 Karl Storz 公司分别于 1979 年和 1980 年推出了专用的全长输尿管硬镜,能够观察输尿管全段,开启了输尿管硬镜治疗输尿管结石以及其他疾病的时代。特别是近40余年来,随着新型小口径半硬性和软性输尿管镜的先后问世,极大地提高了输尿管镜碎石术的成功率和安全性。

经过改良后的现代半硬性输尿管镜,口径细小,重量减轻,还增加了许多新的特点:①其末端为6~8F,甚至更细小的只有4.5F,镜体末端的细小有助于进入输尿管开口而避免了对输尿管开口的扩张,大大减少了输尿管黏膜的损伤和术后患者的疼痛。②从输尿管镜的末端到近端(目镜端),镜体的直径不断增大,一般为7.5~11.2F。这样的设计,有助于输尿管镜在输尿管腔内的前行过程中逐渐对输尿管进行扩张,使得输尿管镜在输尿管腔内的行进方便而易行。③现代半硬性输尿管镜虽然镜体细小,但具有较大直径的单一或两个器械通道,一般为2.2~5.5F。通常而言,至少有一个器械通道为3.4F,以保证常规输尿管镜操作器械(如导丝、激光光纤、套石篮、取石钳、活检钳等)通过,同时留有足够的空间进行液体灌注。④常用的半硬性输尿管镜的工作长度为31~43 cm;由于其增强了最大偏向性,更容易到达输尿管上段和肾盂内。应用这样的半硬性输尿管镜,使得输尿管硬镜碎石技术得以成功实现,很快在临床上得到广泛应用。

(1)适应证　①输尿管下段结石;②输尿管中段结石;③SWL失败后的输尿管上段结石;④SWL后的"石街";⑤X线阴性的输尿管结石;⑥结石并发可疑的尿路上皮肿瘤;⑦停留时间较长的输尿管嵌顿性结石而SWL困难者。

(2)禁忌证　①不能控制的全身出血性疾病;②严重的心肺功能不全,无法耐受手术;③未控制的泌尿道感染;④严重尿道狭窄,腔内手术无法解决;⑤严重髋关节畸形,截石位困难。

(3)标准操作方法

1)逆行途径:患者取截石位,先利用膀胱镜或者半硬性输尿管镜行膀胱检查。找到输尿管开口后,将安全导丝(guide wire)插入输尿管,然后在导丝的引导下导入输尿管镜。输尿管镜沿导丝在直视下进入输尿管腔并缓慢上行。

输尿管口是否需要扩张,取决于输尿管镜的粗细和输尿管腔的大小。如果进入输尿管口困难,可应用输尿管气囊扩张器或者金属扩张器对输尿管开口和壁间段进行扩张。目前,一般多采用气囊扩张器来扩张输尿管(因为气囊扩张器对输尿管黏膜的损伤较小)。输尿管气囊扩张器的直径为3~8F不等,长度150 cm;膨胀后的气囊长度为4~10 cm,最大直径为12~30F。在应用时,可以根据输尿管开口和壁间段的大小和长度而选用合适型号的气囊扩张器。目前,应用现代的半硬性输尿管镜末端为6~8F,通过监视器在直视下直接进入输尿管,一般不需要进行输尿管口的扩张。

半硬性输尿管镜沿导丝逆行进入上尿路的过程中,利用注射器或者液体灌注泵调节灌洗液体的压力和流量,保持手术视野清晰。对于输尿管中、上段结石或者输尿管肾盂连接部(UPJ)结石或较大的结石碎片,应尽量减小灌洗液体的压力,以防止或减少结石滑落回肾盂或者肾盏。发现结石后,选择腔内碎石装置(如钬激光、气压弹道、超声等)将结石粉碎成2 mm以下的碎末(图15-2)。

需要注意的是,输尿管上段结石在碎石过程中,结石容易上移至肾脏内,这是导致碎石失败或碎石排净率降低的主要原因之一。碎石过程中,采用结石捕获器套住结石后再进行碎石,可以大大提高碎石成功率及结石排净率(图15-3)。

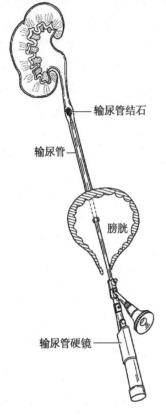

图15-2 半硬性输尿管镜碎石术示意图

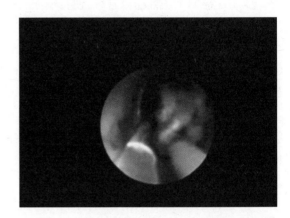

图15-3 半硬性输尿管镜下采用结石捕获器套住结石后,进行钬激光碎石

2)顺行途径:如果逆行途径行半硬性输尿管镜检查失败,或者部分输尿管下段因解剖因素复杂导致逆行途径困难,可经皮肾(穿刺通道)顺行途径进行输尿管镜检查。通过经皮肾顺行途径可以注入造影剂,了解输尿管下段的解剖情况、狭窄的部位和程度;同样也可以插入安全导丝,然后沿导丝插入半硬性输尿管镜进行观察。此后的具体方法同逆行途径。

15.3.3　输尿管软镜碎石技术

由于临床实践中发现输尿管硬镜本身固有的缺陷,即其镜体不可弯曲,无法处理肾结石;且对于一些输尿管上段结石,因硬镜碎石过程中结石上移入肾内也不能处理。因此,临床上迫切需要镜体能够弯曲的输尿管镜即输尿管软镜,用于上尿路结石特别是输尿管上段结石和肾结石的微创治疗。

输尿管软镜碎石技术(fURSL)的报道比硬镜要早。虽然 Marshal 于 1964 首次开展临床应用,并在随后几年由 Takagi 和 Bush 等陆续报道,但由于软镜本身的缺陷,其未能广泛应用。直至 1971 年,Olympus 公司设计出世界首条主动弯曲输尿管软镜,该技术才开始真正临床应用。得益于成像技术的进步,随着纤维输尿管软镜、电子输尿管软镜和可拆卸输尿管软镜的先后问世,现今输尿管软镜与早期相比,图像更清晰,管径更纤细,弯曲度更大;可弯导光纤维束使软镜可达双向 270°弯曲角度,兼有主动/被动弯曲,可进入各个肾盏,为治疗肾结石开辟了一条微创、有效的新途径(图 15-4)。

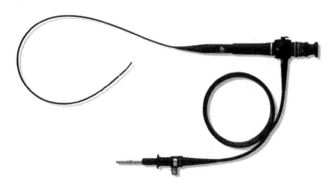

图 15-4 输尿管软镜

输尿管软镜钬激光碎石术治疗肾结石,是目前及将来治疗肾结石的主要发展方向,具有独特的优点:首先,利用人体的自然腔道——泌尿道,无需再做任何通道或切口,是真正意义上的微创技术,即创伤小,恢复快。其次,钬激光是目前世界上最有效的体内碎石设备,可以粉碎所有成分的泌尿系结石,它与输尿管软镜的有机结合,可以达到高效碎石、有效止血、同时处理肾盏颈狭窄的多重功效。第三,应用此项技术可以将肾结石粉碎成 <2 mm 的碎末,达到"粉末化碎石",结石碎末很容易随尿液排出体外;对于较大的结石碎片,还可以应用套石篮在直视下将其取出体外,大大提高了肾结石碎石后的排净率。因此,输尿管软镜钬激光碎石术在临床应用越来越广泛(图 15-5)。

然而,由于现行的输尿管软镜在技术上仍存在不足,其软性结构导致镜体易损,且软镜操作复杂,难以处理输尿管中、下段结石等问题也成为输尿管软镜的内在缺陷。2003年,孙颖浩院士国际首创,自行设计并研发出末段可弯输尿管硬镜,即"孙氏末段可弯硬性输尿管肾镜"。该镜集输尿

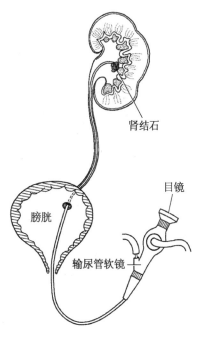

图 15-5 输尿管软镜碎石术示意图

管软镜和硬镜的功能于一体,既能像输尿管硬镜一样处理输尿管结石,又可像输尿管软镜一样处理肾结石,实现一镜即能完成输尿管结石和肾结石的治疗。

经过不断改进和创新,目前已推出第 3 代"孙氏末段可弯硬性输尿管肾镜"。该镜由可伸

缩的外鞘与末段可弯硬性输尿管镜两部分组成,组装方便。当外鞘伸出与镜体软性末端平齐时,即为一把输尿管硬镜;当外鞘回缩、软性头端露出 3～5 mm 时,头端能上下弯曲,可很好解决输尿管硬镜碎石时"看得见,打不到"的问题。当外鞘完全回缩,露出镜体前段 14 cm 软性结构时,该镜便具有输尿管软镜的功能,能双向弯曲(向上 250°,向下 270°),可探查肾脏集合系统。该镜设有独立的出水通道,能降低术中肾盂内压。和传统的软镜相比,该镜操作简便、舒适,学习曲线短。多中心研究证实,该镜治疗输尿管结石和肾结石的效果确切,并发症发生率低(图 15-6、图 15-7)。

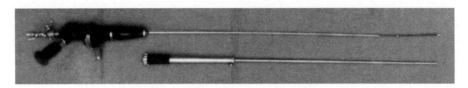

图 15-6　孙氏末段可弯硬性输尿管肾镜的两个部件:可伸缩的
外鞘与末段可弯的硬性输尿管镜

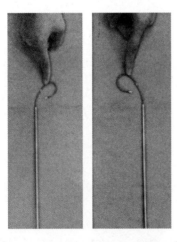

图 15-7　孙氏末段可弯硬性输尿管肾镜
双向主动弯曲和被动弯曲

(1) 适应证　①输尿管结石,尤其是输尿管中、上段结石;②肾结石(≤2 cm),SWL 治疗无效或患者不愿意行 SWL;③SWL 后残留的肾下盏结石;④伴肾盏颈狭窄的肾盏憩室内结石;⑤极度肥胖的肾结石患者;⑥伴有轻度出血倾向或不能停用抗凝药物的肾结石患者;⑦X 线阴性的肾结石;⑧结石并发可疑的肾集合系统上皮肿瘤;⑨输尿管上段、肾盏或者肾盂内异物(例如 D-J 管);⑨输尿管上段、肾盏或者肾盂出血电灼止血;(11)输尿管上段或者 UPJ 狭窄。

(2) 禁忌证　同"输尿管硬镜碎石技术"。

(3) 标准操作方法

1) 输尿管软镜钬激光碎石术:在 X 线监视下,使用膀胱镜或输尿管硬镜向输尿管内插入 2 根导丝至肾盂。一根作为工作导丝,用于置入输尿管软镜输送鞘或输尿管软镜;另一根作为安全导丝,术中全程留置于肾盂内。一旦出现肾盂穿孔、出血等严重并发症时,可沿安全导丝置入双 J 管,随时终止手术。

沿工作导丝置入输尿管软镜输送鞘,输送鞘的置入可以在 X 线监视下进行,头端位于结石下方或者 UPJ 下 0.5～1 cm 处。然后在鞘内进镜,寻找到结石后,选用 200 μm 或者 365 μm 的钬激光光纤将结石粉碎。碎石可以采用"蚕食"的方法,尽量将结石"粉末化",使得碎石颗粒 <2 mm,以提高术后结石排净率。术中注意避免激光损伤输尿管壁或肾集合系统黏膜。对于体积较大或者质地坚硬的结石,可以在碎石后用套石篮将较大碎石块取出。手术结束前,仔细检查肾盂及各个肾盏和输尿管,以防止结石残留。根据手术具体情况,决定是否放置双

J管。

如输尿管管腔较细,不能置入输尿管软镜或软镜鞘,可以先放置双J管行被动扩张2周后再次手术。

2)孙氏末段可弯硬性输尿管肾镜钬激光碎石术:首先,以硬镜模式进入膀胱,找到患侧输尿管开口并置入斑马导丝。在X线引导和直视下沿导丝逆行进镜。上镜过程中注意观察输尿管管腔的粗细。如输尿管较细,上镜阻力较大,则适时退镜,改用球囊扩张或者留置双J管2周后再次手术。

如果处理输尿管结石,寻至结石后可留置安全导丝并退镜;同样,在另一根工作导丝引导下再次上镜至结石处。退出第二根工作导丝,置入激光光纤进行碎石。如需要处理肾结石或者输尿管结石碎石过程中碎块上移进入肾内,则可沿导丝继续进镜直至肾盂。

当镜体进至肾盂后,将镜体伸出至外鞘外,显露内部可弯末段,退出导丝。术者通过扳动手柄部的弯杆调节可弯末段,在逆行造影引导下探查肾集合系统。寻找到结石位置后,从器械工作通道内置入钬激光光纤进行碎石。

将结石彻底击碎后,仔细检查有无结石残留。留置斑马导丝于肾盂腔内,直视下退出内镜。沿斑马导丝留置双J管。

孙氏末段可弯硬性输尿管肾镜的外鞘插入部外径为9.8F,对于绝大多数病例可直接上镜而无需扩张。对于少数输尿管狭窄或者内径较细、直接上镜困难的病例,可在X线透视引导下沿导丝用输尿管球囊扩张或放置双J管2周后再次手术,以确保内镜成功上镜。对于直接上镜成功的病例,术后双J管留置2周;对于术中行输尿管主动扩张的病例,术后双J管可留置4周。

15.3.4 输尿管镜碎石术后放置双J管的有关问题

输尿管镜碎石术后是否放置双J管,目前尚存在争议。遇到下列情况,建议放置双J管:①较大的嵌顿性结石(>1 cm);②输尿管黏膜明显水肿或有出血;③输尿管损伤或穿孔;④伴有息肉形成;⑤伴有输尿管狭窄,同时行输尿管狭窄内切开术;⑥较大结石碎石后碎块负荷明显,需待术后排石;⑦碎石不完全或碎石失败,术后需行SWL治疗;⑧伴有明显的上尿路感染。一般放置双J管1~2周;如同时行输尿管狭窄内切开术,则需放置4~6周。

15.3.5 输尿管镜碎石术的常见并发症及处理

近30年来,随着输尿管镜设备、辅助器械、碎石装置及输尿管镜技术的发展,输尿管镜碎石术的并发症虽较过去明显减少,仍有一定的发生率,据报道为2%~20%。加强输尿管镜技术的培训与学习、掌握适应证和正确的操作规范等,是减少和防止并发症发生的关键。

(1)近期并发症及处理

1)输尿管黏膜损伤:导丝或输尿管镜上行过程中,遇到输尿管扭曲或管腔狭窄时,或钬激光碎石过程中光纤接触输尿管黏膜时,皆易引起输尿管黏膜损伤。一旦发生输尿管黏膜损伤,术后放置双J管引流1~2周即可治愈。

2）输尿管假道形成或输尿管、肾盂穿孔：可发生在导丝或输尿管导管插入时，特别是当有输尿管梗阻（如结石）或输尿管弯曲时，以及在既往有输尿管手术史和输尿管解剖结构发生改变的患者。如果导丝或输尿管导管在插入过程中遇到阻力，应改行逆行性肾盂造影检查，以显示输尿管的解剖结构。一旦确定梗阻来源，需采取纠正性措施。输尿管、肾盂穿孔也可发生在输尿管镜进镜过程中或碎石手术操作时，或仅仅由于冲洗液使肾集合系统过度膨胀等，都可引起输尿管、肾盂穿孔。

X 线监视下操作，可降低进镜和放置软镜输送鞘引起穿孔的发生率。一旦发生穿孔或伴有出血影响视野，导致手术无法进行，往往需要终止手术。小的穿孔可通过安全导丝放置双 J 管引流 2～4 周治愈；如穿孔严重或双 J 管无法放置，则应进行手术修补。

3）输尿管撕脱伤：是输尿管镜碎石术最严重的并发症。通常发生在输尿管的上段 1/3。多发生于使用套石篮套取较大的结石，这时带有部分输尿管结构的结石会被一起拉出，或者发生于输尿管狭窄时强行进、退输尿管镜或者强行进、退输尿管软镜输送鞘所致。使用套石篮取石前，对较大的结石应先行碎石处理，可有效防止上述并发症的发生。如果由于术中出血导致视野不清，可先放置双 J 管引流，待情况稳定后再行二期手术。如果已经发生输尿管撕脱伤，根据撕脱的具体部位和长度，选择输尿管-肾盂吻合术、输尿管-膀胱吻合术、Boari 瓣修补术、肠代输尿管术或自体肾移植术等手术，重建输尿管。

4）尿脓毒血症和感染性休克：术前常规行尿液培养和药敏试验，正规抗感染治疗后再行输尿管镜碎石手术。术中避免高压灌洗或长时间操作。一旦发现脓肾或脓性尿液，应及早置管引流结束手术。术后积极抗感染及抗休克治疗，并密切观察生命体征的变化。

（2）远期并发症及处理　输尿管黏膜损伤、假道形成或穿孔等都会造成输尿管狭窄。输尿管穿孔（4.6%）和输尿管狭窄（1.4%）通常由于大口径的输尿管镜检查（＞10F）所引起。随着新型小口径半硬性输尿管镜和输尿管软镜的出现，以及输尿管导管的使用，输尿管穿孔和输尿管狭窄形成的发生率有所下降（分别为 1.7% 和 0.7%）。然而，一旦输尿管狭窄持续存在，便需要用内镜检查确定病变的部位和程度。如果输尿管的狭窄段较短，可行气囊扩张治疗或内镜下切开治疗，并密切随访。如果输尿管的狭窄段较长，或伴有明显的输尿管周围组织纤维化，可考虑做开放性输尿管修复手术，切除输尿管的狭窄段后，根据输尿管的不同狭窄部位，可进行基本的输尿管-输尿管吻合术、腰大肌套卷术、Boari 瓣修补术；也可用肠道-输尿管替代术或自体肾移植术治疗输尿管的长段狭窄。

15.4　经皮肾镜碎石术

15.4.1　概述

经皮肾镜碎石术（PNL）是通过建立从皮肤到肾集合系统的手术通道，放置肾镜，进入肾盏、肾盂或扩张的输尿管上段内，应用碎石或取石设备在直视下进行体内碎石或取石的一种现代微创外科技术。

1941 年,Rupel 和 Brown 最早利用内镜从开放性手术的肾造瘘口取出术后残留结石。1955 年,Goodwin 等采用经皮肾穿刺造瘘的方法成功解除梗阻性肾积水,为经皮肾镜碎石取石术奠定了基础。1976 年,Fernstrom 和 Johansson 首先应用肾镜通过经皮穿刺扩张的肾造口在 X 线透视下进行肾盂结石取石获得成功,揭开了 PNL 的序幕。1981 年,Wickham 和 Kellett 将该技术命名为经皮肾镜碎石术(percutaneous nephrolithotomy,PNL)。

40 多年来,随着 PNL 设备和技术的不断发展,PNL 手术不断改进。其变化表现为:患者体位从以往的俯卧位到目前的仰卧位、斜仰卧位;穿刺通道从当初的大通道(30F)到后来的标准通道(22~24F),直至目前的微通道(MPNL,16~20F)、超微通道(UMP,SMP,7F)以及可视穿刺技术(microPerc,4.5F);从以往的单镜(经皮肾镜)操作到目前的多镜联合(经皮肾镜 + 输尿管软镜);从以往的带管(肾造瘘)到无管化等。临床实践证明,PNL 已成为上尿路结石特别是 >2 cm 复杂性肾结石的首选治疗方法, 在治疗大的复杂性肾结石中发挥了非常重要的作用。

1997 年, 国外学者提出使用微创经皮肾镜碎石术(minimally invasive percutaneous nephrolithotomy,MPNL),以减少手术并发症与肾实质的损伤,但主要治疗 <2 cm 的肾结石和儿童肾结石。我国吴开俊、李逊等学者率先将这种微通道技术用来治疗各种复杂性肾结石,取得了较好的疗效,推动了 MPNL 的发展(图 15-8)。国内多组大宗病例报道显示,MPNL 治疗复杂性肾结石同样可以达到较高的无石率,且并发症较少。此项技术逐步在全国推广应用,被称为是具有中国特色的 PNL。

15.4.2　适应证和禁忌证

(1)适应证　①所有需要开放性手术干预的肾结石,包括完全性和不完全性鹿角结石、≥2 cm 肾结石、有症状的肾盏或憩室内结石、SWL 难以粉碎或治疗失败的结石;②输尿管上段 L4 以上、梗阻较重或长径 >1.5 cm 的大结石;或因息肉包裹及输尿管迂曲,SWL 无效或 URSL 失败的输尿管结石;③特殊类型的肾结石,包括小儿肾结石梗阻明显、肥胖者肾结石、肾结石合并 UPJ 梗阻、孤立肾合并结石梗阻、移植肾合并结石梗阻、马蹄肾合并结石梗阻等。

(2)禁忌证　①未纠正的全身出血性疾病;②严重的心肺功能障碍,无法承受手术;③未控制的糖尿病和高血压;④结石合并同侧肾肿瘤;⑤极度肥胖,腰部皮肾距离 >20 cm 以上,建立皮肾通道有困难者;⑥服用阿司匹林、华法林等药物者需停药 2 周以上,复查凝血功能正常才可以进行手术;⑦未治疗的急性尿路感染或伴有肾结核;⑧经皮肾进路不能安全建立,如巨脾症;⑨穿刺困难为相对禁忌证,如盆腔游走肾,佝偻病脊柱严重后凸和侧弯畸形不能俯卧者可以仰卧、侧卧或斜仰卧位等体位进行手术;⑩肾后型结肠;⑪妊娠。

PNL 的突出优点是能高效处理大的(≥2 cm)、多发以及鹿角形等复杂性肾结石,碎石效率和结石排净率都较高。特别是近年来由瑞士 EMS 公司推出的超声-气压弹道碎石清石系统,不仅能高效碎石,而且通过自带的负压吸引系统,在碎石的同时可将结石碎块高效清除体外,极大提高了 PNL 治疗复杂性肾结石的疗效(即无石率)和安全性。然而,由于 PNL 是通过经皮穿刺和扩张肾组织的通道来完成碎石,有些复杂病例需要做一个以上的通道,不可避免地造成肾组织损伤。此外,术中、术后还可能会出现出血、感染、周围脏器损伤等并发症,情况严重时需中转开放性手术。因此,操作人员的严格训练和丰富经验,以及对患者的严格选择和精心准备,对于提高成功率和减少并发症的发生都至关重要。

15.4.3　手术关键步骤

（1）定位与穿刺　定位与穿刺是 PNL 技术最关键的第一步,是决定 PNL 能否成功的前提。

1）定位:采用 B 超或在 X 线 C 型臂机下定位。一般先行患侧输尿管逆行插管,一方面,方便 X 线定位下行逆行肾盂造影,以显示肾集合系统,并在 X 线定位下穿刺目标肾盏;另一方面,对于无积水或积水不明显的肾脏通过注水形成"人工肾积水",以利于 B 超定位。对于积水明显的肾盏,可在 B 超定位下直接穿刺目标肾盏。对于输尿管上段结石、肾盂结石、肾脏多发结石以及合并 UPJ 狭窄需要同时处理者,宜首选经肾后组中盏入路,通常选择第 11 肋间腋后线和肩胛线之间的区域作为穿刺点。穿刺上、下组肾盏时,应注意避免发生胸膜和肠管损伤。

2）穿刺:穿刺点可选在第 12 肋下至第 10 肋间腋后线至肩胛线之间的区域。在 X 线或 B 超定位下,穿刺针经后组肾盏入路,从目标肾盏穹窿部进针,方向指向肾盂。穿刺针进入肾盏后拔出针芯,见尿液流出或用注射器抽出尿液,证实穿刺成功。

（2）扩张　固定针鞘,将一根金属导丝置入针鞘内,最好将导丝置入输尿管上段。如导丝未能进入输尿管,应让其尽可能多地盘曲于肾盂或肾盏内,导丝在肾内的盘曲长度应 >5 cm,以免在扩张通道的过程中导丝滑脱。退出针鞘前,留置导丝。以小尖刀沿针鞘切开皮肤及筋膜,有既往手术后瘢痕者应向深部切开瘢痕。

肾穿刺通道可以用筋膜扩张器、Amplatz 扩张器、球囊扩张器和金属扩张器等扩张。以筋膜扩张器为例,沿导丝从 8F 或 10F 筋膜扩张器开始,以每次 2F 递增顺序插入不同大小的扩张器;每次扩张深度应保持相等,避免折曲导丝或推进过深穿破对侧肾盂;扩张过程中可以间断以 X 线透视观察扩张器的深度。对于初学者,可经扩张通道放入另一根安全导丝,一般用斑马导丝。最后把 16F 或 18F 扩张器连同相应工作鞘一起旋入目标盏或肾盂。退出扩张器,留置工作鞘建立微通道。也有用带加压气囊的穿刺扩张器使穿刺与扩张同步完成,不需要序列更换扩张器,但是材料的费用较高。

用 8F/9.8F 的输尿管肾镜观察微通道工作鞘的位置是否在目标盏或肾盂。如患者为小儿或较小的肾结石,可通过此微通道利用输尿管肾镜进行碎石取石(图 15-8)。

对于成人较大的、多发或者鹿角形肾结石,一般应用"两步法"进行扩张。先按上述方法建立 18F 的微通道,用 8F/9.8F 的输尿管肾镜观察工作鞘的位置满意(位于目标盏或肾盂内)后,再沿导丝继续扩张至 22F～24F 的标准通道,留置工作鞘,插入肾镜进行碎石。选择标准通道和用肾镜碎石取石的视野范围较大,既能保证灌注液的有效回流,减少吸收,又有利于碎石颗粒的排出,提高碎石清石效率。对于完全鹿角形结石、多发性结石,有时经一条通道碎石取石操作较慢,甚至受肾盏解剖结构的限制,碎石困难时,可根据实际情况,建立第二条或第三

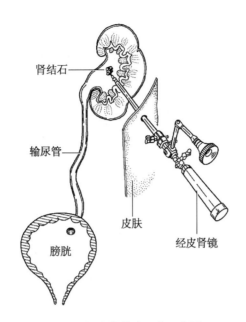

图 15-8 经皮肾镜碎石术示意图

条皮肾通道,进行多通道碎石取石。扩张过程中应遵循"宁浅勿深"的原则,避免扩张过深,损伤对侧肾盂组织。

(3)碎石 通过建立好的皮肾通道,插入肾镜寻找到结石后,启动腔内碎石装置,在直视下进行碎石。目前主要的腔内碎石设备有钬激光、气压弹道、超声、液电碎石以及超声联合气压弹道碎石清石系统等。钬激光是目前最有效的碎石设备,特别是 60W 以上的大功率钬激光具有较强的碎石效果。其优点为:能粉碎所有成分的结石,包括草酸钙结石和胱氨酸结石;其较细的光纤可用于各种微通道,包括 MPNL、SMP、UMP 和 MicroPerc 以及软镜手术。但它没有主动清石功能,对于体积较大的复杂性肾结石,钬激光碎石后的颗粒和碎块主要依赖调节灌注液的速度,从工作鞘中冲出或应用取石钳或套石篮取出。

近年来,由瑞士 EMS 公司推出的超声联合气压弹道碎石清石系统(EMS LithoClast Master,图 15-9)为 PNL 手术带来革命性的变化。其优点为:不仅能高效碎石,而且通过自带的负压吸引系统,在碎石的同时可将结石碎块高效清除体外,清除碎石的速度较快,有效缩短了手术时间,极大提高了 PNL 治疗多发、体积较大以及鹿角形等复杂性肾结石的碎石效率及疗效(即无石率)。不仅如此,由于该系统自带负压吸引装置,确保 PNL 手术过程中始终拥有恒定的负压吸引,避免了肾内高压,从而避免碎石过程中毒素和致热原的吸收,降低了发热、菌血症、脓毒血症的发生,减少了液体外渗及其导致的肾周感染等并发症的风险,大大提高了 PNL 手术的安全性。

(4)放置引流管 结石清除后,仔细检查肾盂和各肾盏有无残留小结石,有无出血、损伤或者穿孔。确保无明显出血和结石残留后,拔除逆行输尿管导管,在直视下将斑马导丝由肾盂顺行送达膀胱,沿斑马导丝顺行放置双 J 管。肾盂内放置肾造瘘管。

近年来,随着 PNL 技术的不断提高,无(肾造瘘)管化(tubeless)和无双 J 管(totally

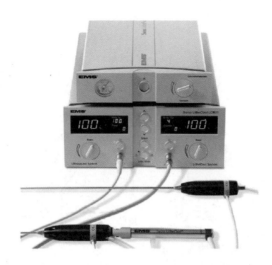

图 15-9 自带负压吸引系统的 EMS 第五代超声联合气压弹道碎石清石系统

tubeless) PNL 的报道逐渐增多。其前提条件是:结石简单、清除彻底、术中无明显出血或损伤、无结石残留、无明显感染等。在下列情况下,PNL 术后应留置肾造瘘管:①结石残留;②需二期碎石;③术中大出血;④尿外渗;⑤输尿管梗阻;⑥感染性结石引起的持续细菌尿;⑦孤立肾;⑧有出血体质;⑨拟经肾造瘘管行介入溶石治疗者。

15.4.4 常见并发症及处理

(1)出血 术中如遇轻度出血,通过调整工作鞘的位置,多数出血可停止,也可以电凝止血。如出血明显,可暂时封闭通道,压迫止血,使用止血药,待 10～20 分钟后继续手术。如出血未能停止,应终止手术,经工作鞘插入肾造瘘管并夹闭 30～60 分钟,出血一般可自行停止,再择期行二期手术。如大量出血难以控制,一般由于动脉性损伤所致,往往需要肾血管造影并行超选择性栓塞或开放性手术处理。术后迟发性大出血多由于肾实质动静脉瘘或假性动脉瘤所致,有效处理方法为血管介入超选择性肾动脉栓塞。

(2)感染 感染为 PNL 最严重的并发症之一。术前尿培养阳性、结石合并感染、肾功能不全、手术时间过长或灌注液量过多以及肾集合系统内压力过高等都是术中和(或)术后发生感染的高危因素。

由尿路感染引起的脓毒血症称为尿脓毒血症(urosepsis)。如不及时正确处理,会导致感染性休克,而感染性休克的病死率平均高达 42.9%。因此,早期识别并及时正确治疗是阻止疾病进展和降低死亡率的关键。对尿脓毒血症患者需要密切监测血压、心率、呼吸、神志、血氧饱和度、中心静脉压、尿量等。治疗包括:①支持治疗,稳定血压,保持呼吸道通畅,必要时可机械通气。维持水、电解质和酸碱平衡稳定。②尽早(1 小时内)经验性使用广谱抗菌药物,随后根据细菌培养结果进行调整。③积极控制与感染有关的合并因素。④对于肾上腺皮质功能低下的患者,可小剂量使用激素;在尿脓毒血症初期,激素应用对患者具有积极的作用。但对于免疫抑制的患者应谨慎使用。应用氢化可的松时应该注意与头孢哌酮类抗菌药物的配伍禁忌,以免发生双硫仑样反应。

(3) 损伤

1) 肾损伤(肾集合系统穿孔、撕裂伤)及肾周围器官损伤:严重的损伤多发生于经皮肾通道建立的过程中,多由于穿刺扩张过深或者非穹窿部穿刺扩张,导致肾实质及集合系统撕裂和穿孔。只要不十分严重,出血不多,可继续手术,术后输尿管内放置双 J 管和留置肾造瘘管即可。如果损伤较大,出血明显,应及时终止手术,留置肾造瘘管并夹闭 30 ~ 60 分钟,加强止血处理,待出血停止,再行二期手术。

2) 肺与胸膜损伤:总体发生率为 2.3% ~ 3.1%。出现胸膜损伤时,应停止手术,防止灌注液或空气进一步进入胸腔。如出现明显的血气胸,宜放置胸腔闭式引流。

3) 结肠损伤:发生率为 0.2% ~ 0.8%。马蹄肾和高龄是导致结肠损伤的高危因素。此外,消瘦、腹膜后脂肪缺乏以及腹部有手术史等也是结肠损伤的易发因素。轻度结肠损伤者,可先行保守处理,马上输尿管内置管引流,并将肾造瘘管置于结肠内,予以禁食,静脉给予广谱抗生素。3 ~ 5 天后做结肠造影。如结肠内壁瘘口已愈合,可将造瘘管拔出到结肠外,2 ~ 3 天后再拔除造瘘管。如感染不能控制,腹膜炎扩散,则需开放性手术。

15.5 腹腔镜或开放性手术

随着 SWL 和体内碎石技术(URSL 和 PNL)等的飞速发展,开放性手术在肾结石治疗中的应用已经显著减少,约占 5%。尽管开放性手术创伤大、并发症多、恢复慢,但在某些情况下仍具有重要的临床价值。腹腔镜手术治疗尿路结石并非属于微创手术,其地位和开放性手术相同。

两者的适应证包括:①SWL、URSL、fURSL 和 PNL 治疗失败或上述治疗方式出现并发症需开放性手术处理者。②同时需要开放性手术处理的疾病,如肾结石合并 UPJ 梗阻或狭窄、肾结石合并肾集合系统解剖异常等。

综上所述,以 SWL、URSL、fURSL 和 PNL 为代表的微创技术已成为目前尿路结石的主要治疗方法和未来发展的主要方向。然而,尿路结石因个体不同和具体情况不同而存在差异,其治疗方法的选择,应根据操作者所擅长的技术、经验和熟练程度,所拥有的仪器和设备以及患者的具体情况和治疗意愿等综合考虑,才能选择最佳的治疗方案,达到最佳的治疗效果,并最低限度减少并发症的发生。

(吴 忠)

参 考 文 献

[1] 中华医学会泌尿外科分会,中国泌尿系结石联盟,软性输尿管镜术中国专家共识. 中华泌尿外科杂志,
    2016,37(8):561-565.

［2］吴忠,丁强,姜昊文,等.输尿管肾镜钬激光碎石术治疗输尿管结石.中华泌尿外科杂志,2005,26(1):27-29.

［3］那彦群,叶章群,孙颖浩,等.尿石症诊断治疗指南.中国泌尿外科疾病诊断治疗指南,2014,129-166.

［4］曾国华,麦赞林,夏术阶,等.中国成年人群尿石症患病率横断面调查.中华泌尿外科杂志,2015. doi:10.3760/ cma. j. issn. 1000-6702. 2015. 07. 014.

［5］Anany FG, Ha mmouda HM, Maghraby HA, et al. Retrograde ureteropyeloscopic holmium laser lithotripsy for large renal calculi. BJU Int, 2001, 88(9): 850-853.

［6］Gao X, Zeng G, Chen H, et al. A Novel ureterorenoscope for the management of upper urinary tract stones: initial experience from a prospective multicenter study. Endourol, 2015, 29(6): 718-724.

［7］Manoj M, William W, Beeman MA Bsc. Advanced intrarenal ureteroscopic procedures. Urol Clin North Am, 2004, 31(1): 129-135.

［8］Marco, R, Paolo U, Roberto M, et al. Recent findings and new technologies in nephrolithiasis: a review of recent literature. BMC Urol, 2013, 13: 10.

［9］Mishra S, Sablis RB, Desai MR. Pertaneous nephrolithotomy monotherapy for staghorn: paradigm shift for 'staghorn morphometry' based clinical classification. Curr Opin Urol,2012,22:148-153.

［10］Turk C, Petric A, Sarica K, et al. EAU guidelines on intervetional treatment for urolithiasis. Eur Urol, 2015, 6336.

［11］Walter LS. Recent advances in understanding and managing urolithiasis. F1000Research, 2016, 5: 2651.

［12］Weiss B, Shah O. Evaluation of dusting versus basketing — can new technologies improve stone-free rates? Nat Rev, 2016, 13: 726-733.

［13］Yinghao S, Xiaofeng G. Tie Z, et al. 70w holmium laser in percutaneous nephrolithotomy for staghorn calculi. J Endourol, 2009, 23(10): 1687-1691.

［14］Yinghao S, Yang B, Gao X. The management of renal caliceal calculi with a newly designed ureteroscope: a rigid ureteroscope with a deflectable tip. J Endourol,2010, 24(1): 23-26.

［15］Zhengqin G, Jun Q, Haibo S, et al. Percutaneous nephroscopic with holmium laser and ultrasound lithotripsy for complicated renal calculi. Lasers Med Sci, 2010, 25: 577-580.

16

腹腔镜肾癌手术

16.1 腹腔镜肾癌手术的发展历史和现况

"最有效地治疗疾病、最大可能地保留病变器官功能、最大限度地减小手术创伤"为外科治疗的三大宗旨。于是,以腔镜技术、内镜技术和介入技术为代表的微创外科学应运而生。其中腹腔镜技术是微创外科技术发展的一个里程碑。腹腔镜技术发展与泌尿外科始终密不可分,1901 年,德国医师 Georg Kelling 使用膀胱镜在狗身上完成了第一例腹腔镜手术;1976 年,Cortesi 等将腹腔镜第一次用于隐睾症的诊断,标志着腹腔镜正式进入泌尿外科领域。由于早期腹腔镜影像系统分辨率低,又缺乏人工气腹装置,仅用于检查和诊断。直到 1991 年,Clayman 教授等成功为 1 例 85 岁女性患者实施了经腹腔入路腹腔镜肾切除和盆腔淋巴结清扫,开创了腹腔镜用于泌尿外科疾病治疗的新篇章,也标志着肾癌的手术治疗迈进了腹腔镜时代。1992 年 Gaur 等利用自行设计的腹膜气囊分离器进行球囊扩张,建立了腹膜后手术空间,实施了肾切除术,为腹膜后腔手术入路开辟了新天地。Winfield 等在 1993 年完成了全世界第一例良性腹腔镜肾部分切除术(LPN),McDougall 在 1993 年报道了首例治疗肾癌的 LPN。此后,腹腔镜技术在泌尿外科进入了一个快速发展阶段,肾癌的治疗也逐步被腹腔镜所取代。

然而在早期,推广腹腔镜技术遇到了许多问题。有学者提出腹腔镜技术对于术中血管和脏器损伤等严重并发症并没有明显优势,对于是否影响肿瘤患者的生存预后存在争议。而腹腔镜技术地域发展十分不平衡,对医师个人技术水平的要求甚高。另外,没有系统的规范化腹腔镜技术培训学习也是推广的一大阻碍。随着临床多年的摸索,广大泌尿外科医师的操作水平得到了很大提高,实现了腹腔镜手术创伤小、恢复快、住院时间短、术后疼痛轻、切口美观等优势,逐步取代了传统开腹手术。后来越来越多的研究表明腹腔镜肾癌根治术(LRN)与开放性路径(ORN)相比,短期的安全性和长期生存率均无明显差别。Crepel 等曾对 5 141 例肾癌患者资料进行分析,认为肾部分切除手术与根治手术在 5 年肿瘤特异性死亡率方面无明显差异;LPN 与开放性手术相比,并没有增加手术时间和术中肾脏的热缺血时间,反而显著减少患者住院时间和术中出血,具有确切安全性。2007 年,欧洲泌尿外科学会(EUA)指南首次将 LRN 列为局限性肾癌的标准治疗方法。2013 年,EUA 肾癌诊治指南再次指出,LRN 是不能行肾部分切除手术的局限性肾癌的首选术式。现如今 LRN、LPN 已广泛应用于 T1、T2 期肾癌的手术治疗,而且已证实它能够获得和开放性手术同样的疗效。近年来,单孔腹腔镜手术、3D 腹腔镜手术以及机器人辅助腹腔镜手术等新技术也不断涌现。

16.2 腹腔镜肾癌手术的适应证与禁忌证

16.2.1 手术适应证

外科手术治疗是局限性肾癌的首选治疗方法。

(1) 局限性肾癌 T1-2N0M0,临床分期为 Ⅰ、Ⅱ 期,根治性肾切除术是公认可能治愈肾癌的方法。对于临床分期 Ⅰ 期(T1N0M0)不适合行肾部分切除的肾癌患者、临床分期 Ⅱ 期(T2N0M0)的肾癌患者,根治性肾切除术是首选的治疗方法。目前多数学者认为,对于肿瘤直径 <4 cm、位于肾某一极或位置表浅、呈外向型生长的 T1a 期患者,可首选肾部分切除术。而随着腹腔镜手术经验的积累和腔内缝合技术的提高,越来越多的中心型肾肿瘤、肾门旁肿瘤、孤立肾肿瘤,甚至多发肾肿瘤和 T2 期或以上的肾肿瘤也选择肾部分切除术。大量研究表明肾部分切除的治疗效果与根治性肾切除一致,且肾部分切除术后患者的生活质量、慢性肾脏疾病发生率等方面有更多的优势。最新的 EAU、美国国立综合癌症网络(NCCN)等指南明确指出,根治性肾切除术不再是 T1 期肾癌的首选治疗方法,而应尽可能行肾部分切除术;对于孤立单发性肾肿瘤,即使肿瘤直径 >7 cm,只要技术上可行,仍然首选肾部分切除术。对于解剖性或功能性孤立肾的肾癌患者,若行根治性肾切除可能导致肾功能不全或尿毒症,更应该首选肾部分切除术。在临床工作中,需要泌尿外科医师根据自身的技术特点慎重把握手术指征,量力而行,不可盲目追求肾部分切除而违反肿瘤的治疗原则。

(2) 局部进展期肾癌 首选根治性肾切除术,对于血管瘤栓或转移淋巴结,则需要临床医师评估病变程度和范围,结合患者术前身体状况和耐受性等情况选择是否切除和手术程度。局部进展期肾癌包括:T1N1M0、T2N1M0、T3N0M0 及 T3N1M0,临床分期为 Ⅲ 期。早期的研究主张做区域或扩大淋巴结清扫术。最近越来越多的研究认为区域或者扩大淋巴结清扫对术后淋巴结病理阴性患者并无临床获益,只对判断肿瘤分期有意义;而术后淋巴结病理阳性患者,因其往往有远处转移,术后需要综合治疗,仅部分患者因淋巴结清扫有临床获益。有肾静脉和(或)腔静脉瘤栓的患者,预后与 TNM 分期、瘤栓浸润静脉壁、瘤栓长度有关。多数学者建议对 T3bN0M0 的患者实施肾静脉和(或)腔静脉瘤栓取出术。目前术后还没有标准的辅助治疗方案。局部进展期肾癌行根治性肾切除术后尚无标准的辅助治疗方案。

(3) 转移性肾癌 临床分期为 Ⅳ 期。手术干预为辅助治疗方式,可以根据患者具体病情,选择性行减瘤手术。

16.2.2 手术禁忌证

曾经认为下腔静脉癌栓是腹腔镜肾癌根治术的绝对手术禁忌,如今越来越多的学者报道了腹腔镜下成功取出下腔静脉癌栓,但选择病例时应该谨慎。腹腔镜肾部分切除的绝对禁忌证包括局部或远处转移、下腔静脉瘤栓,而肿瘤的大小、是否多发、内生型不是绝对禁忌,医师可根据自己的手术能力谨慎选择。其他禁忌证与一般腹腔镜手术相同,包括出血倾向、严重心肺功能不全、晚期肿瘤恶病质不能耐受全麻、广泛脏器转移等。

16.3 腹腔镜肾癌手术的应用解剖

16.3.1 肾的解剖位置

肾是脊柱两侧成对的器官,位于腹膜后间隙。右肾因为肝脏的影响,位置比左肾略低 1 ~ 2 cm。右肾上方平 T12 椎体,下方平 L3 椎体;左肾上、下方分别比右肾高出一个椎体。肾外面覆盖 3 层被膜,从内至外分别为纤维囊、脂肪囊(肾周脂肪)和肾周筋膜。

两侧肾的上内方与肾上腺相毗邻,相隔疏松结缔组织,均为 Gerota 筋膜覆盖。左、右肾的前方毗邻各不相同。右肾前方上极大部分与肝相邻,相隔腹膜,小部分为肝裸区无腹膜。肝肾之间有肝肾韧带相连接,为腹膜延续。右肾前方下面近结肠肝曲,前方内侧近肾门处与十二指肠降部相邻。左肾外上方与脾相邻,相隔腹膜,延续为脾肾韧带。左肾中部近肾门处与胰尾及脾血管相邻,下外方与结肠脾曲相邻。

两侧肾后方毗邻基本相同。左、右肾脏上 1/3 均与膈肌相邻。尤其值得注意的是,膈肌外侧的腰肋三角区常为三角形肌肉缺损区,是肾周筋膜与胸膜连接处,术中操作不当可误入胸腔。两侧肾后方余下 2/3 区域内侧覆盖腰大肌,外侧为腰方肌和腹横肌腱膜。

16.3.2 肾的血管解剖

(1)动脉 肾动脉由腹主动脉发出,一般为一根。在进入肾之前,发出肾上腺下动脉和滋养输尿管上段的动脉分支。临近肾门时,分出多支肾段动脉,相互之间无交通,独立供应某个肾段。通常分为前、后两支,前支供应肾上段、中段、下段,后支供应肾后段。左肾动脉走行于左肾静脉的后方偏上,右肾动脉走行在肾静脉和下腔静脉后方。

(2)静脉 肾静脉由多支段静脉汇合而成,常与动脉伴行,最后汇入下腔静脉。左肾静脉较长,汇入下腔静脉前常接受肾上腺静脉、膈下静脉、生殖静脉和腰静脉。右肾静脉较短,汇入下腔静脉前极少接受肾外分支。肾段静脉之间存在丰富的侧支循环,有无数的吻合支,某一段静脉阻塞对静脉回流基本无影响。在左肾动脉根部常可见人字形的肾静脉-半奇静脉-腰静脉复合体,由腰静脉和腰升静脉及其交通支包绕肾动脉形成。

16.3.3　肾筋膜的分层和附着

腹后壁的壁腹膜和腹横筋膜之间的区域统称为腹膜后间隙,向上延续到肝,向下延续为盆腔的腹膜外间隙。目前多数学者根据肾前筋膜、肾后筋膜、侧锥筋膜将腹膜后间隙划分为肾旁前间隙、肾旁后间隙和肾周间隙,侧锥筋膜是肾前、后筋膜在肾脏外侧融合而成,并走行于侧腹膜外侧,向前外侧经升结肠或降结肠的后方附着于结肠旁沟的腹膜。有研究提出,肾后筋膜分为前、后两层,前层与肾前筋膜相连续,后层则与侧锥筋膜相连续,两层在肾前外侧分开。肾筋膜的附着及延续对肾手术的操作很重要,结合国内外文献及张旭等的研究,大致总结如下。

(1)肾筋膜向内侧延伸附着　研究表明,肾上、下部的同侧肾周间隙的肾前、后筋膜在内侧融合成筋膜锥,而在肾门水平并不融合,为跨中线相续。肾前筋膜向内跨越中线,与对侧筋膜结缔组织相续。而肾后筋膜附着于腰肌筋膜不同部位,并且随着椎体平面降低并靠内侧。

(2)肾筋膜向外侧延伸附着　在肾门以上平面,肾前筋膜和肾后筋膜分别与腹膜和膈下筋膜相续,然后向外侧走行并融合,从外侧将肾周间隙封闭。根据国内外文献及张旭等的研究,在肾门平面及其以下平面,肾前、后筋膜向外侧延伸和附着的方式分为以下3种。

Ⅰ型:肾前、后筋膜在肾外侧融合成侧锥筋膜,术中切开最外层的侧锥筋膜可见肾前筋膜及肾旁前间隙,白色丝网状纤维束为典型标志。此型也是目前腹膜后间隙划分的解剖学依据。

Ⅱ型:肾后筋膜外侧分为前、后层,前层于肾外侧与肾前筋膜相续,后层向外侧与侧锥筋膜相续。肾前筋膜与侧锥筋膜也相延续。术中切开最外层的肾后筋膜后层,可见肾前筋膜与侧锥筋膜相延续的膜状结构,此为Ⅱ型的解剖标志,也是张旭等认为出现率最高的类型。他们的研究认为,在此型患者,肾后筋膜以单层筋膜从腰方肌外侧筋膜发出,然后逐渐分为两层,于肾外侧,增厚的后层延续为侧锥筋膜,较薄的前层和肾前筋膜相续。

Ⅲ型:张旭等研究指出,在此型患者,肾前筋膜和肾后筋膜分别经肾前和肾后向外侧走行,未能看到侧锥筋膜,切开最外层的肾后筋膜,可以看到颗粒状肾周脂肪,推开脂肪可见紧贴后腹膜的肾前筋膜,两者难分,所以不易进入肾旁前间隙。在此型患者,肾旁前间隙、肾周间隙、肾旁后间隙近乎平行排列,肾周间隙的外侧延伸到腹膜反折处。

(3)肾筋膜向上延伸附着　肾筋膜没有覆盖肾上极和肾上腺,肾前筋膜和后腹壁的腹膜融合,而肾后筋膜和膈下腹膜融合。

(4)肾筋膜向下延伸附着　肾前筋膜和肾后筋膜在肾下极相融合。

16.3.4　重要间隙

(1)肾旁前间隙　是位于肾前筋膜、侧锥筋膜和后腹膜之间的间隙,术中切开侧锥筋膜或肾后筋膜才能进入此间隙。白色丝网状纤维束为解剖标志,是术中相对无血管区,而且肾前筋膜与后腹膜黏附疏松易于分离,是术中相对安全区域。腹膜间位器官,包括肝裸区、十二指肠降部、右侧胰头、升结肠、降结肠和左侧胰尾等均位于肾旁前间隙。后腹腔镜手术开始时首先进入的便是此间隙。

(2)肾旁后间隙　是位于肾后筋膜、侧锥筋膜和腹横筋膜之间的潜在间隙,手术时人工气腹首先在此间隙建立。其内可见腹膜后或肾旁脂肪,内有滋养血管从肾后筋膜发出,走行在肾旁脂肪的深面,准确处理后可减少出血。此间隙腹侧为腹膜及腹膜后反折,背侧为腰肌筋膜和腹横筋膜,上部为膈肌,下部为髂窝,底部为侧锥筋膜和肾后筋膜。此间隙的重要解剖标志有肾后筋膜、腰方肌、膈肌、腹膜前反折和腹膜后反折。

(3)肾周间隙 由肾前筋膜和肾后筋膜包绕肾周围形成,充填着肾周脂肪。多数研究认为,在肠系膜上动脉起始平面以上的两侧肾周间隙不通,在此平面以下相通。肾周脂肪囊内包含肾、肾上腺和输尿管中上段等。

(4)腰肌前间隙 位于腰大肌、腰方肌和肾周脂肪之间的无血管平面,由于在腰大肌外缘肾筋膜后层与腰肌筋膜融合,术中分离时腰大肌筋膜常被一同剥离,可见红色腰大肌。右侧沿着腰大肌深面分离可见淡蓝色下腔静脉,左侧脂肪组织下面可见腹主动脉搏动。向上到达肾中部向内侧分离可见肾动脉搏动,肾静脉位于肾动脉腹侧。

16.4 腹腔镜肾癌手术的关键步骤

本次着重分享根治性肾切除术的心得体会。腹腔镜根治性肾切除术分为经腹腔和经后腹腔两种途径,两者各有优缺点。经腹腔途径的优点是手术视野开阔,显露清晰,肾周围脏器解剖位置固定,解剖入路层次分明。缺点是术后胃肠道恢复慢,可能有腹腔内感染、肠麻痹和肠粘连等风险。而经后腹腔途径对腹腔脏器影响小,术后肠道功能恢复快,引流局限于后腹腔,不易引起腹腔感染,受既往腹腔手术史影响较小。缺点是解剖辨识度偏差,操作难度较大,对操作者的解剖功底要求高。

16.4.1 后腹腔镜根治性肾切除术(详见视频16)

(1)体位 患者健侧卧位,腰部垫枕,正对肚脐眼,腰桥升高,将肋弓和髂嵴充分伸展开形成一定张力,同时整体头高脚低,注意对头部、腋窝、关节部位的保护。术者位于患者背侧,助手位于患者腹侧。持镜者根据自己用手及视野情况选择站位,例如右侧肿瘤患者,右手持镜者可位于术者同侧身后。

(2)放置套管 患侧腋中线髂嵴上 2 cm 放置 10 mm 套管为腹腔镜观察孔;腋前线肋缘下放置第二个套管(右侧卧位为 5 mm,左侧卧位为 12 mm),腋后线肋缘下放置第三个套管(右侧卧位为 12 mm,左侧卧位为 5 mm),12 mm 操作孔为主操作孔。腋前线髂嵴水平可放置助手操作套管(图 16-1)。

(3)手术步骤

1)套管和气腹:腋中线髂嵴上 2 cm 作 2 cm 切口,钝性分离至腰背筋膜下,用手指将腹膜推向腹侧,建立腹膜后腔。余下套管放置妥当,然后将观察孔皮肤缝合以防漏气,连接 CO_2 气腹机,压力设定在 12 ~ 15 mmHg。清理推开腹膜后脂肪,显露腹膜后反折及肾周筋膜的界限,注意辨认侧锥筋膜和腰方肌筋膜。

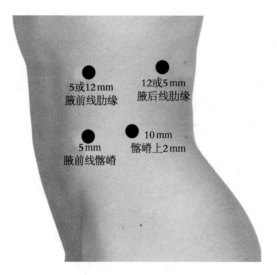

5或12 mm
腋前线肋缘

12或5 mm
腋后线肋缘

5 mm
腋前线髂嵴

10 mm
髂嵴上2 mm

图16-1　后腹腔镜根治性肾切除术的套管位置

2）肾脏腹侧：用超声刀纵向切开侧锥筋膜，暴露肾前筋膜。在肾前筋膜外和腹膜之间继续往腹侧深面分离，为无血管区，可显露肾前旁间隙。

3）肾脏背侧：沿腰方肌外缘钝性推开侧锥筋膜和腰方肌连接部，在腰肌筋膜和肾后筋膜之间钝性分离，两者较易分开，上达膈下，下至髂窝，深面可达下腔静脉或腹主动脉。分离过程中在肾中部水平可见肾动脉搏动，以超声刀或吸引器分离暴露肾动脉，用直角钳进一步充分游离，在靠近腹主动脉一侧以 Hem-o-lock 夹闭肾动脉（肾门侧 1 个，腹主动脉侧 2 个）；继续分离可显露肾静脉，同样以 Hem-o-lock 夹闭。

4）继续分离肾脏背侧及腹侧，并充分游离。于髂窝最低以 Hem-o-lock 或钛夹处夹闭并切断输尿管。将肾上极充分游离，离断与膈下筋膜相连处。根据肿瘤是否侵犯肾上腺决定是否保留。

5）放置引流管并固定：将标本放入标本袋，经腰部延长切口取出。缝合关闭各切口。

（4）并发症及处理

1）出血：熟悉解剖入路，正确判断和操作轻柔可减少出血。从肾两侧的无血管区进入，腹侧为肾前筋膜和腹膜间，背侧为肾后筋膜和腰肌间。处理肾蒂时注意血管分支属支，分离过程中一定要动作轻柔，尤其是静脉壁薄。大动脉出血往往需要中转开放性手术。静脉出血可挑起静脉或轻夹，寻找到出血点后进行修补或夹闭；如果破口太大，也需要行开放性手术修补。

2）损伤周围脏器：后腹腔空间相对较小，解剖标志不明确，操作时更需要主刀医师仔细辨认。切破腹膜较常见，腹膜有破口后注意勿损伤肠管。向上分离时注意勿损伤膈肌误入胸腔，勿分离过高。另外，十二指肠、胰腺、脾、肝有时可见损伤，需仔细辨认结构，层层分离。器官损伤严重时需普外科台上会诊协助处理。

3）淋巴漏：不多见。术中分离肾蒂时，在淋巴组织丰富区域可用超声刀电凝和钛夹夹闭。术后注意保持引流通畅，并给予充足营养支持，动态监测白蛋白水平，一般可自行闭合。

16.4.2 经腹腔入路根治性肾切除术

（1）体位 多数采用患者健侧70°~90°卧位，以减少腹腔内脏器的干扰，腰桥无需抬高。

（2）套管及气腹 脐缘或平脐腹直肌外侧缘穿刺后建立人工气腹，维持压力12~15 mmHg。此处放置10 mm套管并置入30°腹腔镜观察有无损伤腹腔脏器。此外，分别在平脐腋前线、腋后线放置12 mm、5 mm套管，肋缘锁骨中线放置5 mm套管（图16-2）。

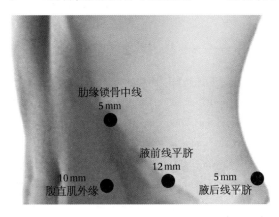

图16-2 经腹腔入路根治性肾切除术套管位置

（3）手术步骤

1）左侧肾癌根治术：采用超声刀切开降结肠旁沟侧腹膜，充分游离腹膜下脂肪，将降结肠往内侧推移。左侧切开，上至脾外上方，下至乙状结肠外侧，分离切断脾肾韧带和脾结肠韧带，将脾、结肠脾曲连同降结肠一同推向内侧，暴露肾周筋膜。在内侧切开肾周筋膜，同时暴露腰大肌，可沿腹主动脉找到肾静脉及其属支，肾动脉在肾静脉后方。若肿瘤大，游离肾蒂困难，可先沿腰大肌游离肾下极肾周脂肪。以Hem-o-lock夹闭离断肾动脉和肾静脉及腰静脉。向下夹闭生殖静脉和输尿管，同时充分游离肾脏，切除肾周筋膜，放置引流管。取出标本，缝合切口。

2）右侧肾癌根治术：采用超声刀打开升结肠旁沟侧腹膜，充分游离腹膜下脂肪，将升结肠往内侧推移。右侧切开，上至结肠肝曲，下至肾下极以下5 cm，充分暴露十二指肠降部。将十二指肠向内侧游离，寻找下腔静脉鞘、肾静脉，可见腰大肌，肾动脉位于肾静脉后方。充分游离后以Hem-o-lock夹闭肾动脉和肾静脉。向下夹闭生殖静脉和输尿管，同时充分游离肾脏，切除肾周筋膜，放置引流管。取出标本，缝合切口。

（4）并发症及处理

1）出血：按照正确的解剖层次和标志步步推进是减少出血的关键。沿肾周筋膜无血管区找到肾蒂及下腔静脉或主动脉，分离血管时要仔细轻柔，注意动、静脉分支。肾动脉夹闭切断时尽量保留一些残端，以免滑脱；动脉鞘不必剥离太干净，少量脂肪可以减少渗血。一般动脉出血需立即转开放性手术；静脉破口可尝试血管钳轻夹或挑起静脉远心端并修补或夹闭切断，静脉大破口缝合技术欠缺时也需要行开放性手术修补。

2）损伤周围脏器：经腹腔途径操作空间充足，解剖标志清晰，损伤相对较少。其中助手在协助主刀暴露手术空间时，注意勿损伤肠管、肝或脾。向上需警惕损伤膈肌误入胸腔。

3）淋巴漏：多于术后放置引流管时发现。术中在钝性分离肾蒂时，对淋巴组织丰富区域可用超声刀电凝和钛夹夹闭。术后注意保持引流通畅，监测血白蛋白水平并给予营养支持。

（徐　可　丁炜宏　蒋光亮）

参 考 文 献

［1］马鑫,李宏召,王超,等.后腹腔镜下肾筋膜应用解剖分型.临床泌尿外科杂志,2009,24：330-334.

［2］Gore RM, Balfe DM, Aizenstein RI et al. The great escape：interfacial decompression planes of the retroperitoneum. AJR Am J Roentgenol, 2000, 175：363-370.

［3］Landman J, Clayman RV. Port site tumor recurrences of renal cell carcinoma after videolaparoscopic radical nephrectomy. J Urol, 2001, 166：629-630.

［4］Ljungberg B, Bensalah K, Canfield S, et al. EAU guidelines on renal cell carcinoma：2014 update. Eur Urol, 2015, 67：913-924.

［5］Mitchell RE, Gilbert SM, Murphy AM, et al. Partial nephrectomy and radical nephrectomy offer similar cancer outcomes in renal cortical tumors 4cm or larger. Urology, 2006, 67：260-264.

［6］Permpongkosol S, Chan DY, Link RE, et al. Long-term survival analysis after laparoscopic radical nephrectomy. J Urol, 2005, 174：1222-1225.

［7］Raptopoulos V, Touliopoulos P, Lei QF, et al. Medial border of the perirenal space：CT and anatomic correlation. Radiology,1997, 205：777-784.

［8］Sung GT, Gill IS. Anatomic landmarks and time management during retroperitoneoscopic radical nephrectomy. J Endourol, 2002, 16：165-169.

［9］Thompson RH, Siddiqui S, Lohse cm, et al. Partial versus radical nephrectomy for 4 to 7 cm renal cortical tumors. J Urol, 2009, 182：2601-2606.

17

显微外科技术在泌尿男科的应用

17.1 显微泌尿外科的发展历史和现况

据报道,在已婚夫妇中有近 10% ~ 15% 的夫妇不能自然生育,而且该比例有上升趋势,其中男性不育因素占 50%。以往对于男性不育症的治疗多局限于药物治疗,各种偏方多如牛毛,真正有明确效果的却鲜有报道。当辅助生殖技术出现后,患者在药物治疗效果不佳时就只能选择辅助生殖技术来生育后代。长期以来,男性不育症的治疗方法并没有多大的进步,直到 20 世纪初,显微外科技术被美国康奈尔大学的李石华教授系统引入中国,中国的男科医师积极开展男性不育显微外科技术,才使男性不育症的治疗方案出现了革命性的变化。

显微泌尿外科是研究利用光学放大设备和显微外科器材进行精细手术的学科。其中最重要的条件是利用光学放大设备手术。从广义来说,显微外科不是某个专科所独有,而是手术学科各专业都可采用的一门外科技术,甚至可以从该专业分出专门的分支学科,如泌尿显微镜外科、妇科显微镜外科、神经显微镜外科等。

20 世纪 70 年代以来,显微外科技术发展特别快。世界各国纷纷成立学术团体,建立显微外科研究中心、研究所及研究室,举办显微外科技术训练班,召开国际性和地方性学术会议,出版显微外科杂志。不少手术学科先后采用显微外科技术进行该专业范围的精细手术,不断提高手术效果。我国是进行断肢再植手术最早的国家,也很早发展显微外科。各大城市和部队医院相继成立显微外科专业、研究所及研究室,以提高效果,推广显微外科技术,甚至许多基层和厂矿医院也纷纷开展显微外科。吻合血管的第二趾移植和前臂皮瓣等都是我国首创,无论在质量和数量上,我国一直居世界首位。其他如显微泌尿外科、显微神经外科和显微淋巴管外科也发展很快,还具有自己的特点。小管道显微外科和小器官移植外科亦已发展。纵观全国,显微外科已像雨后春笋蓬勃发展,前途非常乐观。

17.2 精索静脉曲张的概况

精索静脉曲张(varicocele,VC)是阴囊精索(睾丸)蔓状静脉丛的异常伸长、扩张和迂曲。精索静脉曲张的发病率在普通男性中约为20%,在不育男性中约为40%。本病多见于成年男性,青少年相对较少。国内相关文献报道,6~19岁青少年精索静脉曲张总发病率为10.76%。精索静脉曲张属于血管性病变,以左侧发病为多,占85%~90%,双侧为10%。右侧多见于双侧病变中,单纯发生于右侧者少见。精索静脉曲张是男性不育的首位原因,在原发性不育症患者中占36%,继发性不育患者中占50%~80%。

17.2.1 病因

精索静脉曲张发生的病因至今不明,可能与以下解剖和病理因素有关(图17-1):①人体平时多直立体位,故精索静脉内血流必须克服重力自下而上回流;②静脉壁及邻近的结缔组织薄弱或提睾肌发育不全,削弱了周边组织对精索内静脉的挤压作用;③精索内静脉的瓣膜缺损或关闭不全;④左精索静脉呈直角进入左肾静脉,故压力较高,而且位于乙状结肠后面,易受肠道压迫影响其通畅。

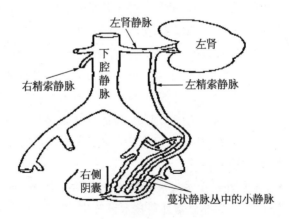

图17-1 精索静脉的解剖特点

17.2.2 分类

精索静脉曲张是一种血管性疾病,以精索内蔓状静脉丛的不同程度扩张和迂曲为特点。精索静脉曲张按病因可分为原发性及继发性两种。

(1)原发性VC 可能因血管内压力增高,左精索静脉行程长并呈直角汇入左肾静脉,肠系膜上动脉和主动脉压迫左肾静脉,由此影响左精索内静脉回流,即为"胡桃夹"现象(NCS);精索内静脉周围的结缔组织薄弱及静脉瓣膜功能障碍、关闭不全,精索静脉管壁组织结构异常,精索静脉解剖变异,提睾肌发育不全等解剖学因素或发育不良也是引起原发性VC的原因。

（2）继发性 VC　其病因可能有腹腔内或腹膜后肿瘤、肾积水、异位血管压迫上行的精索静脉等。

1）解剖因素：正常状态下，精索包膜中的肌纤维组织能产生泵的作用，促进静脉回流。当上述肌纤维组织萎缩或松弛时，不利于静脉回流，造成精索静脉曲张。静脉瓣膜有防止血液回流的作用，当精索静脉瓣膜缺如或功能不良时，左肾静脉附近的左精索内静脉无瓣膜，因此血液容易倒流。

2）生理因素：青壮年性功能较旺盛，阴囊内容物血液供应旺盛。另外，长久站立、增加腹压也是引发精索静脉曲张的因素。

3）其他因素：腹膜后肿瘤、肾肿瘤、肾积水等压迫精索内静脉，可引起症状性或继发性精索静脉曲张。原发者平卧时很快消失，继发者常不消失或消失很慢。

17.3　精索静脉曲张的诊断和术前评估标准

17.3.1　精索静脉曲张的临床表现

多数精索静脉曲张患者常常由于缺乏自觉症状而得不到及时诊治，最终导致部分患者生精能力受损。患者多在体检时发现精索静脉曲张，或在自我检查时发现阴囊无痛性蚯蚓状团块（图 17-2），成年男性大多因不育症状就诊时查出。少数患者可有立位时阴囊肿胀，局部坠胀疼痛感，可向下腹部、腹股沟区或后腰部放射，劳累或久站后症状加重，平卧休息后症状减轻或消失。有些患者合并神经衰弱及性功能减退等。

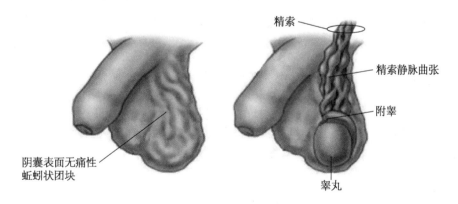

图 17-2　精索静脉曲张的局部体征

17.3.2　精索静脉曲张的诊断标准

精索静脉曲张的病理生理学机制不清，目前尚缺乏被广泛接受的诊断标准和分级方法。目前国内建议进行彩色多普勒血流成像（CDFI）检查。CDFI 可直观准确地观察精索静脉曲张的扩张程度及血流状态,是目前无创准确的诊断途径。一般平静呼吸下精索静脉丛中至少检测到 3 支以上的精索静脉,其中 1 支血管内径＞2.0 mm 或增加腹压时静脉内径明显增大,或作 Valsalva 试验后静脉血液明显反流。目前我国临床上将精索静脉曲张分为 4 级。

0 级:无精索静脉曲张表现,触诊不明显,Valsalva 试验阴性,CDFI 检查可发现轻微的精索静脉曲张,精索静脉内径≥2.0 mm。

Ⅰ级:触诊不明显,但患者屏气增加腹压(Valsalva 试验)时可扪及曲张静脉,精索静脉内径 2.1～2.7 mm。

Ⅱ级:触诊可扪及曲张静脉,精索静脉内径 2.8～3.0 mm。

Ⅲ级:阴囊肿大,肉眼可见阴囊表面曲张的静脉团,精索静脉内径≥3.1 mm。

17.3.3　精索静脉曲张的精液检查诊断标准

1)精液分析:包括精液常规分析和精子形态学、精子包被抗体检测。精液分析可作为评估手术效果的指标之一。

2)精子染色体或 DNA 完整性检测:精索静脉曲张可导致精子 DNA 损伤,因此推荐对男性不育以及其他相关不育患者进行此项检测。

3)内分泌激素检测:术前检测 FSH、LH、T、PRL,有助于判断哪类患者在精索静脉曲张术后可提高精子浓度。

17.4　显微镜精索静脉结扎术的关键步骤

显微外科手术的主要优点:能够结扎除输精管静脉外的所有引流静脉,保留动脉、淋巴管及神经;术后复发率低(0.8%～4%),并发症少。

17.4.1　手术方式

采用局麻或连续硬膜外麻醉。沿精索行走径路作腹股沟外环下方切口,抬高并挤压阴囊 1～2 分钟,使曲张静脉内血液回流。在放大镜下游离精索并提起切开提睾肌筋膜,推开下方的输精管,保护其上方的精索内动脉及淋巴管,游离精索内静脉的分支并逐一结扎。如精索内动脉辨认不清,可将罂粟碱滴于精索,有助于看清动脉与静脉。

17.4.2　手术优点

1)术中能清楚识别、有效保护睾丸动脉。

2)术中能清楚识别,并结扎所有曲张的精索内静脉,甚至曲张的输精管静脉及提睾肌静脉,避免复发。由于精索内静脉较小且交织成网状,加之手术刺激后容易发生痉挛,术野出血后识别困难,以及术者担心损伤伴行动脉等因素,传统手术存在漏扎,术后复发率高。

3)术中能识别及有效保护精索淋巴管,淋巴管在静脉结扎以后参与睾丸循环代谢。由于精索淋巴管较小、透明,术野出血易造成识别困难,因此无论开放手术还是腹腔镜手术,想清楚辨认淋巴管是相当困难的,需借助显微镜的放大作用,清楚辨认精囊内淋巴管并予保留,从而极大降低鞘膜积液的发生率。

4)显微手术具有损伤小、麻醉简单、切口小、位置低、术后不影响美观、术后恢复快等优点。

5)显微镜下精索静脉结扎对精液质量的改善和妊娠率均高于腹腔镜和开放手术,并发症也远低于后两者。

17.4.3 手术并发症

手术显微镜放大倍数远高于腹腔镜,大部分可放大至 25 倍(显微镜下精索静脉结扎术一般在放大 >10 倍下进行)。因此,手术中绝大多数精索内动脉和淋巴管能被保护,大大降低术后睾丸萎缩和鞘膜积液的发生率。另外,显微镜下精索静脉结扎术除可同时处理精索外静脉及提睾肌静脉外,还可以将睾丸提出切口外结扎睾丸引带静脉,很大程度上降低了术后复发率。在耻骨结节外侧取手术切口,一般长 2.5~3.0 cm,其长度比腹腔镜下多个切口的长度之和更小。由于这部分被阴毛覆盖,手术以后基本看不到切口。因此,显微镜下精索静脉结扎术无论从人体损伤还是美观方面都有明显的优势。

(钟 山)

18

内镜微创治疗技术进展

18.1 内镜黏膜切除术

18.1.1 内镜黏膜切除术的发展历史和现况

近年来,随着内镜设备和操作技术的不断发展,内镜治疗已经成为治疗早期消化道肿瘤的重要方法,甚至有学者提出"黏膜外科"的称谓。目前应用较多的内镜微创治疗方法有内镜黏膜切除术(endoscopic mucoresection, EMR)和内镜黏膜下剥离术(endoscopic submucosal dissection, ESD),其他还有内镜激光治疗、微波治疗、光动力学治疗和氩离子凝固术(argon plasma coagulation, APC)等多种方法,由于后者无法获得完整病灶的病理标本,在临床应用中受到很大限制。

内镜黏膜切除术(EMR),是由内镜息肉切除术与内镜黏膜注射术结合并发展而来的一项内镜技术。早在1984年,日本的多田、竹本等先后报道了所谓"黏膜剥脱活检术"(stripe biopsy),它是一种对常规活检难以确诊的病变或对肿瘤浸润深度难以估计的病灶进行大块活检的方法,也就是EMR的前身,此法已成为治疗早期胃癌的一项新技术。EMR的各种改良新方法不断涌现,如透明帽法、套扎器法、分片切除法等。随后,EMR又用于早期食管癌和结肠癌的内镜治疗,都取得了较好的临床疗效。随着内镜技术及设备的快速发展(如放大内镜、色素内镜、超声内镜、蓝激光内镜、激光共聚焦内镜等),越来越多的早期黏膜内消化道肿瘤(T1m)及高级别上皮内瘤变(high grade intraepithelial neoplasia, HGIN)得以检出,客观上也为EMR的广泛应用提供了条件。

18.1.2 消化管的结构及解剖基础

消化系统包括消化管和消化腺两大部分。消化管包括口腔、咽、食管、胃、小肠、大肠。理论上凡内镜所及的部位都可开展内镜微创手术。近年来,甚至内镜无法达到的区域也有学者开始摸索经自然腔道内镜手术(natural orifice transluminal endoscopic surgery, NOTES)。NOTES

是指经口、阴道、结肠、膀胱等自然腔道置入软性内镜到达腹腔,在内镜下完成阑尾切除、胆囊切除、肝段切除、胰尾切除、脾切除、胃肠吻合、卵巢切除、子宫切除等微创手术操作,实现对腹腔、盆腔疾病的微创治疗。但目前传统软式内镜开展最多的手术部位还是食管、胃及结直肠。

(1)食管 为前后略扁的肌性管道,全长约 25 cm。上端在第 6 颈椎体下缘平面与咽相接,下行穿过膈的食管裂孔,下端约在第 11 胸椎体左侧连与胃。食管颈段较短,长约 5 cm,位于起始端至胸骨颈静脉切迹平面之间;食管胸段较长,长 18~20 cm,位于颈静脉切迹平面至膈的食管裂孔之间;食管腹内段最短,长 1~2 cm,位于食管裂孔至胃的贲门之间。

(2)胃 是消化管中最膨大的部分,上连食管,下续十二指肠。胃是一个肌性囊袋状器官,可分为贲门、胃底、胃体和幽门 4 部分。

(3)十二指肠 介于胃与空肠之间,成人长约 25 cm。十二指肠是小肠中长度最短、管径最大、位置最深、最为固定的部分,分为球部、降段、水平段、升段。上消化道内镜可以抵达十二指肠球部及降段。

(4)大肠 是消化管的下段,全长约 1.5m,围绕在空、回肠周围,分为盲肠、阑尾、结肠、直肠和肛管 5 部分。

所有的消化管管壁均由黏膜层、黏膜下层、固有肌层及浆膜层(食管为外膜层)组成。黏膜层由上皮层、固有层、黏膜肌层组成;黏膜下层为疏松结缔组织,含丰富的血管及淋巴管;固有肌层为平滑肌,分为内环形肌及外纵行肌;浆膜层由腹膜的脏层组成,在食管没有腹膜被覆,故为外膜层。黏膜层与固有肌层之间的疏松结缔组织在黏膜下注射后可以明显隆起,拓展了手术空间,这也为 ESD、POEM 等内镜外科手术提供了解剖依据。

18.1.3 EMR 的适应证

(1)胃 EMR 的适应证 目前基本达成一致的是,无淋巴结转移的早期胃癌是内镜治疗的适应证。Soetikno 等认为 EMR 的适应证包括:①病灶直径 <2 cm,内镜诊断为黏膜内癌;②高分化癌;③凹陷型病变表面未形成溃疡者。

(2)食管 EMR 的适应证 浅表病灶直径小于 30 mm;食管鳞癌超声内镜提示病灶局限在 M 或 SM1、SM2;Barrett 食管伴有上皮内瘤变或者癌变,病灶局限在 M 层。

有研究显示,Barrett 上皮整块切除率为 76.6%,高度非典型增生和早期非浸润性癌(T1N0)被切除后,平均随访 34.9 个月无复发。术后并发症发生率为 10.3%~14.3%。埃尔等使用透明帽法 EMR 或圈套器法 EMR 对 100 例早期食管腺癌患者进行前瞻性研究,术后随访 36 个月,复发率为 11%,轻度出血(血红蛋白下降 <20g/L)是唯一并发症。

(3)结肠 EMR 的适应证 Ⅰ、Ⅱa 型或侧向发育型肿瘤(LST),直径 <30 mm;Ⅱb 型且直径 <5 mm;Ⅱa + Ⅱc 型且直径 <10 mm;侧向发育型结肠腺瘤性息肉,因其呈匍匐浅表生长的特性,癌变及转移的风险均较低,故不管病变大小均是 EMR 或分片 EMR 的适应证。尽管已有研究表明 EMR 术可以有效切除恶性结肠息肉,术后无复发,仍有学者对此持有怀疑态度。对于溃疡性及非抬举性结肠病变,EMR 不适用。

18.1.4 EMR 术前准备

（1）器械及术前准备　EMR 器械包括高频电发生器（电工作站）、透明帽、注射针、金属钛夹、热活检钳、金属圈套器。

（2）术前药物准备　术前需配制 0.005% 肾上腺素生理盐水用于黏膜下注射；靛胭脂溶液及卢戈液分别用于胃及食管的染色，以更好地确定病灶边界。

（3）患者术前准备　患者术前常规检查项目包括血常规、出凝血功能，以及肝肾功能、血糖、心电图、胸片、CT、超声内镜等特殊检查。术前准备还包括停止使用影响凝血功能的药物、上消化道术前禁食、下消化道术前肠道准备等。

患者胃镜检查前将胃内黏液去除有助于改善胃镜观察效果，故需常规使用祛泡剂，一般在内镜检查前 10 分钟使用复方利多卡因胶浆（含硅油祛泡剂），同时术前 15～30 分钟可加用糜蛋白酶和（或）西甲硅油，可显著改善内镜下的清晰度，而且对幽门螺杆菌检测并无影响。结肠镜术前 5 分钟可予地西泮 5mg 或东莨菪碱 10mg 肌内注射，有助于镇静及缓解结肠痉挛。

18.1.5 EMR 的操作方法

EMR 具体操作方法可根据病变形态及位置而定。若消化道病变为有蒂或亚蒂状息肉样隆起，可行单纯息肉高频电凝电切法切除；但对扁平隆起型、平坦隆起型、凹陷型病变，则需行 EMR 摘除。在病变黏膜下注入生理盐水后，可使局部黏膜下层厚度增加，电阻增大，高频电流的凝固作用仅局限在黏膜下层，而对肌层损伤很小，可有效减少穿孔等并发症的发生。同时，注射液中的肾上腺素可预防切面凝固不全时的出血。此外，局部注入生理盐水后若黏膜不能有效隆起，则需警惕黏膜下广泛浸润的可能。有多种注射液，其中以注射生理盐水、无离子水效果最好，不易损伤深部组织，术后医源性溃疡仅达黏膜下层，固有肌层不受影响。

（1）息肉切除法　即常规 EMR，黏膜下注射结合圈套器切除。该法简单方便，临床应用广泛。仔细观察确定病灶边界后，予以黏膜下注射 0.005% 肾上腺素生理盐水。注射液体量应根据病灶的大小而定，也可在操作过程中反复重复注射。充分的注射可使病灶完全抬举，同时也可避免出血、穿孔并发症的发生。注射通常从病灶远端开始，以免近端注射后病灶突向远端影响注射及观察。待病灶隆起充分后，将一单股或多股钢丝圈套器置于病灶周围，然后抵住黏膜逐渐收紧，同时启动吸引器吸引，使之完全进入圈套器后再电凝切除。切除前稍放松圈套器，使可能受累的固有肌层回复原位，可提高操作的安全性。如有必要，可采用分块切除术以期完全切除病灶。EMR 的具体操作过程如图 18-1 所示。

（2）剥脱活检法　一般需用双腔治疗型胃镜或两根细径的胃镜替代双腔内镜。进镜后对病灶进行全面检查，冲洗病灶后于病变边缘 0.5～1 cm 处黏膜下注射高渗生理盐水，使病变及周围组织明显隆起并与黏膜下分离。通过双活检孔同时插入圈套器和抓持钳。抓持钳置于圈套器里面，打开抓持钳后钳取病变中央的黏膜组织并慢慢提起，同时打开圈套器向前推。当病变完全进入圈套器后，缓慢收紧圈套器并通电切除病变，用异物钳取出切除组织并送病理学检查。

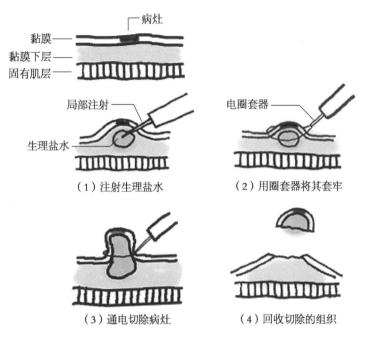

（1）注射生理盐水　　　　（2）用圈套器将其套牢

（3）通电切除病灶　　　　（4）回收切除的组织

图 18-1　EMR 操作方法

（3）透明帽 EMR 法（EMR-cap,EMR-C）　由于技术上的限制,常规 EMR 对胃底、胃体中上 1/3 区域的病灶较难完全切除。位于胃近端后侧壁及贲门的病变虽可用倒转内镜观察,但不管是用活检钳还是圈套器,从正面很难靠近这些病变,故亦难以完整切除。内镜吸引切除法的出现较好地解决了这一难题。此法将一透明帽套于前视型内镜的头端,操作时先从内镜头端伸出一圈套器,然后在内镜直视下对准病变行负压吸引,将病变吸入套管内,随即收紧圈套器,通电将病变切除(图 18-2)。此法优点:①对技术要求低;②只需常规单腔内镜;③可对直径 2 cm 左右的较大病变施行单次切除。但也存在问题:①吸引器的负压较难控制;②由于启动吸引后视野难以分辨,有时病变会偏离套管中心。EMR 不适用于病灶位于胃-食管连接处、胃小弯侧、胃体上部或靠近幽门环及病变直径 > 20 mm 者。对这些病例可以尝试行 ESD 手术。

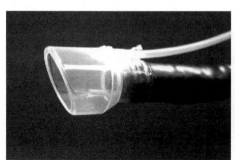
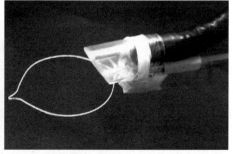

图 18-2　内镜吸引切除法的前视型内镜的头端

（4）套扎器法（EMR-ligation，EMR-L） 即在内镜头端安装套扎器（五环或六连环）。操作时内镜下套扎器对准所要切除的病灶后启动吸引，橡皮圈套住病变形成亚蒂样息肉，然后在橡皮圈下圈套电切包括橡皮圈在内的病变。由于套扎器价格较贵，可用相对价格低廉的尼龙绳替代。

内镜多环套扎黏膜切除术（multiband mucotectomy，MBM）是近年引入我国的治疗早期食管癌的新技术。该技术利用胃镜观察病变范围，高频电凝标识病灶界限，在胃镜前端安装多环黏膜切除器，通过旋转手柄施放套扎环，用高频电圈套器将病变分次切除。该技术相当于EMR-L的变种，与手术及ESD相比，具有操作简便易行、穿孔并发症明显降低、所需治疗器械少、治疗时间短、费用低、恢复快等优势，现已成为内镜下切除早期食管癌及癌前病变的有效治疗手段。

18.1.6　标本评估

一次性将整个病灶完全切除称为整块切除；将病灶分几部分多次切除称为分块切除。内镜下切除的标本应常规做组织病理学检查，并每隔2 mm连续切片，以确定切除是否完全及了解病变浸润深度。

日本学者提出确定内镜下切除的黏膜标本切缘阴性的标准为：①每一切片边缘均未见癌细胞。②各切片长度应大于相邻近切片中癌灶的长度。③若癌灶边缘与切除断端的最短距离≥2 mm（相当于正常腺管10个以上）为完全切除；而<2 mm则为不完全切除；当切缘仍有癌细胞残留时则为残留切除。若第一次完全切除后随访内镜又发现肿瘤组织则为局部复发。

EMR术后出现以下情况宜转开放手术：①病变深度浸润至黏膜下层；②有脉管（淋巴管、血管）或神经累及；③不完全切除的低分化型腺癌。对不完全切除的高分化腺癌，若未累及黏膜下层，可再次做内镜下切除治疗。

18.1.7　疗效评估

来自日本12家医院1 832例早期胃癌患者行EMR的资料显示，75.8%得以整块切除，24.2%为分块切除；73.9%获完全切除，26.1%为不完全切除。对符合常规适应证者行EMR，取得了97.7%的完全切除率；而那些扩大适应证者的完全切除率为46.9%。对那些未获完全切除，12.7%再行EMR，12.9%行激光切除治疗，0.8%行再次EMR联合激光治疗，15.2%行乙醇注射联合热疗，15%转为手术。

多中心汇总显示，有19%的患者（35例）在完全切除后又复发。复发时间隆起型平均为16个月，凹陷型平均为3个月。在为期4个月至5年的随访期间，仅1例因胃癌转移而死亡，32例死于肿瘤以外的原因，故正确的生存率为90%。造成内镜不完全切除或残留切除的主要原因有：①病变周围伴有IIb型病变，术前未能准确地估测病变范围；②病变直径>20 mm；③因部位原因造成操作困难。据统计，完全切除率胃大弯最高，达81.8%，其次为前壁65%，小弯5%，后壁31.6%，胃窦67%，胃体、贲门52.6%，胃角40%。

为达到内镜下完全性切除，术前准确估计病变的大小及浸润深度以及仔细寻找多发癌灶十分重要，必要时可喷洒美蓝溶液染色确定病变范围。术后第1年需在1、6、12个月及以后5

年内每年 1 次内镜随访加活检检查,以免遗漏局部复发和残存灶。若早期胃癌黏膜切除术后 2 年内胃镜随访观察未见局部癌复发,则认为治愈。

18.1.8 术后并发症

EMR 治疗较安全可靠,但仍存在一些并发症。采用 EMR-C 方法,出血率为 2.4% ~ 16% ,穿孔率为 0 ~ 2.4% ,另有 34% 切到了固有肌层。采用双腔内镜法,出血率为 1.2% ,穿孔率为 0.4% 。EMR 术后并发症的应对处理详见本章第二节。

18.1.9 EMR 的质量控制措施

(1) EMR 术后出血并发症比例

1) 定义:出血是 EMR 治疗后的常见并发症,通常发生在术后 24 小时内。EMR 术后出血并发症比例是指 EMR 治疗后发生出血并发症的病例数量占同期所有 EMR 治疗数量的比例。

2) 计算公式:

$$EMR\ 术后出血并发症比例 = \frac{EMR\ 治疗后发生出血并发症的病例数量}{同期所有\ EMR\ 治疗数量} \times 100\%$$

3) 意义:EMR 术后出血并发症比例是反映医疗机构 EMR 治疗质量的重要结果指标之一。

(2) EMR 术后穿孔并发症比例

1) 定义:穿孔是 EMR 治疗后少见但后果严重的并发症。EMR 术后穿孔并发症比例是指 EMR 治疗后发生穿孔并发症的病例数量占同期所有 EMR 治疗数量的比例。

2) 计算公式:

$$EMR\ 术后穿孔并发症比例 = \frac{EMR\ 治疗后发生穿孔并发症的病例数量}{同期所有\ EMR\ 治疗数量} \times 100\%$$

3) 意义:EMR 术后穿孔并发症比例是反映医疗机构 EMR 治疗质量的重要结果指标之一。

(3) 切除标本病理学评估比例

1) 定义:切除标本的病理学评估包括病灶性质、病灶来源、病灶大小、病灶边缘及病灶基底的判断评估。切除标本病理学评估比例是指切除标本病理学评估数量占同期所有 EMR 治疗数量的比例。

2) 计算公式:

$$切除标本病理学评估比例 = \frac{切除标本病理学评估数量}{同期所有\ EMR\ 治疗数量} \times 100\%$$

3) 意义:切除标本的病理学评估可以反映 EMR 治疗效果,指导进一步治疗方案。切除标本病理学评估比例是反映医疗机构 EMR 治疗质量的重要过程指标之一。

(钟 良)

18.2 内镜黏膜下剥离术

18.2.1 内镜黏膜下剥离术的发展历史和现况

内镜黏膜下剥离术(endoscopic submucosal disection,ESD)于 20 世纪 90 年代由日本学者在总结内镜黏膜切除术(EMR)治疗经验的基础上首先应用于消化道早期癌的治疗,目前已被全世界内镜医师所认可和推荐,在我国各大医院的内镜治疗中心已经成功开展。ESD 是一项先进的内镜技术,可以实现对胃肠道表浅病变的治愈性切除,在避免外科手术及保留器官的同时,对病灶进行切缘阴性的整块切除。与传统的 EMR 相比,它的优点在于可以对直径>2 cm 的病灶进行整块切除,避免分片切除,继而避免局部复发。整块切除病灶后可以对标本进行组织病理学分析,确定是否为治愈性切除。不管表浅病灶大小、位置及是否存在纤维化,ESD 均可对其切除。但是,穿孔、出血等并发症率较高及手术时间较长是其主要缺点。

在日本,ESD 已经成为治疗早期胃癌的常规技术。一组随访期从 4 个月到 11 年的大样本队列研究显示,ESD 的整块切除率达 98% ,完全切除率达 83% ,对于病变范围较广、基底较深宽的病变尤为适合。根据日本胃癌协会(JGCA)2010 年制定的胃癌治疗规范以及其中的 ESD 治疗标准,笔者回顾分析了复旦大学附属华山医院 2007～2011 年间经手术证实的胃癌患者 1 159 例,其中早期胃癌 210 例,占 18.1% 。上述胃癌患者中有 151 例符合 ESD 扩大指征,占胃癌手术量的 13.0% ,占早期胃癌的 71.9% 。同时,有 126 例患者符合 ESD 标准适应证,占胃癌手术量的 10.9% ,占早期胃癌的 60.0% 。在早期胃癌患者中,黏膜内癌(M 癌)、黏膜肌层癌(M 癌)、黏膜下层第 1 层癌(SM1 癌)、黏膜下层第 2 层癌(SM2 癌)的局部转移率(包括区域淋巴结、脉管或神经侵犯)分别为 6.75% 、15.00% 、23.25% 、39.62% ($P < 0.05$);分化型与非分化型早期胃癌的局部转移率分别为 13.95% 、47.37% ($P < 0.05$)。推论目前行胃癌根治术的早期胃癌患者中有 60% 可以通过 ESD 治愈。ESD 技术的普及可以降低胃癌根治术的手术风险。但是,随着早期胃癌浸润深度的增加,胃癌的区域转移比例明显增加;此外,非分化型早期胃癌转移率明显高于分化型。故有必要加强内镜医师和外科医师的协作,规范 ESD 的适应证,普及 ESD 技术的应用,使该项技术进一步造福于患者。

18.2.2 ESD 的适应证和禁忌证

(1) ESD 的适应证 ①早期癌,根据医师经验,结合染色和超声等其他检查方法,确定肿瘤局限在黏膜层和没有淋巴转移的黏膜下层,ESD 切除肿瘤可以达到与外科手术同样的治疗效果。②巨大平坦息肉,超过 2 cm 的息肉,尤其是平坦息肉,推荐 ESD 治疗,一次性完整地切除病变。③黏膜下肿瘤,超声内镜诊断的脂肪瘤、间质瘤和类癌等,如位置较浅(来源于黏膜肌层和黏膜下层),通过 ESD 可以完整剥离病变;如肿瘤较深(来源于固有肌层),ESD 剥离病变的同时往往伴有消化道穿孔的发生,不主张勉强剥离。在有技术条件的内镜中心,可以行内镜黏膜下挖除术(endoscopic submucosal excision,ESE)。

1)食管病变:食管的解剖结构不同于消化道的其他部位,其淋巴系统穿透黏膜肌层,即使在早期癌阶段淋巴结转移率亦较高。然而,必须综合比较淋巴结转移风险与食管切除的风险,后者的死亡率高达 1% ~6%。同时,食管大面积 ESD 术后,患者容易出现食管狭窄。综合考虑上述因素,日本食管协会制定的食管 ESD 的绝对适应证为:局限于上皮层和固有层的黏膜内癌、<2/3 食管管腔周径;相对适应证为:浸润程度小于黏膜肌层下 200 μm 的黏膜下癌。此类患者因淋巴结转移率高,内镜治疗术后可能需要追加其他治疗。随着治疗手段及预防食管狭窄的进展,环周切除已成为可能。

上述指南是基于日本较常见的食管鳞状细胞癌,但是在西方国家,食管腺癌(esophageal adenocarinoma,EAC)更常见。对手术切除的早期 EAC 标本进行研究发现,T1a EAC 的淋巴结转移率为 0 ~2.6%,低于食管切除的死亡率。因此,对于 T1a EAC 患者进行内镜治疗是合理的。术前对病灶浸润深度进行评估主要基于病变的大体分型、放大共聚焦内镜下的表现及高频高频探头超声内镜检查结果。

具体而言,食管 ESD 的适应证主要为:①伴有非典型增生和癌变的 Barrett 食管;②早期食管癌;③食管癌前病变,如食管糜烂,直径≤2.0 cm 的病灶采用 EMR 切除,直径 >2.0 cm 的病灶推荐 ESD 治疗,可一次完整切除病变;④食管良性肿瘤,包括食管息肉、食管平滑肌瘤、食管乳头状瘤、食管囊肿、增生明显的食管白斑;⑤姑息性治疗,对于侵犯至黏膜下层的高龄食管癌患者、突出于食管腔内的巨大肉瘤、食管癌根治术后吻合口复发或食管其他部位发现癌灶,ESD 可以起姑息性治疗的效果。

2)胃病变

A. 早期胃癌(early gastric cancer,EGC):这一概念最早由日本内镜学会于 1962 年提出,定义为肿瘤位于黏膜和黏膜下,未达肌层,无论有无淋巴结转移。随着早期胃癌确诊率的提高,其手术方式也与其他恶性肿瘤一样,由所谓的根治性手术向限制性手术过渡,特别是没有淋巴结转移的早期胃癌更是适合现代微创手术。结合内镜窄带成像(narrow band imaging,NBI)及超声内镜(endoscopic sonography,EUS)检查,更有助于早期胃癌的内镜下判别,NBI 能评估黏膜表面的细节,而超声内镜用于内镜治疗前浸润深度的评估。胃部病变的术前评估基于病灶的分型、内镜表现及高频探头超声内镜检查结果。大体分型主要基于日本的胃癌分型及西方常用的巴黎分型。

早期胃癌 ESD 的标准适应证:①肿瘤直径≤20 mm,无合并存在溃疡的未分化黏膜内癌;②不论病灶大小,无合并存在溃疡的分化型黏膜内癌;③肿瘤直径≤30 mm,合并存在溃疡的分化型黏膜内癌;④肿瘤直径≤30 mm,无合并存在溃疡的分化型黏膜下层癌。

目前日本治疗早期胃癌的 ESD 扩大适应证:①肿瘤直径≤20 mm,无合并存在溃疡的未分化型黏膜内癌;②不论病灶大小,无合并存在溃疡的分化型黏膜内癌;③肿瘤直径≤30 mm,合并存在溃疡的分化型黏膜内癌;④肿瘤直径≤30 mm,无合并存在溃疡的分化型 SM1 黏膜下癌。年老体弱、有手术禁忌证或疑有淋巴结转移的黏膜下癌拒绝手术者可视为相对适应症。

B. 胃的癌前病变:直径≤20 mm 的病灶采用 EMR 切除,直径 >20 mm 的病灶推荐 ESD 治疗。

C. 胃的良性肿瘤：如胃息肉、胃间质瘤、胃内异位胰腺、脂肪瘤等，内镜超声检查确定来源于黏膜肌层或黏膜下层的肿瘤。

3）结直肠病变

A. 结直肠早癌：随着食管和胃 ESD 的成功实现，技术延伸至对结直肠病变的切除。结直肠癌 ESD 治疗的适应证见表 18-1。

表 18-1　结直肠病变 ESD 适应证

适应证	肿瘤大小（mm）			
	<10	10~20	20~30	>30
LST-NG	EMR	EMR	ESD	ESD
LST-G	EMR	EMR	EMR	ESD
残余或复发肿瘤	EMR	EMR	ESD	ESD
直肠类癌	EMR	ESD/手术	手术	手术

注：LST-NG：侧向发育型肿瘤非颗粒型；LST-G：侧向发育型肿瘤颗粒型。

侧向发育型肿瘤如地毯状息肉呈侧向环周生长，而不是垂直生长。非颗粒状病变表面光滑，而颗粒状病变多有结节状外观，前者黏膜下浸润可能性较大。浸润深度小于黏膜下层 1 000 μm 的病变淋巴结转移率较低。术前对病变浸润深度的评估主要依赖于放大内镜下的 pit 分型及 Sano 血管分型。结肠 ESD 前由于放大内镜 pit 分型能较准确地鉴别良恶性，活检后容易瘢痕粘连，所以不推荐术前活检。ESD 前高频小探头超声有助于明确病灶黏膜下血管情况。

B. 巨大平坦息肉：直径≥20 mm 息肉推荐 ESD 治疗，可一次完整切除，降低复发率。

C. 黏膜下肿瘤：内镜超声检查确定来源于黏膜肌层或黏膜下层的肿瘤。

D. 类癌：尚未累及肌层的直径<20 mm 的类癌。

（2）ESD 的禁忌证　①患者一般情况差，不能耐受全麻、气管插管者；②严重的血液病、凝血功能障碍以及服用抗凝剂的患者，在凝血功能未纠正前；③病变基底部黏膜下注射局部无明显隆起、抬举征较差的病变。

18.2.3　ESD 需要的设备

ESD 需要的特殊设备包括产生高频电流的装置（如 ERBE VIO 200S、ERBE VIO 300D 和 ESG 100）、远端装置、注射针、注射液、止血装备及 ESD 刀。

（1）远端装置　即装在内镜末端的透明帽。加用透明帽后可以少充气，保持视野良好，且提供进入黏膜下层空间必须的对抗牵引。远端装置可以是直的、倾斜的或锥形的。在食管及胃 ESD 中，笔者通常选择直的软的远端装置，而在结肠 ESD 中则选择锥形。

（2）溶液　为了保证 ESD 安全进行，常通过注射抬举液体，可在黏膜层和肌层之间形成安全的切除空间。常用的溶液包括生理盐水、甘油果糖及透明质酸。

生理盐水安全、便宜,同时极易获得,缺点是其造成的抬举时间较短、易被周围组织吸收。它常用于胃 ESD,因为胃壁较厚。抬举持续时间更长的溶液适用于壁薄的食管和结肠。甘油果糖是由 10% 甘油、5% 果糖及生理盐水组成的高渗溶液。透明质酸黏度高、保水性强,因此抬举时间持续长。将透明质酸注射至肌层可导致黏膜下层视野不清晰,有学者发现在应用甘油果糖之前应用透明质酸效果较好。日本学者推荐的黏膜下注射溶液配方为:甘油果糖 20 ml + 肾上腺素 0.2 ml + 靛胭脂 0.2 ml。

(3)ESD 刀　目前市场上有多种 ESD 刀,传统常用的是钩刀和末端绝缘的 IT 刀。IT 刀又分为 Safe knife(有 BT、DK2518DV1、DK2518DH1 3 种)及 Flush knife。Flush knife 可以在剥离的同时不断注水冲洗,使用更加方便。

根据所用的刀不同,ESD 步骤有所区别,IT 刀的用法和外科手术中手术刀的用法相似。首先用绝缘的头部钩住组织,然后像外科手术刀一样牵拉,再用钩刀直接切除。其他类型的刀包括抓式剪刀钳、SB 刀、SB 刀及 Clutch 刀均是剪刀状刀,在刀片的内缘均有电凝止血功能,其工作时像剪刀一样,将组织夹在两个刀片之间,然后进行剪切。工具的改进降低了操作过程中穿孔的风险。

(4)止血装置　ESD 过程中出血十分常见,为了成功实施 ESD,止血十分重要。可以用止血探头凝闭出血的血管,如单极止血钳、双极 Hemo-Stat-Y 及热活检钳。但是,过度止血使得随后的 ESD 难度增加,并可增加迟发穿孔的风险。因此,准确识别出血点十分重要,对此进行止血以减少组织损伤。如果止血不成功,可以使用血管夹,但它可能影响随后的手术视野。

18.2.4　ESD 的操作方法(详见视频 18.1,18.2)

(1)确定边缘　为了实现切缘阴性,对肿瘤边缘进行界定十分重要。对于胃部病灶,可用 0.2% 靛胭脂染色;对于食管鳞癌,可使用卢戈液。应用高分辨率白光内镜及 0.2% 靛胭脂染色较容易确定结肠息肉的边界。一些胃肿瘤边界不易确定,放大内镜 NBI 及病变外缘活检阴性有助于确定侧缘。

(2)标记　黏膜下注射会使病变边缘模糊不清,因此在进行 ESD 之前需进行黏膜标记,可通过 ESD 针刀或氩离子凝固术进行。由于肿瘤有上皮下层扩散的可能,对于胃部病变需要在病灶外缘 5 mm 处进行标记,食管腺癌为病灶外缘 5~10 mm。但是,为了避免多余切除形成狭窄,尽量使标记接近病灶边缘。结肠息肉的边界通常较清晰,因此标记并非必需。

(3)黏膜层环周切开　首先,在病灶边缘进行环周切开,使得肿瘤与其他黏膜层分离并暴露肿瘤下部的黏膜下层,通常选用针刀。一旦黏膜下层暴露,即可用针刀或末端绝缘刀对病灶进行环周切开。环周切开通常在远离标记处 5 mm 进行,因此在肿瘤和切口之间至少保证有 10 mm 的正常组织。在食管及结直肠 ESD 中,在进行黏膜下切除之前通常仅进行部分的环周切开,以保证黏膜下层抬举及安全切除。

(4)黏膜下层切除　通过注射抬举液体,以保证黏膜下层暴露充分。应用远端装置,使得内镜可以进入黏膜下空间,进而实现对黏膜下层的切除及安全切除肿瘤。

(5)创面处理　病变剥离后.对创面上所有可见血管进行预防性止血处理。对可能发生渗血的部位,以止血钳、氩离子血浆凝固术等处理,必要时可用金属夹夹闭;对于局部剥离较深、肌层有裂隙者,应行金属夹夹闭。

(6)对切除标本进行病理学分析 为提高病理学诊断的准确率,将标本浸泡于4%甲醛溶液前须展平、染色、测量大小并拍照,用细针固定标本的四周。以2mm间隔连续平行切片,然后对完整切除的标本进行详尽的病理学检查。切除标本的病理学报告需描述肿瘤的大体形态、部位、大小、组织学类型、浸润深度及切缘,是否有淋巴管和血管受累等。一旦病理学检查提示病灶切除不完全或底部有恶变,应告知患者需进一步行根治手术。

(7)术后的随访 术后第一个24小时是并发症最易发生的时段,应密切观察患者的症状及体征变化。手术当日应禁食、静脉补液,以后根据病情逐步恢复饮食。上消化道疾病患者可给予质子泵抑制剂。如有不明原因的胸痛、腹痛,应及时行胸腹透视、超声或CT检查。如怀疑创面出血,建议尽早行内镜介入,寻找出血部位并给予止血处理。术中并发穿孔时,吸净消化管腔内的气体和液体,内镜下及时闭合穿孔。术后胃肠减压,给予禁食、抗炎等治疗,严密观察胸部、腹部体征。

癌前病变患者在行ESD后按以下时间节点行内镜随访。术后第1年及第2年各行内镜检查1次,以后每3年1次连续随访。早期癌症内镜治疗后,术后3、6、12个月定期内镜随访,并行肿瘤指标和相关影像学检查。无残留或复发者,以后每年1次连续随访。有残留或复发者,视情况继续行内镜治疗或追加外科手术切除,每3个月随访1次;病变完全清除后,每年1次连续随访。

18.2.5 ESD的并发症及处理

ESD作为消化道早期癌及癌前病变的标准治疗方式已被广泛应用,但其技术要求较高,操作时间较长,并发症的发生率较高,其常见并发症有出血、穿孔、狭窄及术后感染等。

(1)出血 ESD相关的出血包括手术过程中的出血及术后的延迟性出血。前者是指手术过程中血红蛋白下降>2g,发生率约7%;后者发生率约5.5%。由于胃黏膜下血管更加丰富,在胃ESD中出血更为常见。结直肠ESD相关的出血率约1.5%,其中直肠较常见,远端结肠则较罕见。食管ESD相关的出血亦十分罕见。研究表明,可以降低胃ESD后延迟性出血的因素包括质子泵抑制剂的应用及ESD创面裸露血管的预防性电凝。

(2)穿孔 ESD导致的穿孔明显少于EMR,因为前者应用的刀体积较小。ESD的穿孔率根据病灶位置不同而不同,胃ESD的穿孔率为1.2%~5.2%,食管为0~6%,结肠为2.4%,且大部分穿孔可通过内镜治疗而痊愈。

(3)狭窄 狭窄形成主要是食管ESD术后的并发症,也可能见于胃贲门及幽门前区ESD术后。切除病灶的面积及周长与狭窄形成的风险高低有关。食管环周ESD术后的狭窄发生率接近100%。ESD术后导致的狭窄可通过应用激素以预防,治疗可通过食管扩张。

(4)黏膜损伤与感染 对于术前评估ESD范围大、操作时间长、可能引起消化道穿孔者,特别是结直肠病变的ESD,治疗前1小时可以考虑预防性应用抗生素。术后预防用药总的时间不应超过24小时,必要时延长至48小时。对于有穿孔、大量出血、高龄及免疫功能缺陷人群,可依据患者的具体情况适当延长。预防用药种类为针对革兰阴性杆菌联合针对厌氧菌的抗生素。通常选择广谱青霉素、第 2 代或第 3 代头孢菌素、氨基糖苷类或氟喹诺酮类,与甲硝唑配伍使用。

18.2.6 ESD 的质量控制措施

ESD 为一难度系数较高的操作,其学习曲线为平坦型。操作人员需要严格的培训,以减少穿孔及不适当的切除。笔者推荐的培训流程为观摩专家实施 ESD、在动物模型上进行训练,最后方能在人体进行操作。

ESD 需要的手术技巧因病变位置不同而异,其中病灶位于远端胃时难度系数最低,近端胃次之。食管病变和结肠病变的难度系数较高,在日本,只有熟练掌握胃部病变切除后方可尝试。从日本内镜医师的学习经验来看,在人体进行 30 例 ESD 操作后,可以达到学习曲线的平台期;对于有胃 ESD 操作经验的内镜医师来说,在专家指导下完成超过 30 例的结肠 ESD 操作后,则可独立完成 ESD。

为了切实减少 ESD 的术后并发症,必须严格掌握 ESD 指征。所有患者术前必需经多种方法对病灶进行谨慎评价和全面评估,经超声内镜和染色内镜确定病变范围和浸润深度,常规行抬举征试验。严格掌握 ESD 操作资格准入,必需由有经验的内镜医师完成。在气管插管全麻下进行 ESD,不仅可以避免因恶心、呕吐、呛咳影响操作引起的出血、穿孔,还可避免术中腔内容物反流所造成的窒息。术前与患者充分沟通;一旦发生需要手术处理的情况,应及时实施外科手术。

(钟 良 陈 坚)

参 考 文 献

[1] 陈坚,林庚金.胃肠道早期肿瘤的内镜下切除.见:王兴鹏主编.现代胃肠病学高级进修教程.上海:上海科学技术文献出版社,2001:375-382.

[2] 周平红,蔡明琰,姚礼庆.2012 消化道黏膜病变内镜下剥离术治疗专家共识.中华胃肠外科杂志,2012,15(10):531-534.

[3] 高卫东,秦文政,周平红.内镜黏膜切除术.见:姚礼庆,周平红主编.内镜黏膜下剥离术.上海:复旦大学出版社,2008:98-102.

[4] Bhatt A, Abe S, Kumaravel A, et al. Indications and techniques for endoscopic submucosal dissection. Am J Gastroenterol, 2015, 110(6): 784-791.

[5] Cho KB, Jeon WJ, Kim JJ. Worldwide experiences of endoscopic submucosal dissection: Not just Eastern acrobatics. World J Gastroenterol, 2011, 17(21): 2611-2617.

[6] Haruta H, Hosoya Y, Sakuma K, et al. Clinicopathological study of lymph-node metastasis in 1,389 patients with early gastric cancer: assessment of indications for endoscopic resection. J Dig Dis, 2008, 9(4): 213-218.

[7] Ishikawa S, Togashi A, Inoue M, et al. Indications for EMR/ESD in cases of early gastric cancer: relationship

between histological type, depth of wall invasion, and lymph node metastasis. Gastric Cancer, 2007, 10(1): 35-38.

[8] Keiichiro Kume. Endoscopic mucosal resection and endoscopic submucosaldissection for early gastric cancer: current and originaldevices. World J Gastrointest Endosc, 2009, 1(1): 21-31.

[9] Sharma P, Katzka DA, Gupta N, et al. Quality indicators for the management of Barrett's esophagus, dysplasia, and esophageal adenocarcinoma: international consensus reco mmendations from the American Gastroenterological Association Symposium. Gastroenterology, 2015, 149(6): 1599-1606.

[10] Yamamoto H. Technology insight: endoscopic submucosal dissection of gastrointestinal neoplasms. Nat Clin Pract Gastroenterol Hepatol, 2007, 4(9): 511-520.

19

儿童腹腔镜外科

小儿腹腔镜诊断起步于20世纪70年代,直至90年代才有真正意义上的儿童腹腔镜手术操作。时至今日,微创手术的理念已被临床广为接受,微创技术已经成为小儿外科医师必备的基本技能之一。

小儿腹腔镜手术涉及阑尾切除、胆囊切除、脾切除、胰腺部分切除、肾切除、半肾切除、肾上腺肿瘤切除、胃底折叠术、膈疝修补术、巨结肠根治术、卵巢囊肿剥离术、高位无肛和腹股沟疝修补术、腹腔型隐睾下降固定和精索曲张静脉切除术等。近年来,新生儿食管闭锁吻合术、胆总管囊肿切除、空肠-肝总管 R-Y 吻合术等也逐渐在国内推广;DaVinci 机器人手术目前在我国少数单位开展,大大增加了腔镜手术的精准度及智能化以及远程控制的水平。截至2016年6月,以 Laparoscopic 加上 children 为关键词在 Pubmed 上检索到相关文献 7 890 篇,截至目前我国 Cnki 中文文献有 1 068 篇,腹腔镜相关的基础科学研究也逐渐受到重视。

中国小儿微创外科手术起步较晚,然而从已发表的论文和已召开的会议交流论文看,欧美国家已开展的绝大多数儿童腹腔镜手术已在国内开展,在儿童胆总管囊肿单切口腹腔镜技术等领域,中国小儿外科医师有着领先世界的技术优势。目前,腹腔镜下 Nissen 术、幽门肥厚肌层切除术、卵巢囊肿切除术等已成为小儿手术的标准术式。

然而,我们也应看到,在小儿腹腔镜手术的开展过程中,传统小儿外科医师将面临着一个再学习的过程,初学者早期的手术存在较大的风险;而且腹腔镜本身只是一种技术手段,并未对手术的操作步骤及最终效果作出革命性的改变。这就对每一个腹腔镜学习者提出了更高的要求。作为一项基本技能,不仅要掌握好腹腔镜技术,同时切勿因为对于技术本身的追求而放弃对疾病病因、治疗等根本性研究方面的探索。

由于小儿外科腹腔镜手术内容涉及各个胸腹腔脏器,部分内容与前述相互重叠,这里仅介绍较为经典的两种疾病的腹腔镜治疗,即先天性食管裂孔疝和先天性胆管扩张症的腔镜治疗。

19.1　先天性食管裂孔疝的腔镜外科治疗

19.1.1　分类

通常膈肌从第 10 胸椎水平包绕食管下段形成膈食管裂孔。由于先天性原因导致膈食管裂孔,膈下食管段与胃之间结构发生异常,出现膈下食管,贲门、胃底随腹压上升而进入纵隔以及胃内容物向食管返流,称为先天性食管裂孔疝。本病欧美地区发病率高达 0.5%,但出现症状者仅占 5%。先天性食管裂孔疝分为滑动型食管裂孔疝、食管旁疝和混合型 3 种。

(1) 滑动型食管裂孔疝　占新生儿食管裂孔疝的 70%。由于膈食管韧带、膈肌角、胃悬韧带发育不良或松弛,食管裂孔开大,当腹压增大时,腹腔的食管、贲门和胃底依次滑入膈上,平卧后回纳构成疝。食管黏膜长期受反流酸性物质的刺激,可发生炎症,易导致溃疡、出血;晚期炎症波及食管肌层及食管周围组织,形成食管炎和食管周围炎,最终使食管纤维化、瘢痕、狭窄。严重的反流有时会进入气管造成误吸,新生儿可突发窒息死亡。

(2) 食管旁疝　仅占食管裂孔疝的 3.5%。当胚胎早期食管两侧隐窝持续存在,食管裂孔后方膈肌出现缺损,胃大弯及部分胃体沿贲门及幽门长轴突向食管后方,形成食管旁疝。由于食管下段贲门位置、腹腔段食管长度以及胃 His 角未受影响,因而胃食管反流现象相对较少,部分胃底可发生扭转、嵌顿。

(3) 混合型　随着病情发展,食管裂孔扩大明显,膈食管韧带松弛,贲门、胃底可在食管裂孔上下滑动,胃底疝入胸腔并可扭转,临床常表现为巨大疝。患儿年龄越大,该型所占比例越高,为手术的常见类型。

19.1.2　手术的适应证和禁忌证

对于轻度滑疝,可采取保守治疗。患儿斜坡卧位,进食稠厚食物,服用抑酸剂或质子泵抑制剂,疗程通常 3 周。对于保守治疗无效的滑疝以及食管旁疝和混合疝则建议手术治疗。

2007 年,Giovanni 等提出相对客观的手术指征:①胃食管反流症状严重(心前区烧灼感、胸痛、反酸、吞咽困难几项症状按程度及发作频率,总分 >10 分为严重反流);②24 小时 pH 值监测 De Meester 评分严重异常;③胃镜下见反复发作食管炎。食管裂孔疝术后部分患者会出现复发,具体可分为无症状解剖复发、合并反流症状解剖复发、解剖正常症状反流严重的复发及术后吞咽困难 4 类。部分食管裂孔疝解剖复发但没有症状,部分患者解剖正常但常有严重反流症状。再次手术治疗需要结合症状、影像学结果及患儿家属诉求进行安排。

19.1.3　食管裂孔疝的应用解剖

(1) 胃-食管连接部　其前方在剑突内面,穿过膈肌后向上方延伸形成胸骨区,而两侧膈肌的肋膈区起源于第 7～12 肋及肋软骨的内侧,第 7 肋软骨连接剑突与胸骨交界处。胸廓上动脉的终末支延伸为腹壁上动脉,从胸骨与肋膈区之间的间隙进入腹直肌鞘,这里缺损是胸骨后疝和胸骨旁疝发生的基础。暴露肝左侧三角韧带可找到食管,三角韧带后层与食管系膜延续,此韧带内含有血管、迷走神经,少数含有肝窦。如果分离该韧带,需要用超声刀离断或结扎。迷走神经前、后干均位于食管中线偏右,前干位于食管前方,后干位于食管略后方或食管右侧 1~2 cm 处,手术时特别需要注意迷走神经干尤其是后干的损伤。

(2)食管下段周围结构 膈左下动静脉分布于左侧膈肌脚,食管背面。有时左膈静脉行走于食管裂孔前方并汇入下腔静脉。内侧弓状韧带将主动脉裂孔与食管裂孔分隔开,下腔静脉靠近右侧膈肌脚,胸导管位于主动脉右侧并穿过主动脉裂孔。在食管裂孔上方,食管与主动脉及两侧胸膜之间相互靠近,形成食管系膜,内含丰富的血管。其中右侧胸腔与下段食管较左侧胸膜更为靠近,故右侧胸膜容易损伤引发气胸。心包位于食管前方,左膈神经位于左侧心包处,钝性分离时一般不会损伤该结构。但部分患者食管裂孔前方与左膈神经贴得很近,需小心分离。

(3)胃短血管分离 胃短动脉是脾动脉的分支或终末支,穿过胃脾韧带分布于胃底部。在胃底部,胃左动脉和胃网膜左动脉汇合,手术时可用超声刀离断这些血管。但要注意避免牵拉引起脾包膜破裂,通常需分离胃大弯上方 1/3 的胃短血管以及周围的脾膈韧带。

19.1.4 食管裂孔疝的手术步骤(详见视频 19.1,19.2)

(1)腹腔镜(Trocar)位置 可以采用三孔法。脐部正中或脐上放置 5 mm 观察孔,左、右侧上腹部为操作孔。注意两侧操作孔可稍偏外侧放置,以减少管状视野出现。两侧的 Trocar 可选择 3 mm 或 5 mm,通常为了进针方便以及使用超声刀,5 mm Trocar 更为实用。从左侧可由腹壁进入 2-0 丝线,悬吊食管裂孔的膈肌前缘、肝圆韧带,并由右侧腹壁穿出,从而悬吊肝左叶;也有人采取中线胃上方放置肝拉钩的办法,推开肝左外叶(图 19-1)。

(2)胃-食管连接处的暴露 重点是暴露胃-食管连接处的食管周围韧带以及肝胃韧带,暴露右侧膈肌脚,通过右侧上腹部 Trocar 可比较容易地切开食管周围韧带(图 19-2)。

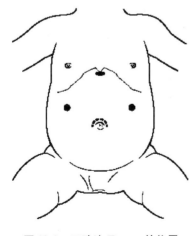

图 19-1 三孔法 Trocar 的位置

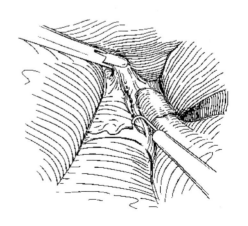

图 19-2 胃-食管连接处的暴露

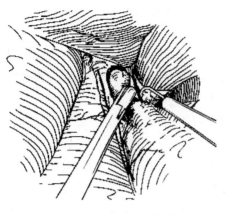

图 19-3 膈肌脚的暴露

（3）膈肌脚的暴露 采用超声刀分离肝胃韧带，部分患者胃体疝入胸腔较多，需要切断胃左动脉，在疝囊拉紧的情况下可较为容易地分辨右侧膈肌脚，并由此逐渐向左侧及后方切开疝囊。注意分离时应保持与食管表面的适当距离，防止神经损伤。食管通常位于整个疝囊结构的左后方，向上方游离可保持腹段食管的距离。用电凝钩沿着右侧膈肌脚向左侧寻找另一侧膈肌脚，给食管一定张力可顺利剥离周围外膜组织。膈肌脚周围需适度分离，过度分离可导致医源性食管裂孔疝或术后膈肌脚破裂，整个包绕的的食管与胃底疝入胸腔（图 19-3）。

（4）分离胃短血管 靠近膈肌顶端的胃短血管可用电凝钩分离。胃底部如游离不足，可导致胃底部无法 360°无张力包绕，这时需要分离胃脾韧带上方 1/3 的胃短血管。

（5）迷走神经的暴露 暴露食管裂孔左侧脚后，开始在食管后方钝性分离贯通左右的空隙，以便将左侧胃底拖至右侧。注意食管后方迷走神经的暴露（图 19-4）。此时应看清左侧膈肌脚，避免损伤左侧胸膜导致张力性气胸。

（6）缝合食管裂孔 用非吸收缝线，在食管后方缝合食管裂孔 2 ~ 3 针（图 19-5）。缝合时可采用吊带将食管吊起，可通过持针器头端防止缝合过紧。胃底由食管后方空隙拖至右侧。

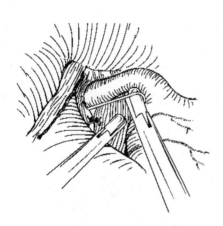

图 19-4 迷走神经的暴露

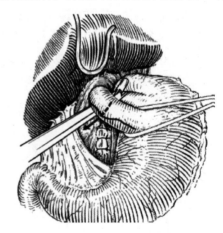

图 19-5 缝合食管裂孔

（7）在食管下方建立包绕结构 胃底拖至食管右侧后，在食管下方建立包绕结构（图 19-6）。小婴儿，通常包绕 2 ~ 3 cm 长度，将食管两端胃底结构缝合。第一针可反复修正，防止包绕结构过紧或位置欠佳；整个包绕结构可用非吸收线缝合 3 针，每针缝合时可适当带上食管前壁，避免食管滑脱。注意包绕结构应松弛，以免术后出现吞咽困难。

（8）术后放置胃管过夜，第二天拔除。如果有胃造瘘，则术后直接拔除胃管，留置胃造瘘管引流。术后第一天可以进食，但术后 2 周内主要以半流质饮食为主，然后过渡到稠厚食物。

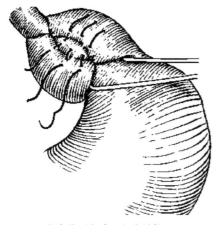
在食管下方建立包绕结构

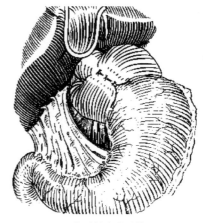
术后并发症及处理

图 19-6　在食管下方建立包绕结构

19.1.5　食管裂孔疝手术技术的几个问题

（1）胃底折叠术的选择　食管裂孔疝患者多数并发反流症状，胃底折叠是食管旁疝手术修补的必要程序，可以预防术后胃食管反流，也有助于降低术后食管裂孔疝的复发率。目前一般认为对于年轻的、重度反流或下食管括约肌压力低的患者，选择 Nissen 胃底折叠术；对食管运动性较差或下食管括约肌压力正常而上食管括约肌压力增高者，可以选择 Toupet 法进行食管后 270°折叠；若患者食管运动性差或下食管括约肌压力与测酸评分均正常，可以进行食管前 180°折叠的 Thal 术或 Dor 术。

（2）短食管的处理　食管裂孔疝的手术修补应确保胃食管结合部回归到膈肌以下的位置，且腹段食管至少应达到 2~3 cm，以降低复发率；同时适宜的腹段食管长度也是保证食管下端在静息下保持闭合状态的关键，在防止胃食管反流中发挥了重要的作用。如果胃-食管结合部无法回纳腹腔，或在回纳疝内容物、切除疝囊、充分游离胸段食管后腹段食管长度仍不足，则应考虑行 Collis 胃成形术。但是，该手术术后出现吞咽困难的概率较高。

（3）食管裂孔疝复发　是手术失败的主要情况。复发病例通常存在疝环巨大、膈肌脚薄弱、短食管等解剖因素，同时手术中可能存在膈肌脚缝合张力过大、未合理使用补片或胃底折叠方式选择不当。食管裂孔没有充分闭合、膈肌脚缝线切割、食管延长存在张力、折叠瓣固定不佳等因素也可能进一步增大术后复发风险。另一方面，手术人员存在一定的学习曲线，在经验积累期手术技术不成熟也是导致复发的重要原因。对于轻度复发的病例，可以考虑口服抑酸药物对症治疗，否则应行二次手术处理，尽可能降低疾病风险。肥胖、巨大疝（特别是表面积超过 5.6 cm^2）、突发的腹腔压力增加，以及术后早期的恶心呕吐、嗳气是解剖修补失败的重要原因。对经验丰富的手术医师而言，二次手术仍可通过腹腔镜进行。之前的胃底折叠缝合应完全去除，左、右侧膈肌脚应充分暴露，疝囊切除，同时应注意是否有足够长度的腹段食管。

（4）术后并发症及处理　术后早期并发症包括胃底折叠处移位、破裂、反流复发以及吞咽困难。其中,主要的为吞咽困难。如果出现吞咽困难症状,可经内镜检查后缓解或球囊扩张后改善。部分病例早期会出现干呕,但腔镜手术该情况发生的较少。

19.2 先天性胆管扩张症的腔镜外科治疗

19.2.1 概述

先天性胆总管扩张症,又名胆总管囊肿,表现为胆总管呈囊性或者梭形扩张,有时可伴有肝内胆管扩张,是临床上常见的一种先天性胆道畸形。多在婴儿和儿童期发现,女性发病较男性为高。本病合并胰胆管合流异常者约占80%。病理状态下,由于胚胎期胆总管、胰管未能正常分离,胆总管接近或超过直角汇入胰管,两者在十二指肠壁外汇合,使共同管较正常延长,距 Vater 壶腹乳头超过 5 mm,胰管内压力较胆总管内压力高,胰液可反流入胆总管,破坏其壁的弹性纤维,使管壁失去张力而发生扩张。但该学说仅能制作胆总管梭形扩张模型,囊性扩张则可能因胆总管远端狭窄所引发。

传统的用来治疗胆总管囊肿的多种术式分为 3 类,包括囊肿内引流术、囊肿外引流术以及囊肿切除加胆道重建术。由于内、外引流术的术后并发症较多,仅在缺乏足够条件进行根治手术时作为急症手术的选择方式,胆总管囊肿切除加胆道重建术逐渐成为标准术式。1995 年,Furello 首先报道了腹腔镜下行胆总管囊肿术,目前已普及到多数小儿外科专科医院。随着技术的进步,目前国内已出现了胆总管囊肿机器人手术的报道。

19.2.2 手术适应证和禁忌证

先天性胆管扩张症,一旦诊断明确,需要积极手术治疗,防止炎症导致肝功能损伤及囊肿穿孔。切除扩张胆总管与胆囊,去除今后可能出现的胆管癌变的部位;实行胰胆分流,纠正胰胆管合流异常。对于产前检查发现的病例,肝纤维化有时在出生时已经发生,且有囊肿增大、感染、穿孔、肝内胆管狭窄和肝功能损害的潜在危险。如果患儿情况稳定,手术应在出生后2~6 周进行。如患儿严重感染、凝血功能较差,且有腹膜炎、囊肿穿孔风险时,可考虑先行外引流缓解症状。胆管穿孔是先天性胆管扩张症较为常见的并发症,许多病例以胆汁性腹膜炎为首发症状。诊断明确后,应在进行快速补液纠正水电解质紊乱后紧急手术探查。如果胆管的炎症、水肿、组织粘连严重,全身病情危急,仅行腹腔引流;胆囊扩张明显者可加胆囊造瘘术;如能显露扩张的胆总管,也可行胆总管置管外引流。及时发现的胆管穿孔,如果炎症很轻,可实施急诊根治性手术。

19.2.3 先天性胆管扩张症手术的应用解剖

(1)分型 先天性胆管扩张症,通过解剖学和胆道造影分为 5 型:Ⅰ型,胆总管囊性或梭形扩张;Ⅱ型,胆总管憩室型;Ⅲ型,胆总管末端囊肿脱垂型;Ⅳ型,肝内外胆管多发性扩张型;Ⅴ型,仅肝内胆管扩张(图 19-7)。

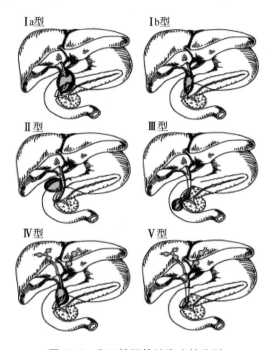

图 19-7　先天性胆管扩张症的分型

（2）胆总管的毗邻结构　胆总管长 7～8 cm,直径 0.6～0.8 cm,其长度会因为胆囊管与肝总管汇合高低而有变化。儿童胆总管直径超过 6 mm,则为胆管扩张。胆总管分为十二指肠上段、十二指肠后段、胰腺段和十二指肠壁段。第一段在肝十二指肠韧带内,沿肝十二指肠韧带右侧缘向下,胆总管囊肿通常发生在这一段;第二段位于十二指肠上部的后面,门静脉右侧;第三段转向外侧,在胰头后部经过,下部多被一薄层胰腺组织覆盖,位于胆总管沟内;第四段斜穿十二指肠降部中份的后内侧壁,与胰管汇合后略呈膨大,成为壶腹,壶腹周围有括约肌向腔内突出。该括约肌分为胆总管下端部分、胰腺部分以及肝胰壶腹部分 3 束。胆管扩张症患儿胰胆管汇合往往发生畸形,胰胆管未在括约肌内汇合,而是胆总管汇入胰管或胰管汇入胆总管,胰胆管汇合处延长。

（3）胰胆管合流异常的诊断标准　正常值为 1 岁以内婴幼儿胰胆管汇合的共同管 ≤3 mm,13～15 岁青少年≤5 mm,成人≤7 mm;若小儿共同管 >4～5 mm,成人 >8～10 mm,则可诊断胰胆管合流异常。

19.2.4　先天性胆管扩张症手术步骤（详见视频 19.3）

（1）术前准备　手术前插入胃管和尿管;凝血时间延长者可使用维生素 K1 静脉滴注;使用胆道浓度较高的抗生素。

（2）体位　患儿取仰卧位,头稍抬高;监视器放于患儿左前方头侧;术者站于患儿右侧,助手于患儿左侧。较大患儿可将两腿分开,手术者站在中间,助手在右侧。

（3）放置 Trocar　首先在脐窝内纵行切开 1 cm 腹壁,开放式置入 10 mm Trocar。建立气腹,形成腹压 12 mmHg。然后分别于右上腹腋前线的肋缘下及右脐旁腹直肌外缘置入 2 个 5 mm Trocar。

（4）胆道造影　在腹腔镜监视下,用套管针从胆囊底的上方经腹壁垂直刺入胆囊内或将胆囊从右上腹 Trocar 空隙提出,切开置管,注入胆道造影,准确了解胆道系统和胰管系统的解剖情况,进一步证实有无肝内胆管、总肝管和胰管畸形。

（5）肝门暴露　腹腔充气后,于剑突下方肝镰状韧带的左侧经腹壁穿入 2 号带针线,用于悬吊近肝实质处的肝圆韧带,穿出腹壁,上拉缝线后上提肝脏,肝门显露。另一针悬吊胆囊底部浆膜及部分肝脏,将整个肝脏脏面翻开暴露。

（6）游离并切除胆囊　首先松解胆囊与十二指肠和囊肿之间的粘连,然后用超声刀游离和切断胆囊动脉,同时逆行切除胆囊。部分胆囊三角区炎症较重者,也可将胆总管远端离断后,小心游离胆囊三角区。

（7）游离囊肿　切开囊肿表面的腹膜,游离暴露胆总管囊肿的前壁。为了避免囊肿周围组织损伤,可先切开囊肿前壁吸出胆汁,敞开囊腔并逐步游离囊壁。在囊肿的中部,用超声刀或电钩逐渐横断囊肿后壁(图 19-8)。

（8）远端囊壁游离并切除　助手向下牵拉十二指肠,术者左手钳提远端囊壁,右手持超声刀贴囊壁切断与囊肿附着的纤维毛细血管束,一直游离到囊肿远端变细与胰管的汇合处。用 4 号丝线或 Hemolock 夹结扎胆总管远端,去除远侧囊壁。注意当胆总管远端怀疑有结石或胆栓时,需用输尿管导管置入十二指肠并反复冲洗,或用胆道镜予以探查取石。囊肿较大时其远端可分散在胰腺组织中,远端管道很细,离断后很少发生胰瘘。而梭形扩张囊肿则需远端分离到胰腺段后,切实结扎(图 19-9)。

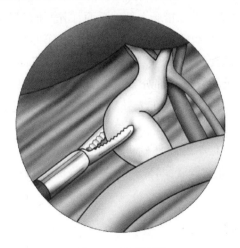

图 19-8　游离囊肿

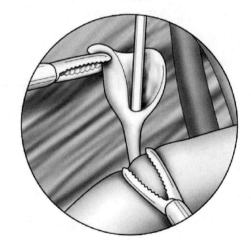

图 19-9　远端囊壁游离并切除

（9）游离并切除近端囊壁　以远端囊壁切除的同样方法游离近端囊壁,直至其与正常肝总管的交界处并切除之。近端游离时需留意左、右肝管的位置,过度游离可导致迷走胆管损伤断裂。

(10)空肠 Roux-Y 吻合 助手向头侧牵拉横结肠,术者用抓钳提起距 Treitz 韧带 20 cm 处的空肠,稍扩大脐部切口至 2 cm 长,将空肠随 Trocar 一起提出腹壁外,逐渐拉出远端 40 cm 的空肠。与常规开腹手术方法相同,距 Treirz 韧带 20 cm 处横断空肠,封闭远端肠腔,将近端与远侧 30 ~ 35 cm 处空肠行端侧吻合,然后把肠管送回腹腔。

(11)建立结肠后隧道 电切松解肝结肠韧带,切开结肠中动脉右侧十二指肠表面无血管区的腹膜,并分离形成直径为 3 cm 隧道。

(12)肝管-空肠端侧吻合 在腹腔镜监视下,游离空肠袢,经结肠后隧道上提至肝下方。根据肝总管的直径,切开空肠端系膜对侧肠壁。取两根 5 ~ 0 可吸收缝线 10 ~ 15 cm,相互打结,制作成双头针。先缝左侧壁,然后借用此线,把肝管的后壁与肠管的后壁相互吻合,再用另一针线从时钟 2 点处开始把肝管的前壁与肠管的前壁相互吻合,在吻合的外角处与前缝线汇合并打结(图 19-10)。吻合针距 0.2 mm,缘距 0.2 mm。

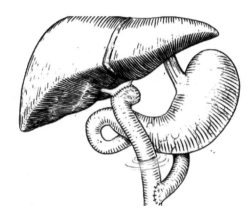

图 19-10　肝管-空肠端侧吻合

(13)放置引流 关闭系膜裂孔,彻底冲洗腹腔。最后从右上腹 Trocar 孔放置 1 根引流管于 Winslow 孔处,并留取肝活检标本。

(14)关腹 吸净胆汁,生理盐水冲洗腹腔后,逐渐减低腹腔压力。若无出血,全部放出腹腔气体。去除 Trocar,缝合切口。

19.2.5　先天性胆管扩张症手术技术的相关问题

(1)先天性胆管扩张症囊肿的剥离 囊肿壁的内侧及后侧有门静脉和肝动脉走行,一旦损伤会造成大出血,导致腹腔镜手术失败。另外,胆总管远端深入到胰腺内,导致游离困难。为了防止大血管损伤,可仅仅剥离囊肿内膜,适当保留外膜。情况不明时可先横行切开囊肿前壁,以囊壁内腔和胆道造影为参照,利用腹腔镜放大视野,显示附着在囊壁上的血管纤维束,贴着囊壁电切游离。较大的囊肿可先行穿刺引流,减少囊肿体积,扩大操作空间。

(2)近端肝管的修剪 修剪肝管的形状非常重要,肝管的口径应尽量大,边缘应整齐,必要时可做胆管成形,纵行切开胆管背面以扩大吻合口。通常近端胆管可保留适当的喇叭口,便于吻合,减少近端肝管狭窄的可能。如遇到迷走胆管,可将迷走胆管单独与肠管肝支缝合。

(3)术后并发症及处理 胆管扩张症手术后一般恢复良好,并发症发生率低。手术相关并发症近期有出血、胆瘘、胰瘘、水电解质平衡紊乱,远期并发症包括吻合口狭窄、反流性胆管炎、肝内胆管结石、癌变、胰胆管共同通道病变及胰腺病变等。因此,术后应有定期随访制度。如果患儿出现临床症状,应及时给予相关检查和处理。术后需 3 个月、6 个月及 1 年随访肝功能及胆管 B 超。胆道狭窄早期,其胆红素可能正常,但胆汁酸及谷胺酰转肽酶可能增高。B 超发现肝内胆管扩张并进行性加重时应考虑胆道吻合口狭窄,可能需再次手术。胆道狭窄发生率为 1% ~ 2%,多与吻合技术有关。部分患儿远期可发生肝内胆管或远端残留胆管和胰管发生结石,需再次手术。

（陈　功）

参 考 文 献

［ 1 ］ Li L, Feng W, Jing-Bo F et al. Laparoscopic-assisted total cyst excision of choledochal cyst and Rouxen-Y hepatoenterostomy. Pediatr Surg, 2004, 39: 1663-1666.

［ 2 ］ Liem NT, Hien PD, Dung LA, et al. Laparoscopicrepair for choledochal cyst: lessons learned from 190 cases. Pediatr Surg, 2010, 45: 540-544.

［ 3 ］ Pacilli M, Eaton S, Maritsi D, et al. Factors predicting failure of redo Nissen fundoplication in children. Pediat Surg Int, 2007, 23: 499-503.

［ 4 ］ Santore MT, Behar BJ, Blinman TA, et al. Hepaticoduodenostomy vs hepaticojejunostomy for reconstruction after resection of choledochal cyst. Pediatr Surg, 2011, 46(1): 209-213.

［ 5 ］ St Peter SD, Barnhart DC, Ostlie DJ, et al. Minimal vs extensive esophageal mobilization during laparoscopic fundoplication: a prospective randomized trial. Pediatr Surg, 2011, 46: 163-168.

［ 6 ］ Stringer MD. Choledochal cysts. In: Howard ER, StringerMD, Colombani PM, eds. Surgery of the Liver, Bile-Ducts and Pancreas in Children. 2nd ed. London: Arnold, 2002.

［ 7 ］ McHoney M, Wade AM, Eaton S, et al. Clinical outcome of a randomized controlled blinded trial of open versuslaparoscopic Nissen fundoplication in infants and children. Ann Surg, 2011, 254: 209-216.

图书在版编目(CIP)数据

外科微创手术基础与临床应用进展/钦伦秀主编. —上海：复旦大学出版社,2017.9
ISBN 978-7-309-13151-2

Ⅰ. 外…　Ⅱ. 钦…　Ⅲ. 显微外科学　Ⅳ. R616.2

中国版本图书馆 CIP 数据核字(2017)第 183189 号

外科微创手术基础与临床应用进展
钦伦秀　主编
责任编辑/宫建平

复旦大学出版社有限公司出版发行
上海市国权路 579 号　邮编：200433
网址：fupnet@ fudanpress.com　http://www.fudanpress.com
门市零售：86-21-65642857　团体订购：86-21-65118853
外埠邮购：86-21-65109143　出版部电话：86-21-65642845
常熟市华顺印刷有限公司

开本 787×1092　1/16　印张 13　字数 279 千
2017 年 9 月第 1 版第 1 次印刷

ISBN 978-7-309-13151-2/R·1625
定价：48.00 元